实用神经外科

诊治技术

SHIYONG SHENJING WAIKE ZHENZHI JISHU

主编 赵青海 李普贤 徐鸿涛

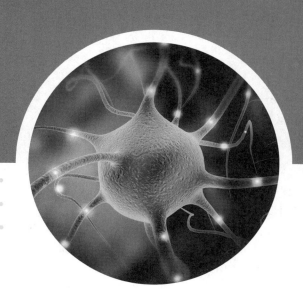

 中国出版集团有限公司

 世界图书出版公司
广州·上海·西安·北京

图书在版编目（CIP）数据

实用神经外科诊治技术 / 赵青海，李普贤，徐鸿涛
主编. — 广州 : 世界图书出版广东有限公司, 2023.12
ISBN 978-7-5232-1029-1

Ⅰ . ①实… Ⅱ . ①赵… ②李… ③徐… Ⅲ . ①神经外
科学—诊疗 Ⅳ . ①R651

中国国家版本馆CIP数据核字(2024)第005723号

书　　名	实用神经外科诊治技术
	SHIYONG SHENJING WAIKE ZHENZHI JISHU
主　　编	赵青海　李普贤　徐鸿涛
责任编辑	刘　旭
责任技编	刘上锦
装帧设计	品雅传媒
出版发行	世界图书出版有限公司　世界图书出版广东有限公司
地　　址	广州市海珠区新港西路大江冲25号
邮　　编	510300
电　　话	（020）84460408
网　　址	http://www.gdst.com.cn/
邮　　箱	wpc_gdst@163.com
经　　销	新华书店
印　　刷	深圳市福圣印刷有限公司
开　　本	889 mm×1 194 mm　1/16
印　　张	15.25
字　　数	442千字
版　　次	2023年12月第1版　2023年12月第1次印刷
国际书号	ISBN 978-7-5232-1029-1
定　　价	138.00元

编　委　会

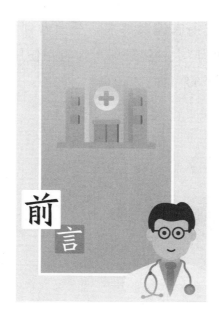

神经外科（Neurosurgery）是外科学中的一个分支，是在外科学以手术为主要治疗手段的基础上，应用独特的神经外科学研究方法，研究人体神经系统，如脑、脊髓和周围神经系统，以及与之相关的附属机构的损伤、炎症、肿瘤、畸形等疾病的病因及发病机制，并探索新的诊断、治疗、预防技术的一门学科。近年来，神经外科基础与临床的研究进入了一个崭新的时代，人们对神经系统疾病的认识已经深入到分子水平，神经影像学技术的进步和微侵袭外科的发展，也使得神经系统疾病的诊断与治疗日臻完善。鉴于此，我们特组织多位神经外科学专家、学者，通过总结自身的临床经验和诊疗心得，力求为广大读者呈现一本对神经外科学知识阐述全面，能够涵盖疾病诊断方法及治疗措施的临床实用参考书。希望本书的出版，能够对广大神经外科医师及相关学科的临床工作者有所裨益，帮助其正确诊断及治疗疾病。

本书以提升神经外科医师诊疗技术为原则，以神经外科学的规范科学为准则，着重对颅脑损伤、颅内肿瘤、脊髓疾病、上肢和下肢神经损伤等内容进行了较为系统的阐述和归纳。本书共分为十四章，包括神经外科手术基础、神经外科急重症和常见神经系统疾病的诊断和治疗等内容。每一章节都经过精心编排，力求使读者能够系统、有序地学习相关知识，并将其应用于实践中。本书涵盖了多种常见神经外科疾病的病因、病理、临床表现、诊断、治疗及预后等各个方面，编写过程中，在注重临床诊疗的基础上，也适当增加了当前基础研究的前沿知识。本书内容丰富，贴近临床，实用性强，可供神经科各级医师参考阅读。

本书在编写的过程中，虽然所有编者都竭尽全力做到最好，但由于水平与经验所限，疏漏之处恐在所难免，诚恳希望广大神经外科工作者在使用本书过程中，对书中的不足之处提出宝贵建议，共同促进本书的完善。

编　者

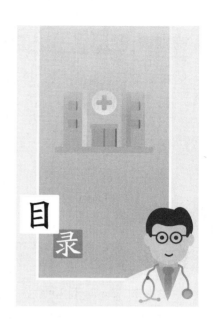

目录

第十四章 中枢神经血管畸形

第一章

神经外科手术基础

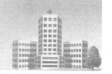

第一节 手术主要器械设备

一、手术基本器械

神经外科手术设备包括可控手术床、头架、双极电凝器、手术显微镜、超声吸引器、手术用激光等。显微神经外科是现代神经外科的基础，显微手术器械包括显微手术剪刀、自动牵开器，显微针持（镊）等。随着高新技术的发展，现代神经外科在诊断和治疗上的方法和手段得到不断更新。

1. 多功能可控手术床

手术时术者最好坐在带扶手的专用手术椅操作，手术床的高度适应术者坐位时的双手高度。患者头被固定，为满足观察到各个角度的术野，需随时调整患者的头、体位。

2. 头架和脑牵开器

（1）头架：临床上常用的 Mayfield 头架有三个头钉，位置适宜。

（2）脑自动牵开器：由一组球面关节组成，内由一钢线穿连在一起，长 30~40 cm，一端固定不同规格的脑压板，另一端固定在头架或连接杆上。当扭紧钢线时，其臂硬挺，使前方脑板固定在所需位置。手术中牵开脑组织的时间不要过长，每 10~15 分钟后放松脑压板 3~5 分钟，间断抬压脑组织，牵开脑的压力低于 2 mmHg 比较安全。

3. 双极电凝器和显微冲洗器

（1）双极电凝器：神经外科手术重要的止血基本设备。其长度要求 8~25 cm，尖端直径 0.25~1.5 mm。双极电凝镊还是一把良好的分离器，可用作分离组织。一般为枪状，不阻挡视线，增加了术野的可视范围。

（2）显微冲洗器：在电凝和使用高速钻时，需不断地冲生理盐水，以降低钻头温度和防止双极镊的尖端粘连。

4. 高速开颅钻

其动力有电和压缩气体两种，电钻的钻速不如气钻，但电钻可有正、反两个方向旋转适用于临床。高速钻的优点是其运转时几乎无力矩。在启动、停止以及改变速度时钻头稳定，可确保手术安全。直径较小的钻头可用于钻孔，穿线固定骨瓣。磨钻头用于磨除蝶骨嵴、前床突、内耳道等部位颅骨。开颅器（铣刀）顶部的剥离端非常精细，可以把硬脑膜自颅骨内板分离，锯下骨瓣。术者应以右手持笔式握钻柄，并将腕部靠在手托上，以求稳定。

5. 吸引器管

手术的全过程都需使用，既用于清除术野的积血、冲洗水和脑脊液，也可用来牵开组织及作钝性分离。其顶端必须光滑，以防损伤细小的血管和神经。其柄上有一侧孔，用于调节压力，在大出血的紧急情况下，堵住吸引器侧孔，使吸力最大，及时吸除积血，保证术野清洁，以利止血。术者手持吸引器的姿势以持笔式为好，拇指或示指位于吸引器孔处，根据需要调节孔开放的大小。

6. 显微手术器械

（1）手术显微镜：主要由照明系统，以及可供升降、前后左右调节的多关节支架和底座三部分组成。除吻合血管外，一般显微神经外科手术，放大 5～10 倍可以满足手术的要求，物距 300～400 mm，另有冷光源照明、摄像系统等。

（2）显微镊：由钛合金制作，质量轻，外表光滑，不易腐蚀，不磁化，具备足够弹性。分离组织时，先将镊尖端并拢插入组织，然后靠其弹性自动分开，上述动作反复进行，达到分离组织的作用。

（3）显微剪和蛛网膜刀：显微剪刀应锋利，关闭和开启要灵活自如。用显微刀切开颅底蛛网膜下隙池的蛛网膜、分离神经和血管周围的组织粘连时，其刀尖不应插入刀刃的 1/3，免损伤下面组织结构。

（4）显微针持：为吻合血管和神经持针用，以直柄针持常用。针持的应用应熟练、准确，必须在实验室反复练习。在小的、深部术野中完成缝合、打结等操作。显微手术外科使用的缝合线为 6-0 至 10-0 尼龙线。颅内大血管可用 7-0 至 8-0 尼龙线，小的血管可用 9-0 尼龙线。

（5）显微分离器：除双极电凝镊外，专用的显微分离器（也称剥离器）有铲式和球面式不同形状。镊尖端并拢插入被分离组织，依靠其自身弹性，镊尖端分开，反复动作即可达到分离组织的作用。

二、神经外科手术辅助设备

1. 超声吸引器

随着切割式超声手术刀的问世，超声外科吸引（CUSA）和超声驱动手术刀（UAS）已成为现代手术的新工具。CUSA 的原理是利用超声高频机械振荡所产生的能量作用于软组织，使病变组织产生空化作用，将其碎裂成糊状或溶胶状，随即以负压吸引进行清除，从而逐渐地消除病变组织或除去多余的组织（如脂肪）等，而且不易破坏血管，在手术中可明显地减少出血，又无过热等缺点。因此，CUSA 是目前医学界公认的一种较为理想的外科手术切割器械。但因显微手术术野小，为防止视野的死角，需要弯柄超声吸引器，振动功率降低，影响对质地硬的病变的切除。

2. 氩氦刀

也称氩氦超导手术系统，是近年来研制成功的治疗脑肿瘤等病变的高精度仪器，属于目前唯一经皮冷冻治疗的设备。氩氦刀并非真正的手术刀，采用计算机全程监控，对病变进行准确定位，并直接或经皮穿刺的微创方法治疗病变。应用于脑肿瘤（尤其是恶性肿瘤）的手术，既可于短时间内损毁瘤细胞，又可让冷冻的瘤体以手术方式被切除，在切除脑动静脉畸形中应用也可很好地控制出血。

3. 手术用激光

Rosomoff 于 1966 年首先将激光引入脑肿瘤的手术切除。激光与手术显微镜、立体定向技术及神经内镜的有机结合，为神经系统肿瘤的治疗提供了更多的方法。激光是激光器产生的一种电磁波光电辐射，既具有波的性质，有一定的波长和频率，又具备光子流现象，有一定能量的粒子。在谐振腔，工作物质与激励源相结合，形成了激光辐射，对照射组织在数毫秒内可产生数百甚至上千摄氏度的高温，从而引起生物组织的蛋白质变性、凝固性坏死，甚至出现炭化或汽化等改变。激光集中能量瞬间作用，对肿瘤周围正常组织影响极少，距激光焦点 1 mm 以外的组织细胞都不会造成损伤。二氧化碳激光主要用于切除颅底脑膜瘤、神经纤维肿瘤、颅咽管瘤、椎管内脊髓外瘤和中枢神经系统脂肪瘤，还可用于切开蛛网膜。氩激光和二氧化碳激光适用神经切断性手术，如脊髓侧索切断术、后根神经节损毁术。氧激光等适于治疗血运丰富的肿瘤和中枢神经系统血管性疾病。

4. 神经内镜

神经内镜也被称为脑室镜，作为微创神经外科的重要技术手段，可明显减少手术创伤，改善深部术野照明，放大术野解剖结构图像，扩大视角以减少手术盲区。在神经外科各个领域得到广泛应用。

早在 1910 年 Lespinase 即用膀胱镜电灼侧脑室内的脉络丛以治疗脑积水，但由于设备简陋，死亡率高，故很难推广应用。1986 年，Giffith 提出了"内镜神经外科"概念，得益于照明系统、实时摄像监视、激光技术、硬和软的内镜、各种手术器械以及微球囊等的改进和应用，内镜在神经外科得到了广泛开展。神经内镜按质地分为硬质和软质（可屈曲性）两大类。按结构和功能又可分为两类：一类为具有操作孔道的内镜，可以通过其孔道对病灶进行切割、钳夹、烧灼和止血等操作，这类大多为硬质内镜；另一类为无操作孔道的内镜，可通过特殊设计的外加导管而实现前者的功能，常单纯地用于对脑深部病变的观察或进行治疗，该类内镜有硬质或软质的。由于手术全过程都在直径<8 mm 的内镜下操作，因此，手术创伤极小，恢复快。内镜手术可用于止血、活检和肿瘤切除等。

单纯神经内镜术方面，已常用于脑积水、颅内囊性病变和脑室系统病变等。应用内镜定向穿刺进入侧脑室，再经室间孔进入第三脑室，用射频或激光在第三脑室底部开窗，再用球囊导管将其扩大而形成造瘘，脑脊液通过瘘口流入大脑脚间池，进入正常的脑脊液循环和吸收，形成内分流术，克服了以往脑室-腹腔（心房）分流术后常见分流管堵塞和感染的弊端；将颅内囊性病变（蛛网膜囊肿、脑实质内囊肿和透明隔囊肿等）与邻近的脑池或脑室穿通，使原来封闭的囊腔与蛛网膜下隙或脑室相通；对于脑室系统病变，囊性瘤可引流清除，实质性肿瘤也可活检和直接切除，如可完整摘除窄蒂的脉络丛乳头状瘤，可仅经钻孔穿刺达到清除和引流脑内血肿目的。

内镜辅助的显微外科手术方面，利用内镜的光源及监视系统，可对显微镜直视术野以外的区域进行观察，不但能增加术野的暴露，避免病灶的遗漏，同时亦减轻了正常脑组织牵拉的程度，从而降低手术并发症和减轻术后反应。用于动脉瘤夹闭术、三叉神经血管减压术、经鼻-蝶入路脑垂体瘤切除术等；对囊性脑瘤可行肿瘤活检、抽吸囊液减压，并可行肿瘤的内放射治疗；直视下用 CO_2 或 YAG 激光是治疗脑深部中线结构病变及脑室内、基底核、丘脑和脑干等部位肿瘤的良好方法。还可在立体定向指引下，用内镜直视下进行颅内占位病变的活检，可克服单纯立体定向活检的盲目性，尤其是大大降低了对位于颅底和颅内中线部位肿瘤活检的风险。

神经内镜可用于椎管内病变的检查和治疗。对于脊髓空洞症患者，分离粘连与分离膜性间隔，并进行空洞分流术，可避免对脊髓的损伤并取得良好的疗效，还可用于对脊髓血管畸形、肿瘤以及椎间盘摘除术、脊髓拴系松解术、脊膜膨出等的诊断与治疗。

内镜手术亦存在一定的局限性：①受管径限制，视野狭小，难以观察手术部位全貌，若对周围组织的毗邻关系了解有限，易导致误判或操作上的失误。②需有一定空间才能观察和操作，在脑实质内无间隙可供操作，且图像显示不清，无法判断内镜所达到的位置，易误伤血管及脑组织，镜头接触血液等易致视野模糊。③目前可配套使用的手术器械有限，手术操作有一定困难。④内镜各种连接装置、配件多，操作过程中不易保持无菌条件，易致术后感染。

（赵青海）

第二节　术前准备与术前评估

手术既是一个治疗过程，又是一个创伤过程。因此，手术前的准备，就是要采取各种措施，尽量使患者接近生理状态，以便使患者更好地耐受手术。

一、术前准备

术前准备工作主要包括两个方面：①心理方面的准备；②提高手术耐受力的准备。

一般性术前准备同普通外科。对神经外科比较特殊的术前准备，应注意：①若颅内压增高显著，应先行脱水治疗并尽早手术；若为第三脑室或颅后窝占位，头痛加剧，出现频繁呕吐或意识不清者，提示有严重颅内压增高，应行脑室穿刺外引流或脑室分流术，以缓解梗阻性脑积水，改善患者的病情，然后尽快手术。②脑疝患者除急行脱水利尿外，有脑积水者，应立即行脑室穿刺引流，使脑疝复位，缓解病情。如果效果不明显，而病变部位已明确，应考虑急诊开颅手术，解除危及生命的病变。③有些颅内血管性疾病，如颈动脉海绵窦段、颈内动脉床突上段动脉瘤，要在术前2～3周开始做颈内动脉压迫训练，以促进侧支循环的建立。对于鞍区病变，特别垂体功能低下者，术前2～3天开始应用肾上腺皮质激素类药物，以减少或防止术后发生垂体危象。

二、术前评估

（一）全身情况

1. 精神状态

（1）是否紧张和焦虑，估计合作程度。

（2）了解患者对手术及麻醉的要求与顾虑。

（3）精神症状者，应请精神科会诊。

2. 体温高于或低于正常值，表示代谢紊乱，情况不佳，对麻醉耐受差。

3. 血压升高，明确原因、性质、波动范围，同时了解治疗及疗效，是否累及心、脑、肾等器官，是否要进行处理再行手术。

4. 血红蛋白（Hb）<80 g/L 或>160 g/L，麻醉时患者易发生休克、栓塞等危险，需在术前给纠正。

5. 血细胞比容（HCT）应保持在 30%～35%，有利于 O_2 释放。

6. 中性粒细胞增高及红细胞沉降（ESR）增快，提示体内存在急性炎症，越严重麻醉耐受越差，术前需纠正。

7. 血小板<$60×10^9$/L，凝血异常者，术前给予诊断和纠正。

8. 尿糖阳性，应考虑有无糖尿病，需进一步检查。

9. 尿蛋白阳性，应考虑有无肾实质病变，产科结合血压，考虑是否有妊娠期高血压。

10. 少尿、尿闭，应考虑有严重肾衰竭，麻醉耐受极差，因很多药物需肾排出，术后易出现急性肾衰竭。

11. 基础代谢高，麻醉药用量大，氧耗大，麻醉不易平稳，反之，麻醉药用量小，麻醉耐受差，基础代谢率（%）= 0.75×（脉率+0.74×脉压）−72，正常范围为−10%～10%。

12. 凡全身情况异常或主要器官障碍，术前、中、后均可请相关学科会诊。

（二）呼吸系统

术前有呼吸系统感染较无感染者发生呼吸系统并发症的概率高出 4 倍。

1. 急性呼吸系统感染（包括感冒），禁忌择期手术，一般感染得到充分控制 1～2 周后施行，临床上常以患者不发热、肺部无炎症而行手术，如急症手术，加强抗感染，同时麻醉医师避免吸入麻醉。

2. 肺结核（特别是空洞型）、慢性肺脓肿、重症支气管扩张症，应警惕在麻醉中感染，沿支气管系统在肺内扩散或造成健侧支气管堵塞，或出现大出血而起窒息，麻醉时一般用双腔支气管插管分隔双肺。

3. 手术患者并存呼吸系统慢性感染和肺通气功能不全并不罕见，其中以哮喘或慢性支气管炎并存肺气肿为常见，为减少并发症，术前应进行以下准备：①肺功能试验。②戒烟 2 周以上。③应用抗生素，治疗肺部感染。④控制气管和支气管痉挛，如拟交感药及甲基黄嘌呤或应用色甘酸钠治疗哮喘及肾上腺皮质激素的应用，还应准备处理可能出现的危象。⑤胸部叩击和体位引流，雾化吸入，促使痰液排出。⑥纠正营养不良，逐步增加运动，提高肺的代偿能力。⑦治疗肺源性心脏病。

4. 有如下情况术前一般需做肺功能试验　①每天吸烟>1 包。②慢性咳嗽，不论有痰无痰。③肥胖。④支气管哮喘。⑤支气管炎或肺气肿。⑥神经或肌肉疾病。⑦累及肋骨或胸椎的关节炎或骨骼畸形。⑧所有需要进行胸或腹部手术的患者，包括累及腹壁肌肉的手术，如腹壁或腹股沟的修补术。

（三）心血管系统

心脏病患者能否耐受手术，主要取决于心血管病变的严重度和患者的代偿能力，以及其他器官受累情况和需手术治疗的疾病等，术前应具有完整的病史，如体格检查，相应的特殊检查及心功能检查记录，同为心脏病，其严重程度不同，对麻醉和手术的耐受也各异（表1-1）。如房间隔缺损或室间隔缺损未伴肺动脉高压，心功能较好（Ⅰ、Ⅱ级）者，其对麻醉和手术的耐受与无心脏病者并无明显差别。有些心脏病患者，难以耐受血流动力学的波动，则须先行心脏手术，情况改善后再行非心脏手术为宜，如重度二尖瓣狭窄。

表 1-1　心功能分级及其意义

心功能	屏气试验	临床表现	临床意义	麻醉耐受力
Ⅰ级	>30 秒	普通体力劳动负重，快速步行，上下坡无心慌、气急	心功能正常	良好
Ⅱ级	20～30 秒	能胜任正常活动，但不能跑步或做较用力的工作，否则出现心慌、气急	心功能较差	处理如果正确恰当，耐受力仍较好
Ⅲ级	10～20 秒	需静卧或卧床休息，轻度体力活动后即出现心慌、气急	心功能不全	麻醉前充分准备，术中避免增加心脏负担
Ⅳ级	10 秒	不能平卧、端坐呼吸，肺底可闻及啰音，任何轻微活动即出现心慌、气急	心功能衰竭	耐受力极差，手术须推迟

目前，临床上常用的一些指标主要都是反映左心功能的，如心指数（CI）、左室射血分数（LVEF）和左室舒张末期压（LVEDP）。

1. 心律失常

（1）窦性心律不齐：多见于儿童，一般无临床重要性，窦性心律不齐是由于自主神经对窦房结节奏点的张力强弱不匀所致。迷走神经张力较强时易出现心律不齐，当心律增速时，不齐则多转为规律。但如见于老年人可能与冠心病有关，或提示患者可能有冠心病。

（2）窦性心动过缓：注意有无药物（如β受体阻滞药，强心苷类药）影响。一般多见于迷走神经张力过高，如无症状，多不需处理。如为病态窦房结所致，则宜做好应用异丙肾上腺素和心脏起搏的准备。窦性心动过缓时出现室性期前收缩可在心率增快后消失，不需针对室性期前收缩进行处理。有主动脉关闭不全的患者如出现心动过缓则可增加血液反流量而加重心脏负担，宜保持窦性心律于适当水平。

（3）窦性心动过速：其临床意见决定于病因，如精神紧张、激动、体位改变、体温升高、血容量不足、体力活动、药物影响、心脏病变等，分析原因后评估和处理。对发热、血容量不足、药物和心脏病变引起者，主要应治疗病因，有明确指征时才采用降低心率的措施。

（4）室上性心动过速：多见于非器质性心脏病，亦可见于器质性心脏病、甲状腺功能亢进和药物毒性反应。对症状严重或有器质性心脏病或发作频繁者，除病因治疗外，在麻醉前控制其急性发作，控制后定时服药预防其发作。

（5）期前收缩：一过性或偶发性房性期前收缩或室性期前收缩不一定是病理，但如发生40岁以上的患者，尤其是发生和消失与体力活动量有密切关系者，则患者很可能有器质性心脏病，应注意对原发病的治疗，一般不影响麻醉的实施。室性期前收缩系频发（>5次/分）或呈二联律、三联律或成对出现，或系多源性，或室性期前收缩提前出现落在前一心搏的T波上（R-on-T）易演变成室性心动过速和室颤，需对其进行治疗，择期手术宜推迟。

（6）阵发性室性心动过速：一般为病理性质，常伴有器质性心脏病。如发作频繁且药物治疗不佳，手术需有电复律和电除颤准备。

（7）心房颤动：最常见于风湿性心脏病、冠心病、高血压性心脏病、肺源性心脏病等可致严重血流动力学紊乱，心绞痛、晕厥，体循环栓塞和心悸不适。如果不宜进行或尚未进行药物复律或电复律治疗，麻醉前宜将心室率控制在80次/分左右，至少不宜>100次/分。

（8）传导阻滞：①右束支传导阻滞多属良性，一般无心肌病，手术与麻醉可无顾虑。②左束支传导阻滞多提示有心肌损害，常见于动脉硬化高血压、冠心病患者，一般血流动力学紊乱。③双分支阻滞包括右束传导阻滞合并左前分支或左后分支阻滞、左束支传导阻滞，多为前者。左前分支较易阻滞，左后分支较粗，有双重血供，如出现阻滞多示病变重。双分支阻滞有可能出现三分支阻滞或发展为完全性房室传导阻滞。对这类患者宜有心脏起搏准备，不宜单纯依靠药物。④Ⅰ度房室传导阻滞一般不增加麻醉与手术的困难。⑤Ⅱ度房室传导阻滞Ⅰ型（莫氏Ⅰ型）心率（HR）<50次/分，宜有心脏起搏的准备，Ⅱ度房室传导阻滞Ⅱ型（莫氏Ⅱ型），几乎属于器质性病变，易引起血流动力学紊乱和阿-斯综合征。宜有心脏起搏的准备。⑥Ⅲ度房室传导阻滞施行手术，应考虑安装起搏器或作心脏起搏的准备。

2. 先天性心脏病患者的术前估计和准备

（1）房缺、室缺如果心功能Ⅰ、Ⅱ级或无心力衰竭史，一般手术麻醉无特殊。

（2）房缺、室缺伴肺动脉高压、死亡率高，除急症手术外，一般手术应推迟。

（3）房缺、室缺并存主动脉缩窄或动脉导管未闭，应先治疗畸形，再择期手术。

（4）房缺、室缺、伴轻度肺动脉狭窄，不是择期手术的禁忌，但重度者术中易发生急性右心衰竭，禁忌择期手术。

（5）法洛四联症，择期手术危险性极大，禁忌择期手术。

3. 缺血性心脏病患者　若围术期发作心肌梗死，其死亡率高，故术前应明确。

（1）是否存在心绞痛及严重程度

1）病史中如有下列情况应高度怀疑并存缺血性心脏病，糖尿病、高血压病、肥胖、嗜烟、高血脂，左室肥厚（心电图示），周围动脉硬化，不明原因的心动过速和疲劳。

2）缺血心脏病的典型征象有：紧束性胸痛，并向臂内侧或颈部放射，运动、寒冷、排便或饮餐后出现呼吸困难，端坐呼吸，阵发性夜间呼吸困难，周围性水肿，家族中有冠状动脉病变史，有心肌梗死史和心脏扩大。

3）对临床上高度怀疑有缺血性心脏病的患者，术前应根据患者具体情况作运动耐量试验、超声心动图检查，或行冠状动脉造影等。

（2）是否发生心肌梗死，明确最近一次的发作时间

1）心肌梗死后 3 个月手术者再梗死发生率为 27%，6 个月内手术为 11%，而 6 个月后手术为 4%～5%。

2）对有心肌梗死的患者，择期手术应推迟到发生梗死 6 个月以后再进行。同时在麻醉前应尽可能做到：①心绞痛症状已消失。②充血性心力衰竭的症状已基本控制。③心电图无房性期前收缩或每分钟 >5 次的室性期前收缩。④尿素氮 <17.8 mmol/L，血钾 >3 mmol/L。

（3）心脏功能评级及代偿功能状况：随着疾病治疗水平的提高，并考虑到不同患者心肌梗死范围和对心功能影响不一，现认为不宜硬性规定一律间隔 6 个月。术前主要评价患者的心肌缺血和心功能情况，处理时要注意心功能的维护，尽可能保持氧供需平衡。

4. 对近期（2 个月内）有充血性心力衰竭以及正处于心衰中的患者　不宜行择期手术，急症手术当属例外，有的急症手术本身即是为了改善患者的心衰而进行（如对有心衰的妊娠期高血压患者施行剖宫产手术）。

5. 心脏瓣膜患者的麻醉　危险主要取决于病变的性质及其心功能的损害程度。

（1）尽可能识别是以狭窄为主，还是以关闭不全为主，还是两者皆有，一般以狭窄为主的病变发展较关闭不全者迅速。

（2）重症主动脉瓣狭窄或二尖瓣狭窄极易并发严重心肌缺血，心律失常（房扑或房颤）和左心衰，易发生心腔血栓形成和栓子脱落，危险性极高，禁忌施行择期手术。

（3）心瓣膜关闭不全，对麻醉手术耐受力尚可，但易继发细菌性心内膜炎或缺血性心肌改变，且可能猝死。

（4）对各类心脏瓣膜患者术前常规用抗生素，以预防细菌性心内膜炎。

（5）心脏瓣膜病患者术前应给予抗凝治疗，以预防心脏内血栓脱落等并发症。如属急诊术前需用鱼精蛋白终止抗凝。

6. 高血压　高血压患者手术麻醉安危取决于是否并存继发性重要脏器损害及损害程度，包括大脑功能，冠状动脉供血，心肌功能和肾功能。如心、脑、肾等重要器官无受累的表现，功能良好，则手术与麻醉风险与一般人无异。高血压患者择期手术一般应血压得到控制后施行，现认为收缩压比舒张压升高危害更大，故更重视对收缩压的控制。对多年的高血压患者，不要很快降至正常，应缓慢平稳降压，舒张压力大于 110 mmHg 应延期手术；一般高血压患者，治疗目标为 <140/90 mmHg，糖尿病或肾病者应 <130/80 mmHg，未经治疗的高血压，术中血压不稳，波动大，急剧增高时可致卒中，伴左心室肥大

的高血压患者本身已存在心肌缺血的基础，严重低血压易致心肌梗死。抗高血压药物一般用至手术当日清晨。

（四）内分泌系统疾病

1. 糖尿病　若术前适当治疗，所有轻型和多数重型患者都可以控制血糖　纠正代谢紊乱，改善或消除并发症，使麻醉和手术顺利进行。

择期手术术前控制标准：①无酮血病，尿酮阴性。②空腹血糖 8.3 mmol/L 以下，以 6.1~7.2 mmol/L 为准，最高勿超过 11.1 mmol/L。③尿糖为阳性或弱阳性。④纠正代谢紊乱，无"三多一少"。⑤合并酮症酸中毒患者绝对禁止麻醉手术，需紧急处理，待病情稳定数月后再行手术。⑥手术日晨不应使用口服降糖药，最好使用胰岛素将血糖维持至最佳水平。

急症手术术前控制标准：①尿酮消失。②空腹血糖控制和维持在 8.3~11.1 mmol/L。③酸中毒纠正。

紧急手术术前检查、准备、治疗和麻醉手术同时进行。

术前胰岛素治疗指征：①除不影响进食的小手术，轻型糖尿病患者均应术前 2~3 天开始合理使用。②对术前使用长效或中效胰岛素的患者，术前 1~3 天应改用胰岛素。③酮症酸中毒患者。

2. 妇女月经期　不宜此时行择期手术。

（五）肝功能

1. 肝功能影响　多数麻醉药物对肝功能都有暂时性影响，手术创伤和失血，低血压和低氧血症，长时间使用缩血管药等，均使肝血流量减少和供氧不足，严重可引起肝细胞功能损害，尤其对原已有肝病的患者其影响更加明显。

2. 肝功能不全评估分级　见表 1-2。

表 1-2　肝功能不全评估分级

项目	肝功能不全		
	轻度	中度	重度
血清胆红素/（mmol/L）	25	25~40	40
血清蛋白/（g/L）	35	28~35	28
凝血酶原时间/秒	1~4	4~6	6
脑病分级	无	1~2	3~4
每项危险估计	小	中	大

（1）肝病合并出血，或有出血倾向时，提示有多种凝血因子缺乏或不足不建议手术。

（2）当凝血酶原时间延长，凝血酶时间延长，部分凝血活酶时间显著延长，纤维蛋白原和血小板明显减少提示弥漫性血管内凝血（DIC），禁忌任何手术。

3. 肝病患者的麻醉手术耐受力评估

（1）轻度肝功能不全，影响不大。

（2）中度肝功能不全，耐受力减退，术中后易出现严重并发症，择期需作较长期的严格准备。

（3）重度肝功能不全，如肝硬化（晚期），常并存严重营养不良、消瘦、贫血、低蛋白血症、大量腹水、凝血功能障碍、全身出血或肝性脑病，危险性极高，禁忌任何手术。

（4）急性肝炎，除紧急抢救手术外，禁忌施行手术。

4. 保肝治疗

（1）高碳水化合物，高蛋白饮食，以增加糖原储备和改善全身情况。

（2）间断给予清蛋白，以纠正低蛋白血症。

（3）小量多次输新鲜全血，纠正贫血和提供凝血因子。

（4）给予大剂量维生素 B、C、K。

（5）改善肺通气。

（6）限制钠盐，利尿或放出腹水，注意水、电解质平衡。

（六）肾功能

1. 对急、慢性肾病患者而言，任何麻醉药、手术创伤和失血、低血压、输血反应、脱水、感染和使用抗生素等因素，都可能导致肾血流明显减少，产生肾毒性物质，加重肾功能损害。

2. 对慢性肾衰竭或急性肾病患者，禁忌行任何择期手术，慢性肾衰竭人工肾透后，可以手术，但对于麻醉手术的耐受仍差。

3. 对慢性肾病并发其他疾病患者，术前应尽可能给予正确判断和治疗，如高血压或动脉硬化、心包炎或心脏压塞、贫血、凝血机制异常、代谢和内分泌紊乱。

4. 术前准备　原则是维持正常肾血流量和肾小球滤过率。具体如下：①补足血容量，防止低血容量性低血压引起的肾缺血。②避免用缩血管药，必要时可选多巴胺。③保持充分尿量，术前均需静脉补液，必要时并用利尿剂。④纠正酸碱电解质平衡紊乱。⑤避免用对肾有明显毒害的药物。⑥避免用通过肾排泄的药物。⑦有尿感，术前须控制。⑧有尿毒症，术前人工肾或腹膜透析，在术前最后一次透析后应行一次全面的血液和尿液检查。

（七）水、电解质和酸碱平衡

术前需了解水、电解质和酸碱平衡状态，如异常应适应纠正。

（八）特殊患者术前估计与准备

1. 酒精中毒患者

（1）对疑有慢性酒精中毒者，手术推迟。

（2）对酒精中毒者，需全面了解重要器官的损害度，对正出现的戒断综合征及其疗效进行评估。

（3）在戒酒期间禁行择期手术。

（4）急诊手术前，可给予安定类药物，是目前治疗震颤谵妄的最佳药物，同时给予大量维生素 B 和补充营养。

（5）对偶然大量饮酒致急性酒精中毒患者，如急诊手术，对各种麻药的耐受性并不增加特异性，但对麻药的需要量可能明显减少。

2. 饱胃患者

（1）急诊手术，6 小时内摄入食物的成人不可进行麻醉，这是最低限度的时间。

（2）在紧急下（如威胁生命、肢体或器官的情况），若延缓手术的劝告不被患者接受，此时手术医师应在病史上注明其后果。

（3）只有很少的紧急情况需要立即手术，其中包括气道梗阻，出血不能控制，颅内压迅速增高，主动脉瘤破裂和心脏压塞等。

（赵青海）

第三节　神经外科麻醉

一、神经外科手术常用麻醉

（一）麻醉方法

1. 全身麻醉　气管内插管全身麻醉是神经外科手术首选的麻醉方法，麻醉诱导和气管插管期是关键步骤，要求诱导平稳无呛咳、插管应激反应小，避免颅内压增高和影响脑血流。麻醉维持期常采用静吸复合麻醉，间断给予非去极化肌肉松弛药，术中持续适度过度通气，维持 $PaCO_2$ 在 $30 \sim 35$ mmHg。静脉容量治疗要求达到血流动力学和脑灌注压稳定目的，根据术中具体情况和实验室检查判断是否需要输血治疗。麻醉苏醒期要求做到快速平稳苏醒，以便于对手术患者神经功能的早期评估。需拔除气管导管时注意避免剧烈呛咳以免引起颅内出血，保留气管导管的患者也需要避免呛咳和躁动，可以给予适度镇静治疗。

2. 局部麻醉　在患者合作情况下，单纯局部麻醉可以用于钻孔引流术、简单颅脑外科手术、神经放射介入治疗、立体定向功能神经外科手术等。头皮的局部浸润麻醉是关键，目前推荐使用长效酰胺类局部麻醉药盐酸罗哌卡因，常用 0.5% 罗哌卡因 $20 \sim 40$ mL，起效时间 $1 \sim 3$ 分钟，达峰值血浆浓度时间为 $13 \sim 15$ 分钟，感觉阻滞时间达 $4 \sim 6$ 小时，具有对心脏毒性和神经毒性低、镇痛效果确切和作用时间长的特点。

（二）麻醉药物

1. 静脉麻醉药

（1）咪达唑仑：具有抗焦虑、催眠、抗惊厥和顺行性遗忘等作用，常用于镇静或全麻诱导。全麻诱导经静脉给药，剂量为 $0.1 \sim 0.4$ mg/kg，呼吸暂停发生率 10%～77%，需引起重视。临床剂量咪达唑仑可降低脑氧耗量、脑血流和颅内压，对脑缺氧具有保护作用，不影响脑血流自动调节功能，可有效预防和控制癫痫大发作。咪达唑仑对脑电图也呈剂量相关性抑制。

（2）依托咪酯：为非巴比妥类静脉镇静药，具有中枢镇静催眠和遗忘作用，可以降低脑代谢率、脑血流量和颅内压，具有脑保护作用，由于其心血管效应小、血流动力学稳定，因此脑灌注压维持良好，尤其适用于心血管功能不全的神经外科手术患者。依托咪酯用于全麻诱导剂量为 $0.15 \sim 0.3$ mg/kg。长时间输注可抑制肾上腺皮质功能，故不宜连续静脉输注。

（3）丙泊酚：为一种高脂溶性的静脉麻醉药，具有起效快、代谢快、苏醒迅速完全、不良反应少、持续输注后无蓄积作用等特点，用于全麻诱导和中到重度镇静维持。单次静脉诱导剂量为 $2 \sim 2.5$ mg/kg（复合其他镇静药、老年、体弱或颅内高压患者应减量），初始分布半衰期（$2 \sim 8$ 分钟）非常短。麻醉维持需联合阿片类药物，一般采用静脉泵注 $4 \sim 12$ mg/（kg·h）或靶控输注 $3 \sim 6$ μg/mL。临床剂量的丙泊酚可降低颅内压、脑血流量和脑需氧量，增加脑缺血的耐受和减轻脑缺血再灌注脂质过氧化反应。同时丙泊酚具有明显的抗惊厥特性，可以用于癫痫患者控制癫痫发作。丙泊酚对脑电图也呈剂量相关性抑制，大剂量使脑电图呈等电位。

（4）右美托咪定：高选择性 α_2 肾上腺素能受体激动剂，具有中枢性抗交感作用，一定的镇痛、利尿和抗焦虑、抗唾液腺分泌作用，能产生近似自然睡眠的镇静作用，最大特点是临床剂量对呼吸无抑制，具有脑保护作用，可用于围术期麻醉合并用药，尤其是术中唤醒麻醉。麻醉诱导剂量经推注泵 $0.5 \sim 1.0\ \mu g / [kg \cdot (10 \sim 15\ min)]$，麻醉维持剂量为 $0.2 \sim 0.4\ \mu g / (kg \cdot h)$。

2. 吸入麻醉药

所有吸入麻醉药呈浓度相关性脑血流量增加和降低脑氧消耗，由于毒性和麻醉效能原因，如安氟醚现已不再应用。

（1）异氟烷：对脑血流动力的影响呈剂量-效应相关，当浓度大于 1 肺泡气最低有效浓度（MAC）时，异氟烷增加脑血流量和颅内压，这种作用可被过度通气抑制，但异氟烷能减少脑氧消耗，尤其在脑缺血时可提供一定程度的脑保护作用。

（2）七氟烷：具有起效快、清醒快和对呼吸道无刺激的优点，可用于儿童和成人快速吸入诱导。七氟烷对脑血流的影响与异氟烷相似，吸入 $0.5 \sim 1.0\ MAC$ 使脑血流和颅内压轻度增加，在大于 $1.5\ MAC$ 时出现暴发性抑制、影响脑血流自动调节功能。临床剂量的七氟烷未见引起异常的癫痫样脑电的报道。

（3）地氟烷：具有血气分配系数低、起效时间短和药效缓和的特点，可以直接扩张脑血管，增加脑血流量及颅内压，降低脑氧代谢率。吸入大于 $2\ MAC$ 地氟烷时，脑血管自身调节功能消失。

3. 麻醉性镇痛药

（1）芬太尼：临床最常用的麻醉性镇痛药，对脑血流、脑代谢率和颅内压影响较小。反复注射或大剂量注射易在用药后 $3 \sim 4$ 小时发生延迟性呼吸抑制，不利于术后早期拔除气管导管。

（2）舒芬太尼：镇痛作用是芬太尼的 $5 \sim 10$ 倍，作用时间是芬太尼的 2 倍。可使颅内压增高，作用影响强于芬太尼，机制可能是其降低血压反射性扩张脑血管，增加脑血流而增高颅内压。

（3）瑞芬太尼：超短效阿片类药，注射后起效迅速、代谢消除快，无蓄积，经体内非特异性酯酶水解，停药后没有镇痛效应。

4. 肌肉松弛药

绝大多数非去极化肌肉松弛药对脑组织没有直接作用，可以在神经外科手术应用，但高血压和组胺释放引起脑血管扩张可增高颅内压，而低血压（组胺释放和神经节阻滞）可降低脑灌注压。麻醉诱导时可选用罗库溴铵，起效快适于气管插管。维库溴铵和顺阿曲库铵组胺释放作用小，可优先考虑术中应用。有条件建议应用肌松监测仪指导肌松剂应用，但对一些特殊神经外科手术慎用或不用肌松药为佳。

（三）麻醉监测

神经外科手术常规监测与其他外科手术相同，但由于其自身疾病和手术的特殊性，术中有时需要做一些特殊监测。

1. 颅内压的监测　围术期监测颅内压有助于对颅内高压的发现和及时处理，通常由神经外科医生在术前行腰穿脑脊液测压或脑室脑脊液压，后者由于操作简单、监测可靠、更能被大多数患者选用，因此被视为颅内压监测的"金标准"。另外还有研究通过植入压力传感器测定颅内压，包括硬膜外压力、硬膜下压力、脑室压力和脑组织压力。

2. 尿量和水、电解质的监测　神经外科手术经常使用渗透性脱水剂和利尿剂降低颅内高压，手术时间较长，术前需置入尿管，术中应每半小时或一小时测定一次尿量，了解出量指导补液，同时掌握电解质的变化，维持内环境的平衡。

3. 神经电生理监测　神经电生理监测应用于神经外科手术可以及时发现手术对神经组织的影响，实时反馈手术信息，指导手术进程，提高患者术后生存质量。目前应用于临床的神经电生理监测技术有脑电图（EEG），肌电图（EMG），躯体感觉诱发电位（SEP），运动诱发电位（MEP），脑干听觉诱发电位（BAEP），视觉诱发电位（VEP）等。术中应用神经电生理监测技术不影响手术操作，受外界干扰小，通过术中监测并且可以预测、判断手术后神经功能，对于大脑功能区手术、颅后窝手术、脊髓手术、脑血管手术及微创神经外科手术有着重要意义，但影响因素较多，需要多方密切配合。

4. 近红外光谱脑氧监测　脑组织对缺氧缺血耐受性很差，长时间缺氧将导致神经系统并发症，导致患者生存质量下降。因此在神经外科手术有必要实时监测脑组织的氧合状况，以达到脑保护、防治脑缺氧的目的。近红外光谱（NIRS）是近年发展起来的一种检测方法，可以直接实时无损地得到患者脑组织的氧饱和度（$rScO_2$）。

二、术前麻醉评估

1. 全身情况　麻醉医师术前应访视患者，了解患者的全身情况，结合病史资料、体格检查和实验室检查结果，综合评估患者的全身情况和麻醉风险。根据美国麻醉医师协会（ASA）分级，将患者全身状况分为6级，即目前临床常用的ASA分级。

ASA分级标准：

Ⅰ级：正常健康。除局部病变外，无系统性疾病。

Ⅱ级：轻度系统性疾病，无功能受限。

Ⅲ级：重度系统性疾病，日常活动受限，但未丧失工作能力。

Ⅳ级：重度系统性疾病，随时存在生命危险（丧失生活能力）。

Ⅴ级：病情危重，生命难以维持的濒死患者。

Ⅵ级：确证为脑死亡，其器官拟用于器官移植手术。

Ⅰ、Ⅱ级患者一般可以较好耐受手术麻醉，Ⅲ级及以上的患者麻醉风险大，应谨慎评估，综合全身情况和手术指征，判断手术时机。

2. 颅内压　颅内高压的定义为颅内压力（ICP）持续大于15 mmHg，临床表现为头痛、恶心、呕吐、视神经盘水肿、神志意识状态改变等，严重时导致患者神经系统功能损伤和形成疝，危及生命。CT和MRI检查表现中线移位、脑室大小改变和脑水肿。临床上引起颅内高压的原因有很多，如脑脊液回流不畅、脑血流量增加、脑组织体积增大、体液增多、血-脑脊液屏障破坏（血管源性脑水肿）等。

3. 神经精神系统功能　神经外科手术患者术前评估还需记录患者的精神意识状态，是否呈嗜睡、昏迷或伴有癫痫状态，同时注意是否伴有缺氧、呼吸道是否通畅，术前体格检查应注意神经系统功能评估，是否伴有特定的神经功能减退，是否伴有偏瘫失语，是否伴有感觉运动障碍。

4. 术前用药评估　对伴有颅内高压患者术前多应用脱水、利尿治疗，应注意体液和电解质平衡紊乱；中枢介导的内分泌紊乱疾病如垂体瘤应注意有无应用皮质激素引起的血糖增高。对癫痫状态术前要使用抗癫痫药或镇静药控制发作，注意监测抗癫痫药的血药浓度。神经外科手术患者术前怀疑或已存在颅内高压避免应用术前用药，以免引起呼吸抑制，导致高碳酸血症，增高颅内压危及生命。而对于颅内动脉瘤、动静脉畸形的特殊患者术前需要镇静，有时需要持续镇静至麻醉诱导前。

三、常见疾病的麻醉管理

（一）颅内占位手术的麻醉管理

颅内占位病变的原因是多种性的，病变部位可位于颞部、额部、顶枕部等，临床表现主要取决于病变的位置、生长速度和颅内压变化，多表现为头痛、抽搐、认知功能减退、部分神经功能减退。

1. 术前处理及用药 术前访视患者重点评估是否有颅内高压及神经系统病变，颅内压正常患者可给予苯二氮䓬类药物（口服或肌内注射咪达唑仑）。特殊用药如皮质激素或抗癫痫药应持续至术前。

2. 术中监测 除一般气管内插管全身麻醉常规监测外，必要时应监测有创动脉血压和中心静脉压，便于动态观察血压变化、采集动脉血样做血气分析指导调节 $PaCO_2$，以及通过中心静脉通路输注液体，必要时泵注血管活性药物。位于特殊部位的占位应进行神经电生理监测，精确切除病变部位，减少手术造成的中枢损伤，如巨大垂体瘤切除应监测视觉诱发电位，可以有效避免视神经损伤。

3. 麻醉特点 颅内占位手术的麻醉重点在于调控脑血流量、预防低氧血症，维持脑功能，麻醉用药选择不升高颅内压的药物。

（1）避免颅内压进一步升高进而影响脑血流，尤其在麻醉诱导和气管插管阶段。诱导前可以应用渗透性利尿剂、激素或脑室穿刺，引流脑脊液，改变颅内顺应性，诱导时可以配合适当的过度通气来降低颅内压，保持一定的麻醉深度，减少应激反应，可以选用丙泊酚、芬太尼配合非去极化肌松剂插管，对于循环不稳定患者可以应用依托咪酯替代丙泊酚。

（2）维持适当的动脉血压，血压过高使脑血流增加，加重脑水肿，导致颅内压增高；血压过低也会影响脑灌注压，进而造成脑功能受损。

（3）根据血气分析结果指导 $PaCO_2$，维持 $PaCO_2$ 在 $30\sim35$ mmHg。过低的 $PaCO_2$ 可能引起脑缺血和血红蛋白释放氧气障碍。

（4）严重脑水肿和颅内高压的患者术中液体入量应控制，避免应用含糖溶液造成脑缺血损害。术中应用了渗透性利尿剂、高渗性脱水药的患者注意电解质的变化，根据术中实际出血情况决定是否输血。

（5）根据手术进程合理选择停药时机，没有发生神经系统并发症的患者清醒、自主呼吸恢复良好可以拔除气管导管，避免呛咳引起颅内出血或脑水肿。保留气管导管患者注意给予镇静避免躁动。

（二）颅内血管疾病手术的麻醉管理

1. 动静脉畸形 颅内动静脉畸形是先天性血管异常，临床出现症状时往往是在畸形血管破裂后，表现为蛛网膜下隙出血或颅内血肿，严重的伴有脑水肿、颅内高压甚至脑疝。疾病的严重程度取决于血管破裂后出血量、血肿部位、脑疝程度以及抢救是否及时。目前治疗方式有血管内栓塞治疗、放射治疗以及手术切除畸形血管。

麻醉多选用气管内插管全身麻醉，由于术中手术时间较长、出血量较多，麻醉管理比较复杂，重点在于循环管理和脑保护。

（1）术前建立多条大静脉通路，对血管畸形范围大、病变程度严重的手术患者术前需准备血液制品和术中应用血液回收机，还可以术前先行栓塞治疗以减少术中出血，这类患者术中要求建立中心静脉通路和有创动脉血压监测，动态观察血压变化，利于及时处理血压波动。

（2）术中根据手术进程和需要施行中度控制性降压，降低畸形血管壁张力和脑血流，减少术中出血。常用药物有钙通道阻滞剂尼莫地平、血管扩张剂硝酸甘油或硝普钠等，应用控制性降压时需注意降压幅度不宜超过基础血压30%，降压时间不宜过长，尽量在短时间将血压降至所需水平，恢复正常血压后要观察防止颅内压反跳升高、脑出血和脑水肿。

（3）避免颅内压进一步升高，术中给予甘露醇和行适当的过度通气，维持 $PaCO_2$ 在 $25\sim30$ mmHg，有利于减轻脑水肿、降低颅内压，过度地降低 $PaCO_2$ 进一步加重畸形血管周围脑组织缺氧，加重脑损害。

（4）病变范围大、手术时间长注意施行脑保护措施，必要时给予低温治疗。

2. 动脉瘤　颅内动脉瘤多发生在大脑 Willis 动脉环的前部，临床上大多数患者因为发生动脉瘤破裂，出现急性蛛网膜下隙出血而发现，典型的症状表现为突发头痛伴有恶心、呕吐，容易致残或死亡，治疗后也有发生再次出血和血管痉挛的可能，再次出血破裂的死亡率高达 60%。

（1）术前处理及用药：术前评估重点是了解患者动脉瘤是否破裂、是否伴有颅内高压，根据临床症状及 CT 扫描结果可以做出判断。在没有颅内高压而神志正常的患者，在避免抑制呼吸循环的前提下，为了消除患者紧张情绪，防止发生动脉瘤破裂或再出血，可以给予镇静至麻醉诱导前，常用口服或肌内注射咪达唑仑。

（2）术中监测：动脉瘤手术中可能发生动脉瘤破裂或再出血，使血液丢失过多，因此术中需备血液回收机及开放多条粗大静脉通道，建立中心静脉压监测和有创动脉血压监测，指导液体入量和动态观察血压变化，视手术需要做控制性降压处理减少出血，维持适当低的平均动脉压或收缩压，但平均动脉压不应低于 50 mmHg 避免脑灌注压过低发生脑功能障碍。术中 $PaCO_2$ 维持在 25~30 mmHg，过度通气引起颅内压过度降低会增加动脉瘤的跨壁压和壁应力，增高瘤体破裂风险。

（3）麻醉特点：动脉瘤手术麻醉重点在于避免瘤体破裂或再出血、避免加重脑缺血或脑血管痉挛。

1）麻醉诱导过程应平稳，在不过度降低血压的同时适当加深麻醉深度，避免发生呛咳、体动等气管插管反应，必要时可联合应用小剂量的 β 受体阻滞剂或钙通道阻滞剂。

2）麻醉维持过程中，在分离瘤体时行控制性降压是有益的，可以减少出血、良好暴露手术野，利于夹闭动脉瘤。可以通过加深麻醉深度、应用血管扩张剂如硝普钠、钙通道阻滞剂如佩尔地平等做控制性降压，维持适当较低的平均动脉压。注意低血压时间不宜过长，避免发生脑功能障碍，期间可以给予轻度低温措施（冰袋、冰帽）保护脑功能。

3）术前应备好血液回收机及血液制品，术中根据中心静脉压、出血量和尿量指导液体入量，为防止脑血管痉挛，适当扩充容量，保持中心静脉压（CVP）大于 5 cmH_2O、HCT 约 30%~35%。避免输注葡萄糖溶液，其代谢产生水分引起脑水肿。可以选用平衡盐溶液和羧甲淀粉制品。

4）做好控制性呼吸管理，适当地降低 $PaCO_2$ 有利于降低颅内压，术中维持在 25~30 mmHg，一旦发生脑血管痉挛就不必做过度通气。

5）术中一旦发生动脉瘤破裂，主动施行控制性降压，利于及时阻断供血动脉或暴露瘤颈夹闭，同时积极快速输血、输液，维持血容量，维持基本生命体征平稳，必要时给予血管活性药物处理。

6）手术结束根据患者神经功能状况决定是否拔除气管导管，拔除气管导管时注意保持患者安静、不躁动，避免再出血。

（三）颅后窝手术的麻醉管理

颅后窝手术具有特殊性，常累及脑干、延髓，手术可能损伤脑干生命中枢，同时支配颅面的周围神经集中于此，因此手术较为复杂。常见的颅后窝疾病包括小脑半球肿瘤、小脑蚓部肿瘤、第Ⅳ脑室肿瘤、脑桥小脑角肿瘤及脑干肿瘤。手术需要特殊体位，多为侧卧位或俯卧位，部分采用坐位，坐位对颅后窝双侧病变手术有突出优势，但给麻醉管理和监测带来困难，增加了气颅、静脉空气栓塞发生的风险。

1. 术前处理

术前访视患者重点在于评估全身情况，尤其是发病以来的循环和呼吸功能状况，同时应注意有无强迫头位及颈部活动受累，这些评估对选择手术入路和手术体位具有重要意义，另外还需了解病变的位置、大小及对周围组织的压迫情况。术前循环、呼吸功能不稳定、脑脊液梗阻、颅内高压等情况需重视，患者处于危象，麻醉风险较大需做特殊处理。

2. 术中监测

除常规标准监测外，有创动脉压和中心静脉压的监测对术中发生并发症的判断和处理具有重要意义。另外 $PaCO_2$ 的变化对监测静脉空气栓塞的发生也具有重要价值，术中维持适当的过度通气，维持 $PaCO_2$ 在 $30\sim35$ mmHg。术中应用脑神经监测技术，可以最大限度地切除病变，同时保护神经功能，降低神经病理学损害。

3. 麻醉特点

（1）麻醉诱导要求平稳，避免血压波动过大、呛咳及屏气等影响颅内压和脑灌注压不良因素，选择丙泊酚等具有脑保护作用的麻醉药物；插管过程中不宜过度后仰头部，避免延髓过度受压。

（2）麻醉深度维持适当，保持血流动力学稳定，选择麻醉效能好、易于调控及具有降低脑代谢的麻醉药物，避免进一步增加颅内压，可以应用丙泊酚联合七氟烷平衡麻醉方法。

（3）术中液体入量根据中心静脉压、尿量指导，适当补液，首选平衡盐溶液，也可输注代血浆制品，维持尿量 2 mL／（kg·h）。

（4）手术体位不论是侧卧位、俯卧位或坐位，要注意体位摆放不当对患者造成损伤，尽量保持患者舒适，术前应在患者清醒状态下施行体位试验，取得患者配合。

（5）颅后窝手术发生空气栓塞的风险较大，尤其是坐位手术发生概率增加，由于头高于心脏水平，重力作用使开放的静脉压力低于大气压，空气易从损伤的静脉口、静脉血窦进入静脉系统形成气栓，严重者可引起急性肺动脉气体栓塞症甚至肺动脉梗死、死亡。全身麻醉下，往往首先表现为 $PaCO_2$ 急速降低，但也可伴血流动力学改变症状，如突然的低血压、心率增快、心律失常等。一般只有较大量气体进入静脉才会有明显临床表现。一旦判断发生空气栓塞，应及时处理，维持血流动力学稳定，及早关闭颅腔、中断气源，通过中心静脉通路回抽出进入的空气，如果持续的循环停止应立即将患者置于平卧位进行高级生命支持步骤复苏。

（四）垂体腺瘤手术的麻醉管理

垂体腺瘤多具有分泌激素功能，临床表现依据肿瘤压迫正常垂体组织产生进行性不同内分泌功能紊乱，常见的分泌激素的垂体腺瘤有促肾上腺皮质激素腺瘤（ACTH 腺瘤）、促甲状腺激素腺瘤（TSH 腺瘤）、生长激素腺瘤（GH 腺瘤）、垂体泌乳素腺瘤（PRL 腺）瘤等。直径在 10 mm 以下的肿瘤通常在显微镜下经蝶骨入路手术，这类手术方式常见；直径大于 20 mm 的肿瘤通常行双额开颅手术。

1. 术前处理及用药　术前访视注意不同患者内分泌功能变化，详查激素水平，功能低下者应注意补充，这类患者手术麻醉耐受差，而腺垂体功能亢进者如肢端肥大症等具有特殊面容，可能有困难插管，术前应做好评估。术前用药没有特殊要求，可以给予咪达唑仑稳定患者情绪，减小心理应激。

2. 术中监测　常规气管内插管全身麻醉监测，根据血气分析结果调节麻醉机参数，尽量保持患者呼吸参数符合正常生理水平；特殊患者围术期需进行激素水平动态监测，如 ACTH 和皮质醇水平，当肿瘤切除后可能发生 ACTH 水平降低，应及时补充。合并糖代谢紊乱的患者注意监测血糖和尿糖变化，及时纠正。

3. 麻醉特点 经颅手术入路同一般开颅手术，经蝶入路微创手术具有手术时间短、刺激强度大的特点，因此麻醉用药选择短效、镇痛强度大的药物为宜。

（1）术前评估患者是否有困难插管，判断有困难插管患者可以应用纤支镜插管或表面麻醉加清醒插管。

（2）气管导管选用 U 形异型导管或加强型气管导管，避让开患者口唇及其上方空间，配合显微外科手术特点，创造良好手术条件；气管导管需带有气囊，防止围术期各种分泌物流入口腔后进入气道，保障呼吸道管理安全。

（3）麻醉应用全凭静脉麻醉方法，选用丙泊酚联合瑞芬太尼，麻醉可控性强，术毕患者清醒快、恢复质量高，利于早期拔管。拔除气管导管前需吸引干净口腔内分泌物。为预防术后恶心呕吐，可给予止吐药。

（五）脊柱手术的麻醉管理

施行脊柱手术的疾病原因有多种，常见的有先天性畸形如脊柱侧弯、创伤、退行性病变引起的神经根或脊髓压迫症、肿瘤及感染等，通过脊柱手术可以解除畸形、解除脊髓压迫以及切除肿瘤或引流脓肿、血肿等。

1. 术前处理及用药 术前访视患者重点在于评估是否存在心肺功能障碍和通气障碍，伴有高位截瘫的患者首先评估生命体征，记录神经功能障碍情况。了解手术方式，术中需要做唤醒麻醉的手术如脊柱侧弯矫形手术术前需与患者进行良好沟通；创伤患者明确诊断后与外科医生沟通手术时机，尽可能恢复神经功能；仔细评估患者的头颈部情况，做好特殊插管准备。术前诊断为退行性病变的患者多有明显疼痛，术前用药可以考虑给予阿片类镇痛药，但术前伴有通气障碍或困难气道的患者应避免给予阿片类药物。

2. 术中监测 除了常规监测外，对一些特殊手术需要做特殊监测，如有创动脉血压监测和中心静脉压监测等，需要做控制性降压处理时利于动态观察血压和容量变化。术中需要做唤醒麻醉的患者，麻醉方法选择短效药物为主的全凭静脉麻醉，为避免术中知晓发生及更好调节麻醉深度，应做麻醉深度监测，如脑电双频指数监测或熵指数监测等。术中如果需要监测脊髓功能，可行躯体感觉诱发电位和运动诱发电位监测，避免手术损伤和功能测定。

3. 麻醉特点 脊柱手术多在俯卧位下手术，手术涉及脊柱多个节段，手术方式复杂、风险较大，对麻醉管理要求较高。

（1）麻醉诱导前评估好患者的气道情况和麻醉耐受性，做好困难插管的准备，采取必要的特殊插管方式。

（2）术中需要俯卧位的手术患者，在摆放体位之前注意气管导管妥善固定，建议选择加强型气管导管，避免导管受压、滑脱。俯卧位时应保护患者头面部、胸部、生殖器等部位压迫性坏死，应用软垫等支撑装置尽量使患者舒适，同时避免关节过度外展造成神经损伤。俯卧位下眼睛受压引起眼压增高以及术中低血压发生时间过长会造成视网膜缺血而失明。

（3）预计术中血液丢失过多，术前需准备血液回收装置及备血液制品，术中根据患者情况和手术需要做控制性降压处理减少手术出血，将平均动脉压控制在 $55 \sim 65$ mmHg，掌握好控制性降压指征和明确风险，避免重要脏器灌注不良和失明。

（4）术中出血过多、创面渗血严重时，应注意凝血功能纠正，必要时输注血小板、新鲜冰冻血浆和冷沉淀物。

（5）了解手术方式，术前与术者和患者沟通，术中需要做脊髓功能监测及采用唤醒麻醉方式的手术，麻醉维持用药选择短效麻醉药物，尽可能减少麻醉药物对脊髓功能监测影响及令患者术中按需清醒配合指令性动作，判断脊髓功能状况。

（六）脑外伤手术的麻醉管理

脑外伤可分为开放性和闭合性两类，外伤的严重性与受伤时神经损伤的不可逆程度以及有无继发性损伤有关。常见的脑外伤有颅骨骨折、硬膜下硬膜外血肿、脑挫裂伤、穿通伤等，多数为急症手术，伴有不同程度意识障碍甚至昏迷，若合并其他脏器损伤增加死亡率。一般采取手术治疗，术前 CT 检查可以明确诊断。

1. 术前处理及急救

迅速评估患者呼吸及气道情况、循环状态、神经系统状态，了解有无复合伤及既往慢性病史，对这类外伤患者尤其是重型颅脑损伤患者，应采取有效措施控制呼吸道、保证有效的通气和氧合、及时纠正低血压。

2. 麻醉管理

（1）所有患者应按饱食状态处理，麻醉诱导前尽可能安置胃管，抽出胃内容物，气管插管前正压通气时压迫环状软骨。诱导用药选用起效迅速药物，如丙泊酚、罗库溴铵，伴有循环不稳定患者减少丙泊酚用量或改用依托咪酯。

（2）严重脑外伤患者尽快建立有创动脉血压监测和中心静脉通路，积极纠正低血压，动脉血压过低影响脑灌注压继发脑功能损伤，动脉血压应维持在正常水平，过高血压加剧脑出血而且升高颅内压，处理上可以通过加深麻醉或者给予抗高血压药物。

（3）避免颅内压进一步增高，取头高位 15°，适当地过度通气，维持 $PaCO_2$ 在 30~35 mmHg，去骨瓣前快速给予甘露醇控制脑水肿、降低颅内压。

（4）术中根据中心静脉压指导液体入量，适当限制液体入量避免加重术后脑水肿的发生。但伴有大出血、低血压时应积极输液输血。脑外伤患者多伴有血糖升高，可进一步加重脑损害，因此术中需监测血糖，对于高血糖可以给予胰岛素治疗。

（5）严重脑外伤患者可能伴有凝血功能异常，对这类患者凝血功能的及时监测和维持也是成功治疗该类患者的关键环节，应监测国际标准化比值、激活凝血酶原时间以及 D-二聚体等，凝血功能异常发生与脑损伤程度相关，可以通过输注血小板、新鲜冰冻血浆和冷沉淀物甚至重组激活Ⅶ因子治疗。

（6）手术结束根据患者神经系统功能情况、术前外伤严重程度、是否有复合伤等判断能否拔除气管导管。术前意识清楚、手术顺利的患者应清醒尽快拔管，尽早评估神经系统功能；严重脑外伤、持续颅内高压患者术后需保留气管导管。

四、术中唤醒麻醉

术中唤醒麻醉指在手术过程中的某个阶段要求患者在清醒状态下配合完成某些神经测试及指令动作的麻醉技术，主要包括局部麻醉联合镇静或真正的术中唤醒全麻技术。通过唤醒麻醉的实施，可以保持患者在唤醒状态下进行脑组织定位和脑功能监测，尽可能合理切除脑功能区病变，同时最大范围保留正常脑组织，减少术后并发症，提高患者生活质量。

唤醒麻醉技术目前广泛应用于脑功能区手术，其具体实施的过程即麻醉-清醒-麻醉三个阶段，要求麻醉医生根据手术不同阶段做出不同麻醉深度调节，确保患者在唤醒时达到完全清醒配合脑功能区监测，避免术中发生麻醉相关并发症。

1. 术前访视　麻醉医师术前访视时首先要注意患者的合作程度，通过与患者良好的谈话沟通，消除患者的紧张、焦虑情绪，详细解释麻醉具体过程以及可能产生的不适，取得患者的理解配合。同时还应注意患者的神经功能状态以及在此期间的用药情况。术前避免应用镇静药，减少对皮层脑电描记的影响。

术中唤醒麻醉的禁忌证包括术前意识不清、精神障碍、交流理解困难、术前严重颅内高压、低位枕部肿瘤、与硬脑膜有明显粘连的病灶及无经验的神经外科和麻醉科医师。

2. 麻醉方法与麻醉药物选择　术中唤醒麻醉目前多选用局部浸润麻醉联合全身麻醉，局麻药物采用长效酰胺类药物盐酸罗哌卡因，心脏毒性和中枢神经系统毒性小，以 0.5% 罗哌卡因用于头皮切口 20 mL 和颅钉处浸润 5 mL；还可以根据不同切口部位通过做选择性三叉神经感觉支阻滞，包括耳颞神经、颞浅神经、眶上神经、滑车神经、枕大神经、枕小神经，做头皮局部麻醉，每支神经 0.5% 罗哌卡因 2~5 mL，效果更好。神经外科医师局部麻醉技术是关键，完善良好的局部麻醉效果可以减少全身麻醉用药、控制血流动力学稳定，唤醒阶段患者没有疼痛刺激减少躁动发生。

全身麻醉方法多选用全凭静脉麻醉，短效麻醉药物可控性更好，丙泊酚和瑞芬太尼是常用选择，多采用静脉泵注或靶控输注模式。近年来右美托咪定的临床应用得到关注，由于其没有呼吸抑制不良反应，提高了在唤醒手术应用的安全性。

3. 术中麻醉管理　术中唤醒手术体位多为仰卧位或侧卧位，应注意在麻醉前给予患者体位固定尽量保持患者舒适，在腋下、背部、双腿等放置垫枕，四肢留有一定活动空间，避免唤醒阶段患者因体位不适发生躁动。

术中常规监测生命体征，应有呼气末二氧化碳分压（$PetCO_2$）监测，视手术需要决定是否给予有创动脉监测，癫痫患者的有创动脉置管需在发作肢体的对侧。术中联合与麻醉深度密切相关的脑电生理监测指标，如脑电双频指数（BIS）、听觉诱发电位（AEPi）、麻醉熵、麻醉意识深度指数（CSI）等，可以指导麻醉深度的判断和麻醉药物的输注，有助于提高唤醒的可控性。

头皮和头钉处的长效局麻药做局部浸润麻醉可以减少全身麻醉药物用量，在唤醒期间兼具有镇痛作用减轻患者的疼痛和不适。常用 0.5% 罗哌卡因，1~3 分钟起效，感觉阻滞时间可达 4~6 小时。全身麻醉药物采用靶控输注丙泊酚和瑞芬太尼，在开、关颅期间疼痛刺激较大，适当地加大麻醉深度，一般给予丙泊酚 3~6 μg/mL、瑞芬太尼 4~6 ng/mL，在临近唤醒期间逐渐减浅麻醉深度，适当给予镇痛药如曲马多 2 mg/kg 避免唤醒期间疼痛刺激。唤醒期间以丙泊酚 0.8~1.0 μg/mL、瑞芬太尼 1 ng/mL 维持。术中应给予格拉司琼或苯海拉明等止吐药，避免因恶心呕吐给患者带来不适发生躁动、颅内压升高。右美托咪定由于具有镇静、镇痛作用且没有呼吸抑制不良反应，可以联合瑞芬太尼和（或）丙泊酚进行术中唤醒麻醉，常用右美托咪啶 0.1~0.3 μg/（kg·h）输注。

唤醒麻醉术中气道管理是难点和关键。早期应用面罩，口咽、鼻咽通气道等保持患者自主呼吸，术中易出现脉搏血氧饱和度下降、高碳酸血症。以后应用气管内插管，但由于气管导管对呼吸道的刺激较强，在唤醒阶段患者难以忍受气管导管的刺激容易发生躁动、呛咳，升高颅内压。目前多推荐应用喉罩，喉罩是介于气管内插管和面罩之间的通气工具，可以保持患者自主呼吸，也可实施机械通气。尤其是第三代双管喉罩即食管引流型喉罩（PLMA）具有较大的杯罩和双罩囊与咽部更加匹配，与呼吸道的密封性更好，其呼吸道密封压比传统的喉罩高 8~11 cmH$_2$O，在设计上增加了食管引流管，沿引流管放入胃管，及时排出胃内容，防止误吸的发生。喉罩的应用加强了呼吸道的管理，但在使用 PLMA 时应密切观察置入后气道压力的变化，避免位置不当、过浅过深、弯曲打折，影响通气效果。

4. 术中及术后并发症　术中唤醒麻醉为脑功能区手术定位提供了良好的条件，一方面，保持术中合适麻醉深度、血流动力学稳定；另一方面，通过患者清醒状态配合完成神经功能评估，为手术成功提供了保障，但术中唤醒麻醉仍然可能出现一些并发症，危害性巨大，包括呼吸抑制、癫痫发作、疼痛、烦躁不安、呼吸道梗阻、恶心呕吐、颅内压增高、低血压或高血压、低温寒战、空气栓塞等，其中呼吸系统并发症最为常见，虽然应用喉罩有效地管理了气道，仍应警惕喉痉挛的发生，整个围术期间应注意保持呼吸道的通畅，减少分泌物。对于癫痫发作的患者仅是短暂轻微发作可暂不处理，发生惊厥或全身性发作必须立即处理，包括保持呼吸道通畅、镇静、避免刺激、维持生命功能，可以给予丙泊酚静脉注射或地西泮控制惊厥。术中预防性应用止吐药可以有效减少唤醒期间和术后恶心呕吐，避免因尿潴留、尿管刺激等不良刺激和疼痛导致患者烦躁不安，提倡完善的镇痛、适度保温以及稳定血流动力学，尽量减少术中术后并发症。同时要注重患者的心理状态，避免导致唤醒手术后引起的严重的创伤后心理障碍（PTSD），术前良好的沟通、术后情绪调节、认知行为治疗等有利于这类手术患者心理治疗。

五、术后麻醉管理

神经外科手术患者术后早清醒、早拔管有利于患者神经系统功能早期评估和恢复，这类手术患者术后麻醉管理重点在于合理选择气管导管拔除时机和相关并发症的预防和处理。

1. 气管导管拔除　神经外科手术患者气管导管拔除时机一般选择在较深麻醉状态（意识未完全清醒）、生命体征平稳、自主呼吸恢复良好、吸入空气 5 分钟脉搏血氧饱和度（SPO$_2$）≥95%，拔管前仔细清理呼吸道分泌物，同时准备好口咽、鼻咽通气道及插管器具，以备再次插管。但对于术前评估气道困难的患者，以及行经鼻蝶垂体腺瘤切除手术的患者，要求患者必须意识恢复清楚再拔除气管导管。拔除气管导管动作轻柔，避免患者发生剧烈呛咳引起颅内出血、颅内压增高，可以静脉给予小剂量丙泊酚 20~30 mg 或利多卡因 1.5 mg/kg。

2. 神经外科手术麻醉后常见并发症及处理

（1）呼吸道梗阻、低氧血症：分泌物增多、舌后坠、声门水肿等是常见的呼吸道梗阻原因，严重呼吸道梗阻可以引起急性肺水肿，通过充分吸引分泌物、托下颌、放置口咽或鼻咽通气道可以改善呼吸道通畅。低氧血症发生多见于麻醉药和肌肉松弛剂蓄积、残余作用以及循环不稳定的患者。处理上予以吸氧、呼吸通气支持，适当给予催醒药物、肌肉松弛剂拮抗药物。如果是因为循环不稳定原因，应同时改善循环支持，必要时给予输液输血或血管活性药物。

（2）高血压或低血压：术后高血压多见于患者术前有高血压病史、疼痛、尿管刺激不适、缺氧、二氧化碳蓄积等，应仔细分析判断原因，对因治疗处理。如是术前即高血压正规服药降压患者，可以给予其术前同类降压静脉制剂予以降压处理；因疼痛刺激引起血压增高，可以给予阿片类药物镇痛处理。术后低血压警惕手术部位出血、术中体液丢失容量不足，注意观察引流管中引流物的颜色和引流量。

（3）躁动：术后躁动多由于各种有害刺激诱发或加重，常见原因包括疼痛、气管导管刺激、导尿管刺激等，处理上可给予镇痛药物舒芬太尼、芬太尼或小剂量镇静药物咪达唑仑、丙泊酚等，但要警惕药物过量引起的呼吸、循环抑制。

（4）恶心、呕吐：神经外科手术后恶心、呕吐发生较常见，可静脉给予止吐药物 5-羟色胺受体阻滞剂如恩丹司琼、格雷司琼等，也可联合应用地塞米松、氟哌利多增强止吐效果。

（5）寒战：神经外科手术一般时间较长，术中室温较低、失血失液、大量未加温液体输注引起体温降低、寒战发生。可以通过加强保温措施、减少体热丢失及静脉给予曲马多 1~2 mg/kg 缓解寒战发生。

（赵青海）

第四节　神经外科体表定位标志

人体表面，常因骨或肌的某些组分形成可以看到或触及的凹凸、孔缝，称为体表标志。临床上常利用这些标志作为确定深部器官位置、判断血管和神经走向以及穿刺定位的依据。神经外科相关的一些体表定位标志，对于手术切口的设计、入路的选择具有重要意义。

一、体表标志

额结节：额骨两侧的隆起称额结节，深面分别正对同侧大脑半球额中回。

眉弓：系眶上缘上方弓形隆起，眉弓适对额叶下缘，其深面有额窦。双眉弓内侧之间的平坦部为眉间。

眶上孔：位于眶上缘的前中 1/3 交界处，也称眶上切迹。眶上血管和神经由此穿过。压眶反射即为按压该处。

颧弓：由颧骨的颞突和颞骨颧突构成的骨弓，其上缘相当于大脑半球颞叶前端下缘，深层为颞肌。颧弓将颅骨侧面分为上方的颞窝和下方的颞下窝。

颞线：顶骨表面的中部的稍下方，自前向后的两条弓状骨线，为上颞线和下颞线，下者略显著。是颞肌的附着点。

顶结节：颞线中央的最隆凸处，称为顶结节。其深面为缘上回；下方 2 cm 适对大脑半球外侧沟的后支末端。两侧顶结节的连线长度是头部的最宽处。某些哺乳动物，顶结节是生长犄角的地方。

翼点：位于颧弓中点上方两横指（3.5~4 cm）、颧骨角突后方 3.5 cm 处，为额、顶、颞、蝶 4 骨相接处形成的 H 形骨缝。此处骨质菲薄，内面有脑膜中动脉额支通过。

乳突：位于耳的后下方，其根部的前内方有茎乳孔，面神经由此出颅。乳突后部的颅底内面有乙状窦沟。

星点：枕、顶和颞骨乳突部汇合处，即顶乳缝与颞鳞缝的相交点。相当于人字缝下端，位于乳突尖后缘向上 5 mm 处，正对乳突上嵴的尾端，其深面为横窦与乙状窦交汇点。

枕外粗隆：位于项后皮肤纵沟的上端，是后枕部中线处突出的骨结。其内面为窦汇。枕外粗隆（枕外隆凸）向两侧的弓形骨嵴称上项线；其下方有与上项线平行的下项线。

颅缝：主要有冠状缝、矢状缝和人字缝。额骨与两侧顶骨连接构成冠状缝，可于两侧翼点之间扪及。两侧顶骨连接为矢状缝，呈矢状位走行，其深面为上矢状窦和大脑纵裂。矢状缝多不位于正中，而是稍微偏右。后接人字缝。人字缝系两侧顶骨与枕骨链接成的骨缝，呈"人"字状。由人字缝和矢状缝交汇的人字点走向两侧乳突基部。

颞鳞缝：前起翼点、后至星点，介于颞骨、额骨与顶骨之间的骨缝。

枕乳缝：枕骨与乳突后缘间的骨缝，属人字缝向枕骨的延伸。

顶乳缝：顶骨与乳突基部的骨缝，属人字缝向顶骨方向的延伸。

颅囟：新生儿颅骨尚未发育完全时，被纤维组织膜充填，称颅囟。前囟最大，位于矢状缝前端与冠状缝相接处，呈菱形，生后 1~2 岁闭合。后囟在矢状缝与人字缝相接处。出生后约 3 个月左右即闭合。此外还有蝶骨大翼尖端处的蝶囟，顶骨后下角处的乳突囟，它们都在生后不久闭合。

二、体表投影

采用 Kronlein 颅脑定位法，确定图示 6 条标志线，以描述脑膜中动脉和大脑半球背外侧面主要沟、回的位置及体表投影（图 1-1）。

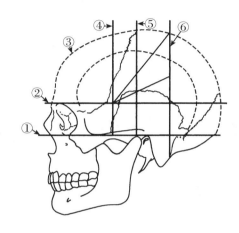

图 1-1　颅脑结构表面定位的标志线

①下水平线：通过眶下缘与外耳门上缘的线。②上水平线：经过眶上缘，与下水平线平行的线。③矢状线：是从鼻根沿颅顶正中线到枕外隆凸的弧线。④前垂直线：通过颧弓中点的垂线。⑤中垂直线：经髁突中点的垂线。⑥后垂直线：经过乳突根部后缘的垂线。这些垂直线向上延伸，与矢状线相交

脑膜中动脉：动脉干经过④与①交点，前支通过④与②的交点，后支则经过⑥与②交点。

中央沟：投影在④与②交点与⑥和③交点的连线上，介于⑤与⑥间的一段。

中央前、后回：分别投影于中央沟投影线前、后各 1.5 cm 宽的范围内。

外侧裂：其后支在②与中央沟所成夹角的等分线上，此线由④斜向⑥，其中份为颞横回。

Broca 区（运动性语言中枢）：在优势半球侧④与②交点前上方。

角回：耳郭上方，在优势半球是 Wernicke 区的一部分。

角回动脉：位于外耳道上方 6 cm。

大脑下缘：由鼻根中点上方 1.25 cm 处向外，沿眶上缘向下后，再经颧弓上缘向后，经外耳门上缘连线至枕外隆凸。

三、脊柱的表面标志

舌骨上缘：平第 3 颈椎（C_3）棘突。

甲状软骨上缘：在第 4、5 颈椎（C_4、C_5）椎体之间。

环状软骨：平第7颈椎（C_7）椎体。

隆椎：第7颈椎（C_7）棘突，头前屈时此棘突最为后突。

两侧肩胛冈连线：平第三胸椎（T_3）棘突。

肩胛下角：平第七胸椎（T_7）横突。

脐：平第三腰椎（L_3）横突。

两侧髂嵴最高点的连线：正对第4腰椎棘突或第三、第四腰椎（L_3、L_4）棘突间隙。

两侧髂后上棘连线：平第二骶椎（S_2）棘突。

（赵青海）

第五节 神经外科术后并发症防治

神经外科术后并发症对患者的预后有一定影响，严重者可导致患者预后不良，故对术后并发症的判断和处理尤为重要。常见术后并发症有：颅内出血、颅内压增高、尿崩症、术后癫痫、术后感染、脑脊液漏、深静脉血栓等。

一、颅内出血

（一）病因及临床表现

主要原因为止血不彻底，也可因颅内压降低过快或硬膜与颅骨剥离或头架金属钉穿透颅骨引起术区邻近部位或远隔部位颅内出血。临床经验发现，出血以术野及其邻近部位最多见，其次为同侧颅腔或对侧颅腔。有瘤床出血、脑内出血、脑室出血、硬膜外血肿、硬膜下血肿等。少见为术野远隔部位出血。如右侧听神经瘤手术，可并发右侧幕上硬膜外血肿，甚至左侧幕上硬膜外血肿。表现为术中原因不明的脑膨出或术后不能马上苏醒，或苏醒后意识状态再度恶化，出现神经功能缺失、颅高压症等生命体征改变。术中应细心止血，注意硬膜悬吊。缝合硬膜前，应将收缩压升高至140 mmHg。

（二）术后预防

1. 术后密切监护生命体征和临床表现，如出现病情变化，应及时作头颅 CT 检查。

2. 防止高碳酸血症和缺氧，以免二氧化碳在体内蓄积引起脑血管扩张增加再出血机会。

3. 术后早期避免过度脱水，以免造成低颅压，诱发或增加颅内出血量。

4. 保持血压在正常水平并保持稳定，避免突然升高或下降。

5. 对有轻度凝血障碍或出血倾向的患者给予针对性的病因治疗。术后处理：术后局部会有渗血，一般给予止血药物治疗3天，如注射用凝血酶 1~2U，肌内注射或静注/静滴，1~2 次/天；氨甲苯酸 0.2 g，加入 250 mL 生理盐水或5%葡萄糖注射液，静脉滴注 1 次/天。术后血肿是颅脑手术后主要死亡原因之一。若出现血肿表现时，要保持呼吸道通畅、维持生命体征平稳，降颅压处理，并及时复查头颅 CT，根据其出血量、中线偏移情况，以及意识恶化程度与速度等情况来判断是否需要手术治疗。符合手术适应证时，应及时再次开颅清除血肿。由于神经外科手术术后一般都会出现脑水肿，为控制脑水肿，术后需要抬高头部 15°~30°。

6. 此外，还要考虑到患者可能会出现继发性深静脉血栓形成，尤其是下肢。急性期血栓可能会脱落造成肺栓塞，此时需要抗凝治疗，如低分子肝素、华法林、阿司匹林等。抗凝治疗又可能导致手术区出血，因此需要遵循个体化原则权衡术后出血与抗凝治疗的利弊来决定治疗方案；术后可以通过中心静脉压监测来判定是否存在低血容量。需要注意的是适当的低血容量对患者并无大碍，保证灌注压即可。

二、颅内压增高

（一）病因

1. 术后继发性脑水肿　最多见，一般在术后 48 小时达到高峰，维持 5~7 天，逐渐消退，20~30 天可恢复正常。也可能进行性加重，危及生命。

2. 脑积水　脑室系统手术后较为多见，脑内外脑脊液通路因局部脑组织肿胀、脑室出血或残留病灶而阻塞或因脑脊液吸收障碍。

3. 颅内出血。

4. 颅内感染。

5. 静脉窦栓塞，引起静脉回流受阻。

（二）临床表现

1. 生命体征改变　术后出现头痛、呕吐等颅高压症状，严重者出现血压升高，心率、呼吸减慢或节律紊乱。

2. 意识改变　出现不同程度的意识改变，术后清醒、术后 1~2 天出现意识水平进行性下降，如烦躁、淡漠、迟钝、嗜睡甚至昏迷。

3. 术后癫痫　高颅压可影响脑供血，导致缺血、缺氧。

（三）辅助检查

1. 头颅 CT 平扫可见脑积水或脑水肿表现。

2. 头颅 MRI　冠状 MRI 有助于发现矢状窦阻塞。

3. 颅内压监测，如术后行脑室外引流，可作颅内压监测，了解颅内压动态变化。压力在 15~20 mmHg 者，为轻度增高；压力在 21~40 mmHg 为中度增高；压力>40 mmHg 为重度增高。

4. 脑脊液检查。

（四）处理

1. 一般处理　抬高头部 15°~30°，保持颅内静脉通畅和良好的脑血供。保持呼吸道通畅，包括吸痰，必要时气管切开。

2. 脱水治疗　可用甘露醇、呋塞米或甘油果糖降颅压治疗。

3. 病因治疗　应根据不同病因，积极给予相应处理。

4. 手术治疗　可采取脑脊液外引流、脑室-腹腔分流、颞肌下减压、去骨瓣减压及内减压手术等。

三、尿崩症

（一）病因

1. 中枢性尿崩　下视丘-垂体轴异常。

2. 肾性尿崩　肾脏对正常或高于正常的抗利尿激素（ADH）耐受性增高，导致过多水及电解质自肾脏丢失。神经外科临床常见中枢性尿崩，通常当临床症状出现时，约 85%ADH 分泌功能已经丧失。

（二）临床表现

中枢性尿崩可见于以下情况。

1. 经蝶垂体瘤术后　常为暂时性，由于损伤神经垂体或垂体柄，可出现以下几种类型的尿崩症：①一过性尿崩，尿量高于正常并伴有烦渴，术后 12~36 小时趋于正常。②迁延性尿崩，尿量高于正常且持续一段时间，从数月至 1 年，甚至少数可为永久性。③ "三相反应" 尿崩，第一期，术后即出现尿崩，由垂体损害致 ADH 水平下降所致，历时 4~5 天。第二期，短暂性尿量恢复正常，甚至有类似 ADH 分泌失常所致水潴留，历时也达 4~5 天。此由细胞死亡、释放 ADH 所致。如临床上未能发现从多尿期转入此期，仍继续使用血管升压素，可导致严重后果。第三期，由于 ADH 分泌减少或缺乏，出现一过性尿崩或迁延性尿崩。

2. 脑死亡后。

3. 鞍区生殖细胞瘤、颅咽管瘤、前交通动脉瘤等。

4. 脑外伤尤其伴有颅底骨折。

5. 脑炎或脑膜炎。

6. 药物引起酒精和苯妥英钠能抑制 ADH 释放、肾上腺功能不足者补充激素后可引起尿崩。

（三）诊断

有上述病因，并出现以下相应临床表现时，应考虑尿崩症。

1. 尿渗透压 50~150 mmol/L，或尿密度在 1.001~1.005 之间。

2. 尿量>250 mL/h。

3. 血清钠正常或偏高。

4. 肾上腺功能正常　肾上腺功能不足者不会引起尿崩，因肾脏分泌尿液时需少量盐皮质激素，肾上腺功能不足者补充激素后可引起尿崩。鉴别中枢性尿崩及肾性尿崩：患者皮下注射垂体后叶素 5U，若为中枢性尿崩，1~2 小时内尿渗透压加倍。

5. 必要时可做限水试验，注射外源性垂体后叶素后，尿渗透压进一步升高，说明有尿崩症。

（四）治疗

1. 一般处理　适用于轻度尿崩者。由于患者生理口渴中枢功能正常，可指导患者仅在口渴时饮水，这样一般能弥补损失，不会过度摄入水分。

2. 药物治疗　适用于重度尿崩者，患者无法摄入足够水分。

（1）醋酸去氨加压素（弥凝）：鼻腔喷雾剂，初始 10 μg，睡前喷鼻，并根据尿量调整用量。维持用药 10~40 μg（成人）或 5~30 μg（儿童），分 1~2 次喷鼻。片剂，每次 100~200 μg，每天 3 次，每天总剂量 200 μg~1.2 mg。

（2）ADH 增强剂（对慢性部分性 ADH 缺乏有效，完全性 ADH 丧失无效）：①氯贝丁酯，500 mg，口服，每天 4 次。②氯磺丙脲，100 mg，每天 3 次。③氢氯噻嗪（双氢克尿噻），25 mg，每天 3 次。④卡马西平，0.1 g，每天 3 次。

3. 静脉补液　基本补液用 5% 葡萄糖盐水。按 75~100 mL/h 静脉滴注，并补充 K⁺，另外，在原有补液基础上，根据尿量增补相应液体，常采用 0.45% 盐水。

（五）注意事项

1. 术后患者，如术中已用足够液体，术后相应会出现多尿。此时应在原有补液基础上补充约 2/3

尿量的液体，并采用 0.45% 盐水。

2. 如静脉补液（或鼻胃管）仍无法弥补液体丧失（通常此时尿量>300 mL/h），可选用下列药物治疗，并根据尿量调整用药剂量、速度。

（1）精氨酸血管加压素 5U（水剂），静脉、肌内或皮下注射，每 4~6 小时 1 次。应避免使用鞣酸血管加压素（油剂），因其吸收和作用时间不稳定。

（2）血管加压素静脉滴注，0.2 U/min，（最大用量为 0.9 U/min）。

（3）醋酸去氨加压素静脉注射，根据尿量调整。通常成人剂量为 1~4 μg/次，>1 岁 0.4~1 μg/次，≤1 岁 0.2~0.4 μg/次，每日 1~2 次。

3. 口渴机制不完善者，有脱水或水潴留危险者，可采用

（1）每日记尿量及体重，采用 ADH 刺激剂，以保持出入水量平衡及正常尿量。

（2）每周或隔日随访有关实验室检查，包括：血钠、血尿素氮。

4. 卧床、昏迷、木僵或脑死亡患者，可采用

（1）每小时测出入水量，每 4 小时测尿密度。如尿量≥250 mL/h 应随时测尿密度。

（2）实验室检查：每 6 小时测肾功能及尿渗透压。

四、术后癫痫

癫痫发作是神经外科颅脑手术后常见的并发症之一，可能对手术的成功率、术后神经功能的恢复产生不良影响。在临床上，如何有效地防治术后癫痫发作是一个值得关注的问题。

（一）颅脑手术后癫痫的临床特征

颅脑手术后癫痫的分类有多种。按首次抽搐发生的时间分类：①速发抽搐，外科手术后 24 小时内发生的抽搐。②早发抽搐，手术后 1 周内发生的抽搐。③晚发抽搐，手术后 1 周或是更长时间发生的抽搐。速发抽搐和早期手术后出现抽搐多为神经系统对颅脑损伤的迅速反应，临床上所指的手术后癫痫发作，一般指手术后晚发抽搐，可以是术后一次发作，也可以多次发作，但是只有术后反复出现的晚期发作才能代表术后癫痫发作的全部特征。

颅脑手术，特别是幕上开颅手术，有 20%~50% 患者术后至少发生过一次抽搐，术后发生抽搐的风险相当高。根据病变的性质、部位、术前病情、手术入路等不同因素，颅脑手术后癫痫的发生率文献报道为 8%~17%。从神经外科颅脑手术后癫痫的发病情况来看，手术创伤与手术后癫痫发病无疑是相关联的。

1. 术后癫痫发作与基础疾病　颅脑手术后癫痫发作与患者的基础疾病有密切的联系。Foy 等随访了 1 103 例颅脑手术患者，提示神经外科幕上手术患者术后 5 年内癫痫发病率为 17%。大部分手术后癫痫（60%~83%）在术后 6~12 个月内出现，并达到术后癫痫的发病高峰。因颅内病变的病理类型及手术方式，术后癫痫的发病率各异。手术后癫痫发生率较高的病种有脑脓肿（92%）、脑胶质瘤（36%）、脑膜瘤（29%）、幕上动脉瘤（14%）、脑外伤术后（14%），其他颅脑手术后较少发生术后癫痫。在颅内血管性疾病中常见术后癫痫的疾病是动静脉畸形（50%）、大脑中动脉动脉瘤（38%）、脑出血（20%）。

2. 术后癫痫发作类型与部位　术后癫痫约 1/4 患者表现为部分发作，约 1/2 患者为全身强直-阵挛发作，约 1/4 患者表现为部分发作进展至或并发全身性发作。施行颅脑手术，是对脑组织的损伤性操

作，可导致脑组织的结构性改变，是术后癫痫发作的原因之一。颅脑术后癫痫的发作与手术损伤部位相关，通过观察术后癫痫的临床发作特征能有助定位并识别致痫病灶。脑部损伤所致癫痫，以大脑皮质运动区、邻近中央沟的顶叶损伤发生率较高。颞叶损伤，尤其是海马和杏仁核损伤也常发生癫痫，且潜伏期也短。开放性脑外伤后癫痫平均潜伏期为 6 个月，闭合性损伤后癫痫平均潜伏期为 10 个月。额叶损伤多表现为全身性发作，顶叶损伤多发生局灶性运动发作，颞叶多为精神运动性发作。左侧脑损伤为主者意识障碍出现较早，表现为强直-阵挛发作、右侧肢体抽搐、尿失禁、头眼偏转、失神、失语、强迫症状、思维感觉障碍，甚至连续发作。右侧脑损伤为主者多表现为意识丧失、左侧肢体及面部抽搐、头眼偏转、精神障碍、幻觉、猝倒或全身强直发作。

3. 术后癫痫的危险因素与发病机制　颅脑手术后癫痫属于症状性癫痫，其抽搐发作只是脑部疾病的全身症状之一。脑脓肿、颅脑肿瘤、颅内动脉瘤、脑外伤术后癫痫的发病率较高。其危险因素与患者年龄、性别、病变病理类型、病变体积、格拉斯哥昏迷评分、世界神经外科协会联盟评分、硬脑膜损伤程度、手术及病变部位有关。Suri 等对 511 例颅后窝开颅手术方式对术后发作研究发现，手术体位也是导致术后发作的重要因素之一。坐位手术引发术后癫痫要比俯卧位及平卧位要高，可能与术中容易形成静脉气体栓塞或颅内积气有关。脑室分流术的术后癫痫发生率为 2%～47%，如果并发脑室系统感染术后癫痫发病率更高。颅内肿瘤术后癫痫发生率约 25%，术前有癫痫发作史的患者术后发生癫痫的概率远比术前无癫痫发作史者要高。结合患者的基础疾病、高危因素评估颅脑手术后癫痫发生可能性，有助于及时处理危险因素，预防术后癫痫的发生。

目前对于颅脑手术后癫痫的确切机制尚未明确，颅脑手术后癫痫发作的可能机制包括以下几个方面：术后颅内血管损伤渗出的血液成分或坏死组织所产生的自由基等各种病理因素导致的神经细胞电生理学改变；术后血液循环变化造成大脑局部缺血缺氧引起脑组织及细胞破坏或变性，慢性供血不足造成癫痫病灶；手术侵入性操作引起的脑部结构性改变，如神经纤维束断裂、血管破裂、小胶质细胞增生与瘢痕形成、血-脑脊液屏障变化等。

4. 术后癫痫的脑电图改变　手术前后脑电图可以出现异常改变，但缺乏特异性。正常脑电图者约占 30%，异常脑电图为 70%。其中局限异常占异常脑电图的 40%（包括局限性棘波、棘慢复合波、局限性慢波），广泛性异常占 60%（广泛性慢波占 40%，阵发性慢波占 20%）。颅脑术后异常脑电图对预后的预测意义目前各家仍有争议。Annegers 等认为脑外伤术后出现局限异常或是痫样放电，提示出现晚发癫痫的可能性比较大。如果长期存在发作间期的棘波、棘慢波、棘慢复合波，预示癫痫存在或将要发生。但半数以上的脑外伤性癫痫在 10 年内会停止发作，这时脑电图也逐渐恢复正常；DiGennar 等研究指出，难治性癫痫外科治疗手术后脑电图出现发作间期痫样放电者与术后发生癫痫发作有很强的相关性。也有相反的观点，认为术后脑电图改变对预测术后晚发癫痫作用不大；Jennett 等跟踪研究 722 例颅脑创伤术后高危患者，虽然创伤后癫痫患者常见脑电图异常，但 20% 的晚发癫痫患者创伤后 3 个月的内脑电图是正常的。而部分脑电图异常的患者却从未见有术后癫痫发作，因此认为早期术后的脑电图对预测术后癫痫作用不大。

（二）颅脑术后癫痫药物治疗策略

目前尚无颅脑术后癫痫发作的治疗指南，使用药物控制手术后癫痫仍是最常用的处理措施。对于抗癫痫药物各家存在争议，如施行颅脑手术前是否应该预防性使用抗癫痫药物、预防性用药的时间问题、术后发生一次抽搐后，是否该马上进行抗癫痫药物治疗等。

1. 预防性用药　早期临床研究认为，颅脑手术前预防性使用1~2种抗癫痫药物（苯妥英或苯巴比妥）可以降低术后晚期癫痫的发生率，并鼓励对术后有高发作风险的患者术前长时间应用抗癫痫药物预防术后发作。但是这些早期的研究缺乏随机、合适的对照病例设计、对长期治疗效果的跟踪随访，并不能证实术前长期使用抗癫痫药物（单药或多药使用）对患者的保护效应。Temkin研究提示，预防性给予传统的抗癫痫药物组与安慰剂组或未予干预治疗组对比能减少40%~50%颅脑手术后术后1周内的早期抽搐发作，但是任何一种抗癫痫药物都不能够证实能够有效减少术后1周以后的晚期抽搐发作。苯妥英虽能有效预防颅脑手术后1周内的早期抽搐发生，但不应常规应用作为手术1周后晚期抽搐发作的预防用药。与上述观点相似，美国神经病协会质量标准分委会建议对于重度颅脑创伤的患者应尽早使用4倍于普通起始剂量的苯妥英来预防颅脑创伤后7天内的抽搐发作，而不建议常规应用苯妥英、卡马西平或丙戊酸预防术后晚发抽搐。

2. 颅脑术后单次抽搐发作治疗策略　目前传统的神经科观点认为，单次的抽搐发作不应马上进行抗癫痫药物治疗，而应该进行必要的检查评估。抗癫痫药物治疗方案应该在至少发生2次或以上抽搐后才启动，并长期维持抗癫痫药物治疗。这样做的目的是避免误诊和不必要的抗癫痫治疗带来的不良反应。如果由于急性病变导致的可疑的症状性癫痫不必立即使用抗癫痫药物治疗即能短期内自行缓解。但是临床上患者的情况远比想象中的复杂。在施行颅脑手术后患者会有相当高的癫痫发作的风险，在患者出现第1次抽搐发生后就应立即给予抗癫痫药物治疗，从而获得最优治疗效果。Marson等跟踪研究了1 443例新发抽搐患者，随机给予立即抗癫痫治疗方案或延迟使用抗癫痫治疗方案处理。新发抽搐患者立即予抗癫痫药物治疗组确实能够减少1~2年内抽搐复发的概率，但两种方案对更长时期3~5年抽搐缓解效果无明显差异。如卒中、感染、痴呆、肿瘤、脑外伤以及颅脑手术的患者出现抽搐症状后，有相当高的再发风险。目前观点认为如果临床医师能在上述患者第1次抽搐发生后，特别是颅脑手术后1周内出现抽搐的患者，立即使用抗癫痫药物治疗，患者将从中受益，并能提高手术的成功率、减少术后并发症发生、改善术后神经功能的恢复。

综上所述，颅脑手术后癫痫发作是常见的术后并发症之一。手术后癫痫发作与患者基础疾病相关。可以根据患者颅脑病变病理类型、格拉斯哥昏迷评分、世界神经外科协会联盟评分、硬脑膜损伤程度、手术及病变部位评估术后癫痫发生的危险，正确把握抗癫痫药物的使用策略。预防性给予抗癫痫药能有效预防颅脑手术后1周内的早期抽搐发生，但是不应该作为常规用于预防术后晚发抽搐。颅脑术后新发抽搐立即给予抗癫痫药物治疗能使患者从中受益。目前对于神经外科颅脑手术后癫痫治疗的认识尚未完全阐明，随着对癫痫的发病机制的研究深入，必会推动更合理的预防及治疗用药方案的确定。

五、手术部位感染

手术部位感染（SSI）是神经外科术后严重并发症之一，尤其是颅内感染与围术期死亡率直接相关，严重影响患者的预后。

（一）定义与发病率

1. 定义　神经外科手术部位感染是指围术期（个别情况在围术期以后）发生在切口或手术深部器官或腔隙的感染（如切口感染、脑脓肿、脑膜炎）。手术后30天内发生的感染以及体内植入人工材料（或装置）的手术后1年内发生的感染，都属于SSI。神经外科手术根据部位分为颅脑手术、脊柱手术、周围神经手术，其中颅脑手术SSI发生率相对最高。

2. 我国颅脑手术后颅内感染发生率为 2.6%，病死率高达 21%。与国外数据略有差异（北美发生率为 2.2%，在欧洲发生率则高达 5.7%）。

3. 神经外科手术按照切口污染程度可分为 4 类　①感染手术：包括脑脓肿、硬脑膜下脓肿、骨髓炎等手术，手术后感染发生率为 30%~80%。②污染手术：包括伴有开放性颅骨骨折、头皮裂伤的脑外伤或头皮裂伤超过 4 小时的手术，感染发生率 10%~25%。③清洁-污染手术：包括进入鼻窦或乳突的手术，修补颅骨骨折或无菌技术有明显缺陷者，感染发生率为 6.8%~15%。④清洁手术：为选择性非急症手术，手术感染率为 2.6%~5%。

（二）神经外科手术部位感染的诊断

外科手术部位感染分为切口浅部组织感染、切口深部组织感染、器官/腔隙感染。

1. 切口浅部组织感染　指手术后 30 天以内发生的仅累及切口皮肤或者皮下组织的感染，并符合下列条件之一：①切口浅部组织有化脓性液体。②从切口浅部组织的液体或者组织中培养出病原体。③具有感染的症状或者体征，包括局部发红、肿胀、发热、疼痛和触痛。

2. 切口深部组织感染　指无植入物者手术后 30 天以内、有植入物者手术后 1 年以内发生的累及深部软组织（如筋膜和肌层）的感染，并符合下列条件之一：①从切口深部引流或穿刺出脓液，但脓液不是来自器官/腔隙部分。②切口深部组织自行裂开或者由外科医师开放的切口。同时，患者具有感染的症状或者体征，包括局部发热，肿胀及疼痛。③经直接检查、再次手术探查、病理学或者影像学检查，发现切口深部组织脓肿或者其他感染证据。

同时累及切口浅部组织和深部组织的感染归为切口深部组织感染；经切口引流所致器官/腔隙感染，无需再次手术归为深部组织感染。

3. 器官/腔隙感染　指无植入物者手术后 30 天以内、有植入物者手术后 1 年以内发生的累及术中解剖部位（如器官或者腔隙）的感染，并符合下列条件之一：①器官或者腔隙穿刺引流或穿刺出脓液。②从器官或者腔隙的分泌物或组织中培养分离出致病菌。③经直接检查、再次手术、病理学或者影像学检查，发现器官或者腔隙脓肿或者其他器官或者腔隙感染的证据。

在神经外科，切口浅部组织感染主要指皮肤或皮下组织感染，切口深部组织感染则包括帽状腱膜下、颅骨骨膜或脊膜等组织感染。早期症状多不明显，数日后头皮出现红肿。如头皮下积脓，患者会出现发热、白细胞计数增高。需行穿刺抽吸放出脓（积）液并行细菌培养，一般不需切开引流。致病革兰氏阳性菌来源于术者和患者皮肤，特别是术者手或面部及患者皮肤脱屑，在手术过程中污染致病。革兰氏阴性菌来源于各种冲洗液或引流系统。

神经外科器官/腔隙感染主要是颅内感染，包括脑膜炎、脑室炎、脑脓肿、硬膜下和硬膜外脓肿等，临床表现为发热、乏力等毒血症症状，脑膜刺激征阳性。细菌性脑膜炎患者的脑脊液细胞学和生化检查出现变化：如白细胞总数升高（多在 10^9/L，多形核中性粒细胞≥80%，甚至可达 99%），氯化物、糖定量可降低、蛋白量增高。在腰椎穿刺前使用过抗菌药物的患者，脑脊液细胞数改变可类似病毒性脑膜炎。脑脊液的细菌涂片约 10% 假阳性，使用过抗菌药物者 40% 假阴性。脑脊液细菌培养 90% 可获明确诊断，但国内脑脊液培养确诊率还达不到类似比例。血培养则阳性率低，对诊断帮助不大。

（三）神经外科手术部位感染危险因素

神经外科手术部位感染危险因素包括：脑脊液鼻漏、耳漏及切口漏；术后切口外引流；手术放置异物（如分流管、颅骨修补材料、人工脑膜、电极板等）；手术切口污染；手术持续时间长（>4 小时）；

再次手术者；伴有其他部位感染（呼吸道、泌尿道等感染）。

（四）神经外科手术部位感染常见病原菌分布及药敏状况

神经外科手术部位感染中，颅内感染的病原菌以革兰氏阳性菌为主，以葡萄球菌属最为常见，手术切口感染病原菌主要为金黄色葡萄球菌和凝固酶阴性葡萄球菌。2022年Mohnarin监测数据显示，外科患者脑脊液常见分离菌依次为凝固酶阴性葡萄球菌（70%），金黄色葡萄球菌（39%），不动杆菌属（25%），肺炎克雷白杆菌（16%），大肠埃希菌（15%），铜绿假单胞菌（12%）。2014—2019年中国CHINET耐药监测数据显示的脑脊液常见分离菌依次为：凝固酶阴性葡萄球菌（50%），不动杆菌属（7.7%），肠球菌属（5.6%），铜绿假单胞菌（4.7%），金黄色葡萄球菌（4.3%），大肠埃希菌（5.3%），肺炎克雷白杆菌（5.1%）等。两项监测结果显示脑脊液常见分离菌分布基本相似（表1-4）。

表1-4 近年来全国各监测网的脑脊液分离菌耐药性监测数据

细菌	耐药率
凝固酶阴性葡萄球菌	对万古霉素、利奈唑胺耐药率为0，对替考拉宁耐药率为0.5%
耐甲氧西林凝固酶阴性葡萄球菌（MRCNS）	对利奈唑胺耐药率为0，对万古霉素耐药率为0，对替考拉宁耐药率为0.4%~0.7%
金黄色葡萄球菌	对万古霉素、利奈唑胺耐药率为0，对替考拉宁耐药率为0.4%~1.5%
耐甲氧西林金黄色葡萄球菌（MRSA）	对万古霉素、利奈唑胺、替考拉宁耐药率为0
肺炎球菌	对利福平、左氧氟沙星、莫西沙星、万古霉素、利奈唑胺的耐药率为0
粪肠球菌	对利奈唑胺、替考拉宁耐药率为0，对万古霉素耐药率为0~1.9%
屎肠球菌	对利奈唑胺、替考拉宁耐药率为0，对万古霉素耐药率为2.9%~4.3%
不动杆菌	对头孢哌酮舒巴坦耐药率为12%~14.8%，对亚胺培南耐药率为24.1%~26.9%，对美罗培南耐药率为29.3%，对头孢吡肟耐药率为59.5%~59.7%，对阿米卡星耐药率为55.7%~68.8%
	其中鲍曼不动杆菌对多黏菌素耐药率为0，对米诺环素耐药率为24.0%，对头孢哌酮/舒巴坦耐药率为25.7%，对亚胺培南耐药率为56.4%，对阿米卡星耐药率为57.6%，对美罗培南耐药率为60%，对头孢吡肟耐药率为74.3%
大肠埃希菌	对亚胺培南耐药率为0~2.9%，对美罗培南耐药率为0~4.9%，对头孢哌酮/舒巴坦耐药率为2.1%~6%，对阿米卡星耐药率为6%~20.6%，对哌拉西林/他唑巴坦耐药率为2%~10.4%
铜绿假单胞菌	对头孢哌酮/舒巴坦耐药率为20~31.5%，对亚胺培南耐药率为22.2%~33.9%，对美罗培南耐药率为25.9%~27.3%，对环丙沙星耐药率为26.3~29.1%，对阿米卡星、头孢吡肟耐药率为28.1%~35%，对头孢他啶耐药率为25%~36.8%

（五）神经外科手术部位感染抗菌治疗

1. 选择抗菌药物治疗神经外科手术部位感染的治疗原则

（1）病原检测，明确诊断：细菌性脑膜炎是严重感染，一旦做出临床诊断，应在脑脊液及采血标本送培养后应立即开始抗菌药物经验治疗，再根据革兰染色涂片及病原学培养结果，结合药敏及临床疗效为病原菌目标治疗药物选择提供依据。

（2）药物应对所怀疑或已经证实的细菌有良好的抗菌活性。

（3）药物能通过血-脑脊液屏障进入脑脊液：临床选择抗菌药物时，应该考虑到药物通过血-脑脊液屏障的能力。常用抗菌药物根据脑膜通透性可分为3类。①能通过血-脑脊液屏障的抗菌药物：氯霉素，磺胺嘧啶，复方磺胺异噁唑，甲硝唑，利奈唑胺。②大剂量时能部分通过血-脑脊液屏障或能通过炎症脑膜的抗菌药物：青霉素类，头孢菌素类，氨曲南，美罗培南，万古霉素，磷霉素，喹诺酮类；但喹诺酮类可能引起中枢神经系统不良反应。③不能通过血-脑脊液屏障的抗菌药物：氨基糖苷类，多黏菌素，大环内酯类，四环素类和克林霉素。所用药物在脑脊液中的浓度，应比该药物的最小杀菌浓度至少高出数倍。抗菌药物在中枢神经系统的分布与浓度：由于血-脑脊液屏障的存在，抗菌药物在脑脊液中的浓度常明显低于血清浓度。然而在脑膜炎症时，由于细菌酸性代谢产物积蓄，导致脑脊液 pH 下降，引起血/脑脊液的 pH 梯度升高，而有利于抗菌药物向脑脊液中移动，故脑膜炎越严重，血/脑脊液 pH 梯度越大，越有利于抗菌药物通过血-脑脊液屏障。

（4）若联合用药，应选择互相有协同作用的配伍。

2. 经验性治疗　根据细菌流行病学分析，神经外科术后颅内感染主要致病菌中革兰氏阳性菌以葡萄球菌属为主，革兰氏阴性菌以不动杆菌、铜绿假单胞菌、肺炎克雷白杆菌等为主。耐药性革兰氏阳性菌对万古霉素、替考拉宁和利奈唑胺高度敏感；革兰氏阴性菌对三代、四代头孢菌素，头孢哌酮/舒巴坦、哌拉西林/他唑巴坦敏感率高，肠杆菌科对碳青霉烯类高度敏感。经验治疗应联合使用覆盖革兰氏阳性菌和革兰氏阴性菌的药物。

3. 病原菌目标治疗　一旦病原学检查明确，应该根据不同病原菌及药敏选择抗菌药物。

（1）葡萄球菌属：对于 MRSA 和 MRCNS 感染，推荐万古霉素或利奈唑胺单用或联合利福平。在非炎性状态下，利奈唑胺透过血-脑脊液屏障能力优于万古霉素。利奈唑胺的药物脑脊液浓度/血浆浓度在非炎症性脑膜炎时为 66%~70%，炎症性脑膜炎时可达 120%~230%，而万古霉素仅为同期血浓度的 20%~30%。利奈唑胺对 MRSA 和 MRCNS 有高度活性（100%）。对甲氧西林敏感金黄色葡萄球菌可选苯唑西林，如敏感，可考虑替莫西林（TMPC）。

（2）肠球菌属：对氨苄西林敏感的肠球菌属，选用氨苄西林单用或联合庆大霉素；若对氨苄西林耐药，选用万古霉素联合利福平；对万古霉素耐药菌株（VRE），选用利奈唑胺。

（3）肠杆菌科细菌：对于产超广谱内酰胺酶（ESBL）的大肠埃希菌和肺炎克雷白杆菌感染，参考药敏可选用碳青霉烯类或 β-内酰胺类/β-内酰胺酶抑制剂复合制剂如头孢哌酮/舒巴坦和哌拉西林/他唑巴坦，非产 ESBL 菌株，参考药敏可选用第三、四代头孢菌素单用或联合氨基糖苷类，也可选用氨曲南。

（4）铜绿假单胞菌：可用环丙沙星、头孢哌酮/舒巴坦、哌拉西林/他唑巴坦、头孢吡肟、头孢他啶或碳青霉烯类，联合一种氨基糖苷类。

（5）不动杆菌属：不动杆菌属对头孢哌酮/舒巴坦、米诺环素等耐药率低，治疗可以选用头孢哌酮/舒巴坦、米诺环素等。碳青霉烯依然可选，尤其对于多重耐药（MDR）或者全耐药（PDR）菌株。

（六）神经外科手术部位感染预防及抗菌药物应用

为预防神经外科手术部位感染的发生，需遵循严格的无菌技术、轻柔的手术操作以及一整套相关的外科原则。患者体温术后每 6 小时测量 1 次，术后 1 天和 3 天检查手术切口，术后 7~8 天拆线后，再次检查伤口，量体温、血常规检查，必要时可取脑脊液（CSF）样本做生化、镜检和培养。术后 1 个月最后一次检查手术切口。任何时候患者体温一旦超过 38℃，都要再次检查切口是否有感染迹象，如果表现为阴性，需做 CSF 样本的细胞学检查和细菌培养，每隔 1 天进行 1 次外周血常规检查。

在神经外科清洁手术中，围术期应用预防性抗菌药物有减少术后感染的作用。在神经外科，金黄色葡萄球菌和凝固酶阴性葡萄球菌是最易引起手术部位感染的病原菌，预防用抗菌药物应根据本院的细菌耐药状况选择药物。用药时机在切皮前 30 分钟，应静脉给药，并且在 20~30 分钟内滴完，以保证在发生污染前血清及组织中的药物已达到有效药物浓度。因某种限制而选用万古霉素、喹诺酮等，应在术前 2 小时应用。常用头孢菌素半衰期在 1~2 小时，若手术时间较长或失血量超过 1 500 mL 可在 3~4 小时后重复给药 1 次，使有效药物浓度覆盖手术全程。半衰期较长的药物一般无需追加剂量。坚持短程用药原则，一般常规择期手术后不必继续使用预防性抗菌药物。若手术前已有污染发生（如开放性创伤）或患者有感染危险因素，可将用药时间延长到 24~48 小时。

六、术后脑脊液漏

术后脑脊液漏的发生率为 0.7%~27%，由于脑脊液是细菌的良好培养基，颅后窝及颅底易形成无效腔，一旦合并颅内感染难以控制，常常危及患者生命，需密切关注。脑脊液漏的诊断标准：术后 2 周内切口和（或）同侧鼻腔或外耳道有清亮脑脊液溢漏，临床可表现为切口溢液、鼻漏和耳漏，由于鼓膜的存在，脑脊液耳漏较少见；也有少部分患者表现为单纯枕部皮下积液。所有病例均常规行颅底 CT 检查，作为脑脊液漏的最终诊断。开颅术后脑脊液漏常见原因有：①硬脑膜未缝合或缝合不严密。②颅内压增高未解除。③切口缝合不严密或愈合不良。④术中侧脑室开放。⑤颅骨骨质破坏。⑥鼻窦封闭不严，涉及的范围有颅后窝-乳突气房、颅前窝-额窦、前床突-蝶窦和各种经眶入路累及的蝶窦及筛窦。这些气窦区域的脑脊液漏识别和治疗常有难度。

脑脊液漏发生的时间差异较大，多数于术后立即出现或于数天内发生，系属急性期脑脊液漏；但也有少数患者迟至数周或数月之后始出现，称为延迟性脑脊液漏。延迟性脑脊液漏一旦出现则常迁延不愈，时停时漏，往往导致颅内继发感染、反复发作性脑膜炎。延迟性脑脊液漏发生的原因，可能与颅脑手术后创口局部出血、脑组织水肿，暂时将硬脑膜破孔封堵有关。待凝血块溶解、吸收，脑水肿消退之后，又可因某些突然升高颅压的因素，如用力咳嗽、喷嚏等而使薄弱的裂口发生漏液，所幸这类患者并发脑膜炎的病死率较一般脑膜炎患者明显为低，估计亦与脑脊液漏的引流作用有关。

（一）确定鼻漏或耳漏液是否为脑脊液漏

1. 下列特点支持脑脊液

（1）漏液像水一样清亮（感染或混有血液除外）。

（2）漏液没有导致鼻内或外表皮脱落。

（3）患者描述鼻漏液有咸味。

（4）收集漏液含糖量高（尽管其中含大量黏液，用尿糖检测条检测仍可阳性），收集后马上检测，以减少发酵。正常脑脊液含糖>30 mg/dL（脑膜炎时常降低），而泪水和黏液含糖常<5 mg/dL，阴性基本可排除脑脊液（脑脊液糖分过少的患者除外），但假阳性率为 45%~75%。

（5）β_2-转铁蛋白：脑脊液中含有，而泪液、唾液、鼻腔分泌物和血清中没有（新生儿和肝病患者除外）。其他只是在眼的玻璃体液中含有 β_2 转铁蛋白。可用蛋白电泳检测，取 0.5 mL 漏液放入消毒容器，用干冰包裹，送有条件的实验室检查。

（6）圆形征：怀疑脑脊液漏而漏液又被血染，让漏液滴在亚麻布（床单或枕套）上，可见一圆形血迹，其周围有更大范围的无色湿痕，则提示为脑脊液（所谓的双圆征或晕圈征），这是一种老的但不可靠的征象。

2. 放射学表现　CT 或 X 线片显示颅内积气。

3. 脑池造影　鞘内注射放射性核素后拍闪烁图，或注射造影剂后行 CT 扫描。

4. 约 5% 脑脊液漏伴有嗅觉丧失。

5. 颅底手术后（尤其是侵及岩大浅神经者）可有假性脑脊液鼻漏，这可能是由于手术侧鼻黏膜自主性调节障碍引起分泌过多，常伴有鼻塞、同侧无泪、偶有面色潮红。

（二）确定漏口部位

1. 头颅 CT　颅底薄层三维扫描，可显示漏口部位；增强扫描可见漏口邻近的脑实质有异常增强（可能是由于炎症所致）。

2. 水溶性造影剂 CT 脑池造影（WS-CTC）可以选用，条件如下　①颅底 CT 平扫没发现漏口。②发现多处骨缺损时，为了确定哪一处有活动性脑脊液漏。③头颅 CT 平扫发现骨缺损而其邻近脑组织没有相应的强化。操作技术：将碘海醇 6~7 mL 通过腰椎穿刺注入腰部蛛网膜下隙（或 C_1 ~ C_2 穿刺注入 5 mL），患者以特伦德伦博格卧位头低脚高 7°，颈部轻度俯屈 3 分钟，做 CT 时保持俯卧位，头过伸，冠状位扫描 5 mm/层，重叠 3 mm 再扫（必要时 1.5 mm 扫一层）。有时需刺激使脑脊液漏时扫描（冠状位扫描时俯卧位、额部仰起或以能使脑脊液漏出的体位，鞘内注入生理盐水）。观察气窦内有无造影剂。CT 显示明显的骨不连而没有造影剂外渗，说明其可能不是漏口（骨不连为 CT 部分容积效应所致的伪影）。

3. 颅骨 X 线片（阳性率仅 21%）。

4. 放射性核素脑池造影（RNC）可显示漏液太慢或太小而 WS-CTC 不能显示的漏口。已有多种放射性物质用于此行检查，包括：放射性碘标记的人血清蛋白（RIHSA）和 500μCi 的 ^{111}In-DPTA。用棉拭子做上标记塞满鼻腔（鼻腔顶的前部、后部、蝶筛隐窝、中鼻道及鼻腔底部后方），确定其位置，腰穿鞘内注射放射性示踪剂，从侧位、前后及后位进行扫描。注射 ^{111}In-DTPA 后马上扫描一次，4 小时后再扫描一次，并抽 0.5 mL 血（检测血清的放射活性），然后取出棉拭子，分别进行检测放射活性与血清相比，比率≤1.3 为正常，比率>1.3 提示为脑脊液漏。如果没有发现漏口，则重新塞鼻，第二天早晨再次检查。

脑脊液漏入额窦会流入中鼻甲前方的鼻部，这与筛板漏不同。RNC 检查漏口部位阳性率为 50%。注药数小时后，由于放射性物质可吸收入血，聚集在鼻甲黏膜腺体内沾染至棉拭子上，故检测结果有可能产生误导。患者体位改变也有可能使棉拭子受沾染。

5. MRI　MRI 对确定漏口部位几乎无帮助，但在诊断或排除空蝶鞍方面优于 CT。

（三）术后脑脊液漏的治疗

1. 非手术治疗

（1）一般处理：①绝对卧床休息，脑脊液鼻漏者应半坐卧位，脑脊液耳漏应患侧卧位，避免漏出的脑脊液回流入颅内引起逆行颅内感染，且有利于脑脊液漏口愈合。②按无菌伤口处理，头部垫无菌小巾或无菌棉垫，并随时更换。③禁止鼻饲、鼻内滴液和鼻腔吸痰等操作，以免引起颅内感染。鼻漏未停止，不能从鼻腔插各种管道。颅底骨折患者禁止做腰穿，已有颅内感染者除外。④保持耳、鼻的局部清洁，每日用过氧化氢或盐水棉球清洁局部。⑤注意观察有无颅内感染。

（2）减少脑脊液分泌：乙酰唑胺 50 mg，口服，4 次/日。

（3）预防性应用抗生素：有争议。应用抗生素或不用，其脑膜炎发病率无差异，而且用抗生素后可能导致耐药菌群的产生，所以应避免使用。

（4）对术后持续性脑脊液漏，可采用：①腰椎穿刺，1~2次/天（使颅内压降至接近大气压或出现头痛为止）。②持续腰穿引流（CLD），经皮放导管。床头抬高10°~15°，引流管高度平肩（若仍漏则调低位置）。应在ICU监护，若患者出现病情加重，立即停止引流，将患者放平（或轻度Trendelenburg位），吸100%氧气，做急诊头颅CT或拍床头X线片。

2. 外科治疗

手术指征：①术后脑脊液漏持续超过2周，保守治疗无效。②术后延迟性脑脊液漏，因其复发率高而需手术治疗。③并发脑膜炎者。

七、深静脉血栓

多见于下肢，上肢较少见。可发生于手术后或长期卧床患者。深静脉血栓形成的急性期血栓有蔓延倾向，也可能脱落，造成肺栓塞，延迟治疗可能致死致残，因此强调早期诊治。

（一）发生率

各家报道不同，在欧美有29%~46%的神经外科手术患者在术后短期内发生深静脉血栓。其中3%~6%可出现临床症状。在我国深静脉血栓发生率似较国外低，但对此不可掉以轻心。在40岁以上的择期手术患者中，术前术后不给予预防性措施，可能约有1/3患者发生深静脉血栓；而约有7%的手术患者出现近端静脉血栓形成，易造成肺栓塞。神经外科手术患者肺栓塞的发生率不清，但有报道，幕上肿瘤手术后肺栓塞的发生率为4%左右。

（二）病因

与其他专科手术相比，神经外科手术后深静脉血栓的发生率无明显差别。但手术时间长、激素、卧床时间长、恶性肿瘤、脱水治疗和脑内致血栓形成物质释放等因素可增加静脉血栓发生的机会。

此外，脑内组织促凝血酶原激酶含量最高。颅脑手术可通过释放促凝血酶原激酶激活凝血机制，促发血栓形成。

（三）临床表现

多数深静脉血栓患者可无临床症状或体征，有10%~17%的患者可有临床表现：①起病急骤，主要症状为患肢肿胀、疼痛。②患肢呈指陷性，张力高，周径明显大于对侧。③皮肤暗红，皮温较对侧略高。患肢浅静脉扩张，在下肢可波及下腹壁，上肢波及肩部及锁骨上下区。④上述症状并非特异性表现。无症状并不表示无血栓形成。

肺栓塞是术后患者猝死的常见原因。文献报道37%发生肺栓塞的患者最终死亡。临床上可出现：①术后呼吸骤停，见于80%肺栓塞患者。②胸膜炎性胸痛，见于3/4患者中。不常伴咯血，如出现，提示已有梗死。③其他症状，如干咳、出汗、晕厥等。④体检，呼吸急促、心动过速，但无系统感染症候；广泛栓塞时，心脏听诊可闻及奔马律。但发绀不常见，仅见于广泛栓塞引起严重缺氧时。

（四）辅助检查

1. 超声多普勒血流检查　对怀疑深静脉血栓形成的患者，可作为首选检查方法，患肢静脉回流量明显低于对侧。准确性在95%左右。

2. 体积描记法　也有诊断参考价值，敏感性高、特异性差，故出现阴性结果，对排除诊断价值更大。

3. 静脉造影 可明确显示血栓累及范围、侧支开放状态。近心端有无外来压迫而致主干静脉移位或狭窄等改变，是深静脉血栓的确诊手段。

（五）处理

1. 一般处理 抬高患肢促进静脉回流。可给予利尿剂减轻肢体水肿。

2. 药物治疗 抗凝治疗是主要治疗方法，术后深静脉血栓的抗凝治疗可能引起术区出血，导致严重后果。故应慎重权衡手术后出血与抗凝治疗的利弊。常用药物如下。

（1）肝素及香豆素类药物：对已形成血栓者无消融作用，但可起防止血栓进一步蔓延作用，并且不增加颅内出血机会。

（2）溶纤治疗：效果优于肝素和华法林，适用于发病后 2~3 天内的早期患者。常用药物为尿激酶、链激酶等。对处于活动性颅内出血或近 2 个月内因脑血管病引起颅内出血的患者禁止使用溶纤药物。

（3）其他：右旋糖酐 40、阿司匹林等，对预防血栓形成有帮助。

3. 手术治疗 直接清除静脉腔内血栓。手术最佳时机为发病后 2~3 天。

（六）预防

1. 物理方法 以往防止深静脉血栓的物理方法有：早期活动、肢体抬高、穿弹力袜，但研究发现，上述方法对深静脉血栓无预防作用。近来在神经外科手术患者中，开始使用渐进性充气压力袜（SPCS）。主张早期使用，术后即刻开始，持续至完全自主活动。使用此袜能增加 75% 静脉回流量，并使深静脉血栓发生率自 20% 降至 10%。

2. 药物方法

（1）包括使用能阻止血块形成的药物：阿司匹林、双嘧达莫（潘生丁）等，但预防效果不肯定。

（2）小剂量肝素：在预防血栓形成中的作用得到承认，可能通过抑制 X 因子打断内源性和外源性凝血途径发挥作用。血清中 0.05~0.033 IU/mL 的肝素浓度即能阻止促凝血酶原激酶的形成，而 0.25~0.5 IU/mL 的肝素浓度还能破坏已形成的促凝血酶原激酶，但可能增加出血机会。

（3）低相对分子质量肝素：半衰期更长，出血机会减少，生物利用度更高。

（4）右旋糖酐 40：可减少红细胞聚集。可于术前使用静注 100 mL，术中使用 400 mL，术后当晚静注 500 mL，术后第 2 天再静注 500 mL。主要不良反应为过敏反应。但颅脑病变伴有血-脑脊液屏障破坏时使用右旋糖酐可加重高颅压和脑水肿。因此对脑外伤和颅内肿瘤的患者应慎用。

（赵青海）

第二章

显微神经外科技术

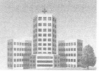

显微神经外科技术从 20 世纪 50 年代以来逐渐成熟。随着神经影像学突破性的发展，显微神经解剖和显微手术器械及手术技巧的提高，神经外科手术范围日益扩大。在显微神经解剖及特殊器械的辅助下使手术的精细程度达到新的高度。患者术后生存质量显著提高。显微神经外科是由大体神经外科向微侵袭神经外科发展的主线，它的方法和理论为微侵袭神经外科奠定了一定基础。在当前和可预见的将来仍然是治疗疾病的主要手段。在给患者带来巨大好处的同时，也延长了神经外科医师的手术生命。

显微神经外科理论认为：蛛网膜为间皮成分，这些结缔组织在脑池形成纤维及小梁，它们成为蛛网膜的支架并与蛛网膜下隙中血管外膜相连。显微镜提供了观察接近生理状况活体蛛网膜下隙的机会，同时可以观察神经血管的细致结构。蛛网膜对于神经外科手术的重要性在显微镜使用后被进一步认识。

显微神经外科要求术者的手、眼在显微镜条件下建立反射，动作协调，具有特殊的操作技巧及难度，因此，显微神经外科医师必须要有一定时间严格的实验室训练。

显微技术要求医师利用脑池的自然间隙解剖及暴露病变，手术过程要爱惜组织，尽其所能减少不必要的脑组织暴露和损伤。其操作原则如下。①保持身体稳定：坐位手术，身体和术区保持自然的相对位置是减少疲劳保持操作稳定准确的最简单的办法，尽量减少或不参与外科操作肌肉群的活动，使其保持松弛，减少疲劳和颤抖、节省术者体力。②保持手的稳定性：手托的应用对保证手术精细操作的准确性非常重要，手托应尽可能靠近术野，术者手臂肩膀和后背肌肉放松。③移动视线，手眼协调：能通过自身本体觉和眼的余光来判断手和器械的位置。④减轻疲劳：术前避免剧烈活动。

第一节　显微神经外科器械

手术器械是外科医师手的延伸。20 世纪初，神经外科建立初期，手术中使用普通外科手术器械。20 世纪 50 年代，随着显微神经外科的不断发展，显微手术器械应运而生。半个世纪以来，显微神经外科技术已普及，形成显微神经外科手术程式，其与显微手术器械紧密相关。一名神经外科医师要做好显微手术，必须对这些器械性能了如指掌，学会正确使用，手术中才能运用自如，得心应手。

一、头架

显微神经外科手术中患者头部发生意外地移动极其危险。头架能保证患者头位稳定不变，防止头皮压疮，开颅钻孔时缓冲颅钻对头部震动（图 2-1）。特殊体位，如坐位，没有头架固定患者头部是无法完成手术的。术中需要行脑血管造影，需选用可透 X 线头架。

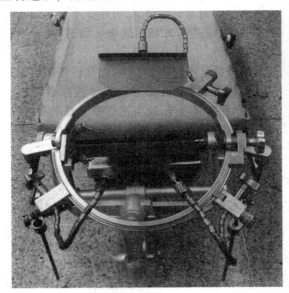

图 2-1　Malid-film 头架和头圈

头架有三个头钉固定头部，适宜选择额、顶、枕部固定，这些部位骨质厚，安全，注意避开颞肌和颞浅动脉部位。

装头钉时，注意防止穿透颅骨，造成硬脑膜外血肿。头架安装好，应将头架各关节固定牢固，避免术中头架松动。开颅钻孔时不要用力过度，避免头架脱落。

头架配有环圈供装置自动脑牵开器、棉条板用，术者的腕部或小鱼际肌放在环圈上，起到手托作用，既稳定又减轻术者肌肉疲劳。

二、吸引器

吸引器是神经外科手术重要手术器械，神经外科手术全过程都需使用。如术者是右利手，左手应持吸引器，右手使用手术器械（如高速微钻、双极电极镊、剪刀等），以保证右手做更多精细动作。

吸引器经过胶管与真空负压系统连接。真空负压系统应有吸力控制装置，保证适当吸引力。

吸引器内径粗细不同（直径 0.5~0.7 mm）有很多型号，长度在 8~15 cm。管径粗的吸引器手柄有安全控制孔，控制孔有圆型和狭缝型，用于调节吸引器内的吸力。出血多时堵住吸引器侧孔吸力增大，保证及时吸除积血。持笔式持吸引器，拇指或示指位于吸引器侧孔处，根据需要调节侧孔开放大小。

管径粗的吸引器影响可视性，多在开、关颅时选用，显微镜下操作尽可能采用管径较细的吸引器。有的吸引器呈一定角度，可保证术者手的尺侧放在手托上，保持前臂和手的松弛状态，减轻手术医师手的疲劳。

神经外科手术野狭小，不可能允许更多的手术器械同时操作，故吸引器管除用于清除术野的积血、冲洗水和脑脊液外，也可用作牵开器牵开组织；有时还可作钝性分离器。因此要求吸引器顶端必须光滑，防止损伤细小的血管和神经结构。

吸引器使用 8 原则：

1. 选择柔软连接吸引器的胶管并与吸引器所需方向保持一致，防止胶管扭动，造成周围组织损伤，还可减轻术者疲劳。

2. 在邻近脑组织、血管及动脉瘤部位操作时，吸引器吸力不要过大。

3. 保持吸引器尖端沿组织一侧吸引，尽量避免吸引器管垂直朝向组织。

4. 吸引器顶端在积血/水表面操作，不可将吸引器顶端插进积血/水深处，以免伤及液体下面看不见的组织。

5. 遇到难以寻找的出血点，应迅速吸除积血，用生理盐水快速冲洗出血处，淡血色便于找到出血点。上述情况避免在出血处填塞大量棉条。

6. 血管破口较大时在出血点和吸引器顶端间垫一棉片，避免血管破口继续扩大。

7. 避免用吸引器顶端直接在动脉瘤顶端操作，应在吸引器顶端与动脉瘤间垫薄棉片。

8. 吸引器作为牵开器使用时应牵拉肿瘤侧。

三、双极电凝器和冲洗器

1. 双极电凝器 双极电凝器显微神经外科手术重要的止血基本设备。双极电凝镊的长度要求 8～25 cm，尖端直径 0.25～1.5 mm。双极电凝镊的尖端越细，电流越大。

双极电凝器的电流功率可调节，视不同组织而定。在重要的区域如脑干周围血管的止血、结扎重要动脉分支时，双极电凝器工作功率不宜过大。

双极电凝器配有脚闸开关，用于控制电凝，这在脑部手术非常重要。脚闸踏板以宽大的为好，便于术中手术者利用足部寻找和控制。脚闸踏板应由术者控制为好，便于协调手中的操作和足的踏板开关动作。

双极电凝器也可自动周期间隔电凝，如通电工作 0.3～0.6 秒，断电 0.2 秒，使电流有短暂的起伏波动，可减少电凝镊的组织粘连。

烧灼脑血管时，双极电凝的功率不宜过大。电凝血管可采用三点式，这样能保证有 2～3 mm 长的血管内腔被电凝闭塞，方便剪断。当双极电凝镊工作时，镊的尖端应保持微张，以保持电流可穿透血管的程度即可。另外，镊尖端不要在血管上滑动，以免撕裂血管。血管被良好的电凝后颜色变白，而并非烧成黑色。如果烧成黑色，说明双极电凝功率过大，时间过长。

使用双极电凝的原则：

（1）选用尖端完好双极电凝镊，不使用尖端粗糙双极电凝镊。

（2）电凝时应有细小生理盐水水流，滴在镊尖端与组织间保持湿润。

（3）电凝血管双极电凝镊尖端轻微靠拢，不要持续夹紧，间断开启和闭合双极镊顶端，使电流可有短暂起伏波动。

（4）控制电凝电流在可工作最低档，根据所需电凝组织厚度改变。

（5）每次电凝后应用湿纱布清洗双极镊尖端，不要用锐器刮双极镊尖端。

（6）拓展双极电凝镊子用途，弹性能好双极电凝镊作组织分离器。

2. 显微冲洗器 在电凝和使用高速钻进行颅骨钻孔或磨除颅骨时，需不断地冲生理盐水，以降低钻头温度和防止双极镊的尖端粘连。显微冲洗器有一球囊储水，顶部连接 18 号的平头弯针头。这种冲洗器体积小，不妨碍视野。冲洗水柱细小、均匀，冲洗位置准确。也可用 20 mL 注射器，前端装腰椎穿刺针，代替显微冲洗器。

3. 单极电凝和电刀 应用单极电凝和电刀，避免灼伤患者或医师的皮肤。用电刀切割颞肌，移动速度应十分缓慢，可以闭塞颞肌小血管，切开同时完成止血。

四、高速颅钻

高速颅钻是显微神经外科手术完成开颅不可缺少的动力系统。高速颅钻有两种动力，电力和压缩气体为动力。电钻可正反两个方向旋转，磨除前床突或内听道时，右侧病变采用顺时针方向旋转，以免钻头打滑损伤脑干或听神经等重要结构。

高速颅钻配有各种型号切割工具，根据手术需要选用。橡子状钻头用于钻孔，然后再更换铣刀开颅。直径较小的钻头用于在颅骨钻孔，穿线悬吊硬脑膜或固定骨瓣。磨除重要神经、血管周围，如蝶骨嵴、前床突、内听道、视神经管和斜坡等部位颅骨可使用金刚石钻头。

开颅器（铣刀）顶部的剥离端，可以把硬脑膜自颅骨内板分离，避免切开颅骨时损伤硬脑膜，特别是针对老年患者。更换不同类型开颅器，还可切除颈段和上胸段锥板。切除腰椎或更低段的椎板，需使用较长刀头，视野更广阔。

高速颅钻配有脚踏板调节速度，施加脚踏板的压力与钻头转速成正比。使用高速钻开颅时，只要稍施压力即可完成钻孔和切割颅骨。使用 3 mm×8 mm 开颅器只要钻一孔，即可完成微骨窗开颅，还可用于治疗婴幼儿颅缝早闭。

使用高速颅骨钻 8 原则：

1. 术者应以右手持笔式把握颅钻柄，并将腕部靠在手托上以求稳定。

2. 钻孔时应尽量离开重要静脉窦和鼻窦。

3. 钻头尖端与骨面应有一定成角，不应用力下压避免滑脱。

4. 不断向钻孔区滴生理盐水，避免温度不过高。

5. 使用低速旋转或钻头较钝时，如用力下压，钻头易滑脱偏离方向，应格外小心。高速颅骨钻应有逆转功能，操作时钻头被卡住，可尝试逆转钻头。

6. 颅内深部手术使用高速磨钻磨出骨质时，一旦钻头将棉条缠绕，引起甩鞭样运动会伤及棉条下脑组织。使用高速磨钻时，避免钻头靠近棉条及其尾部，也可用橡皮片覆盖保护脑组织。

7. 颅后窝开颅时铣刀不要超过中线或进入枕骨大孔，切除横窦和窦汇上的颅骨时要小心。

8. 高速颅钻是神经外科医师较难驾驭的工具。在实验室内练习操作对熟悉其性能和了解其适用范围至关重要。

五、脑自动牵开器

早期脑自动牵开器是固定在骨窗的颅骨上，使用简便，缺点是颅骨（如颞部）太薄弱不能承受其重量造成骨折；剥离硬脑膜出血；固定在骨缘的夹子占据空间，影响视野。

20 世纪 70 年代中期，脑自动牵开器很快在神经外科普及。脑自动牵开器由一组球面关节组成，内由一钢线穿连在一起，长 30~40 cm。扭紧钢线时自动脑牵开器的臂硬挺，使前方脑板固定在所需位置。放松钢线，臂变软，可根据需求调节脑板位置。脑自动牵开器一端固脑板，另一端固定在头架或连接杆上。

自动牵开器的前端固定的脑板（叶片）呈船桨形或锥形，占空间少，适用于脑深部暴露。脑板有不同型号供选用。手术中牵开脑组织时间不要过长，以减少局部脑损伤。每 10~15 分钟后放松牵开器 3~5 分钟，间断抬压脑组织，牵开脑压力低于 20 mmHg 比较安全，尤其在脑桥、视放射区更应注意。多个牵开器较单一牵开器所造成的脑损伤要小。不要将牵开器垂直插入脑内，会因脑板的移动损伤脑组织。正确方法是牵开器弯成与脑表面相符的形状（图2-2A，B）。

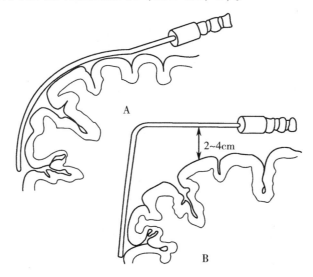

图2-2　牵开器使用方法

不要将牵开器垂直插入脑内，会因脑板的移动损伤脑组织（B）。

牵开器正确使用方法，将牵开器弯成与脑表面相符形状（A）

脑自动牵开器使用8原则：

1. 仅在需要时使用脑自动牵开器。

2. 牵开时间不宜过长，间断放松。

3. 牵开器可能挪位，偏离最初满意位置。

4. 脑牵开器10~15分钟，放开3~5分钟，减少局部损伤及缺血。

5. 牵开脑桥和视放射区等重要部位时应十分谨慎。

6. 牵开器在脑表面移动很危险，应将脑板放松再重新固定所需位置。

7. 多叶脑板比单叶脑板所造成压力小。僵硬脑板更易产生局部缺血及损伤，选择较柔软、不宜过窄牵开器。

8. 将牵开器弯成符和脑平面插入所需部位，牵开器水平部比脑组织高出 2 ~ 4 cm 不利于操作。

六、超声吸引器

1. 工作原理　超声吸引器（CUSA）是切除脑肿瘤常用设备。手柄顶端内装有高频震动器，可破碎肿瘤组织。超声吸引器顶端置放在肿瘤组织中产生空穴作用捣碎并吸除肿瘤组织。超声吸引器在瘤内吸除瘤组织，使瘤体缩小，便于在瘤外进一步分离。软的瘤组织被吸除，留下血管和纤维结缔组织，再用电凝切断。根据肿瘤质地选择超声吸引器的功率，达到切除肿瘤的目的。超声吸引器是神经外科切除中枢系统肿瘤，尤其是切除深部重要区域肿瘤的理想工具。

顶部的冲水和吸引系统，使破碎组织浸泡在生理盐水中被吸引器吸走。手柄有标准型和弯形。弯形手柄其工作效率下降50%~70%。超声吸引器吸走的肿瘤碎片可用作组织学检查和瘤细胞培养标本。

超声吸引器功效受组织中含水量影响。脂肪组织、黏膜、脑白质较神经和血管更易破碎。神经和血管内含有较丰富的弹性纤维和胶原组织，因此超声吸引器对其有选择性保护作用。超声吸引器作用仅限于直接接触的组织，对附近组织影响仅限在 1 mm 之内。不直接接触周围正常组织，不会造成损伤。

尽管超吸吸引器设计不损伤血管，但事实却不尽如人意。如果吸引探头穿透肿瘤，将损伤肿瘤外方的神经和血管。因此，使用超声吸引器吸除肿瘤时应牢记严格"囊内操作"，不要超越瘤壁，以免损伤肿瘤周围神经组织和重要血管，同时还要注意不要误伤嵌入肿瘤组织中重要血管。

2. 临床应用　肿瘤外包膜部分分离后，使用超声吸引器瘤内吸空，在吸除附于血管的肿瘤时，应注意止血和吸除肿瘤间断地进行。

超声吸引器可迅速将脑膜瘤中间大部分吸空。随着瘤内不断减压，更有利于瘤四周分离。用超声吸引器吸除听神经瘤瘤体时要非常小心，避免吸引器顶部损伤面神经。

大部分胶质瘤质地软很容易被普通吸引器吸除，超声吸引器用于切除质地坚韧附于血管胶质瘤。超声吸引器不易吸尽伴钙化颅咽管瘤。无钙化的颅咽管瘤可以吸除。肿瘤内吸空后有利于分离肿瘤与视神经及视交叉粘连。

超声吸引器更适宜颅后窝小脑半球肿瘤、脑干肿瘤。可使脑干外甚至脑干内肿物迅速被吸走，普通的吸引器吸除肿瘤时常引起脑干功能障碍，如心动过缓、心律失常等。

超声吸引器切除髓内肿瘤效果好，但是超声吸引器的探头在垂直脊髓操作相当危险。所以，切除脊髓内肿瘤时，超声吸引器头端需与脊髓保持角度，不要垂直操作。

（李普贤）

第二节　显微神经外科手术学基础

一、显微神经外科手术操作

显微神经外科手术在术野 2~3 cm 范围便可进行分离、暴露和止血动作，完成对病变的各种治疗操作，对脑或脊髓组织损伤小，手术后并发症低。不允许过多的手术器械同时使用。术者必须改变传统手术操作模式和动作的幅度，以适应显微手术操作。

大部分右利手医师，手术时左手持续握吸引器，持续地吸出积血，或用其牵引肿瘤；灵活的右手可不断地更换显微器械（剪、镊），从而准确地完成主要手术操作动作。手术医师养成有规律的操作程序，尽量减少多余的动作，可有效地节省手术时间，同时也便于与手术台上器械护士有序地配合。

与传统手术不同，显微手术时术者双目注视手术显微镜，只能看到手术器械的尖端，而器械的大部分在术野外，主要靠自己手的本体感觉完成更换器械等操作。如果手术显微镜下操作术者双眼一会儿注视手术显微镜目镜，一会儿又离开手术显微镜去寻找或调换手术器械，经常中断操作，则会导致手术时间延长。为此，初学者需要在实验室接受反复训练，才能熟练使用显微器械操作。

显微手术对病变操作包括暴露、分离、止血和切除肿瘤。肿瘤的部位和性质千变万化，但肿瘤切除即是上述基本操作的组合，反复进行。因此，经过大量实践和经验积累，形成了神经外科显微手术的程式和规律性，从而可减少手术中废动作，降低对脑组织过多干扰，缩短术者右手的操作距离和双手动作的反复交替，减少疲劳。

为减少反复变更换手术器械，术者应充分了解手术器械的性能，适当扩大其使用范围，如吸引器本身功能是吸除术野的积血和脑脊液，但也可以用它隔着棉条牵拉肿瘤，起到脑板和剥离器的作用。电凝镊是一把性能良好的分离器和普通的镊。显微手术技术娴熟的医师，还可使用平头显微剪作为分离器使用。拓展手术器械功能，可减少更换器械频率，不做无用功，缩短手术时间。

二、获得手术空间

获得手术空间是显微神经外科关键。显微神经外科以牺牲颅骨获得手术空间-各种颅底入路，经过侧裂或其他脑沟、裂入路等获得手术空间，经脑外暴露病灶，减轻对脑组织干扰。具体方法如下。

（一）开颅前降低颅内压

1. 患者合并脑积水可先行侧脑室-腹腔分流手术或在开颅前行侧脑室穿刺引流脑脊液。

2. 静脉输入地塞米松减轻脑水肿，增加患者应激能力。过度换气使动脉血的二氧化碳分压下降降低颅内压。

3. 患者麻醉后腰椎穿刺，在腰部蛛网膜下腔留置导管备用，待剪开硬脑膜时视颅内压情况缓慢放出 10~20 mL 脑脊液，降低颅内压满意后暂时关闭导管。

（二）开放蛛网膜下池获得手术空间

开颅后开放蛛网膜下池获得手术空间，是暴露脑外病灶的基本操作。

1. 解剖蛛网膜下池操作　三种简单显微器械解剖蛛网膜下池：显微剪刀切开；双极电凝镊扩大；弯剥离子探查。

显微剪刀剪开覆盖脑池的蛛网膜。钝性探针破开脑池内的蛛网膜下腔无数纤维小梁，剩余的束带需要剪刀剪断。使用双极电凝镊尖端并拢，经过脑沟、裂插在脑叶，然后张开镊子尖端分离。

2. 解剖侧裂池方法　经翼点入路需要解剖侧裂池。侧裂池额叶与颞叶间正常间隙约 2~3 mm，透过蛛网膜可以看到大脑中静脉。大脑中静脉由一根或多根静脉组成，走行在侧裂颞侧，血液回流入蝶顶窦或海绵窦，偶尔颞极的血液回流至岩上窦。分离侧裂池时，应该在侧裂静脉的额叶一侧，避免损伤脑表的大脑浅中静脉。用镰形刀切开侧裂池蛛网膜，如有额眶静脉属支横过侧裂，为完成解剖可以断掉 2~3 支静脉。

还有一种简单暴露侧裂方法，将一支 25~30 号针插入蛛网膜下腔，注入 1 mL 空气或生理盐水使侧裂蛛网膜下腔，可以较易暴露侧裂。

三、切除病灶基本方法

尽管颅内病灶部位有所不同，性质有良、恶性之分，肿瘤体积有大小之别，但就颅内病灶手术切除的基本技术是暴露和切除，病灶切除可归纳为分块切除病灶和完整切除病灶。

（一）分块切除病灶

适用于边界不清的病灶，如脑内胶质瘤，或肿瘤虽然边界清楚，但瘤体较大、无法完整暴露肿瘤全貌者，如巨大听神经瘤和脑膜瘤。

首先，在神经导航下或超声波指引下发现病灶，确定病灶边界，肢体运动和语言重要神经功能定位，病灶与重要神经功能部位的关系。

开始分离病灶时辨认被病灶包裹的血管，将肿瘤与血管分离开。先在肿瘤内部使用标本钳或超声吸引器切除病灶使病灶体积缩小。待病灶体积缩小后，从病灶周围正常脑组织分离，经过暴露→分块切除→再暴露→再次切除，反复交替操作直到切除满意。

分离良性肿瘤时应尽量保护肿瘤与脑表面血管之间的蛛网膜分界面。若血管环绕肿瘤，应将其分离保护好。脑神经如果被肿瘤挤扁、拉长变形，使用剥离子垂直于神经的方向分离。为减少脑神经损伤，术中需应用神经电生理监测。

右利手的术者分离病灶时，左手持吸引器，借用吸引器尖端用力推离病灶；右手操双极电凝镊分离病灶，在病灶相对应的脑表面垫以棉条保护。

胶质瘤切除后止血困难时，提示可能肿瘤残存，可根据神经导航和超声波扫描提示继续切除肿瘤。双极电凝止血是最可靠的止血方法。肿瘤切除后创面渗血可用止血纱布。

（二）完整切除病灶

适用于体积较小边界清楚的病灶，如大脑凸面脑膜瘤、神经纤维瘤、海绵状血管畸形、脑脓肿及转移瘤。

这类病灶边界清楚，体积不大，可以沿着病灶周围分离完整切除。以大脑凸面脑膜瘤为例，肿瘤位于脑表面时可沿肿瘤四周剪开硬脑膜，并用缝线缝合硬脑膜牵引肿瘤，沿蛛网膜分离肿瘤，结扎肿瘤供应血管（图2-3）。切除表浅肿瘤时不必使用牵开器。在分离脑瘤过程中，用棉条保护好脑表面，最后将肿瘤完整翻出。如肿瘤深在皮层下，剪开硬脑膜后可采用神经导航技术或超声波扫描确定肿瘤的部位，沿脑沟切开脑皮层直抵肿瘤，自动牵开器撑开，分离肿瘤最后将其完整取出。

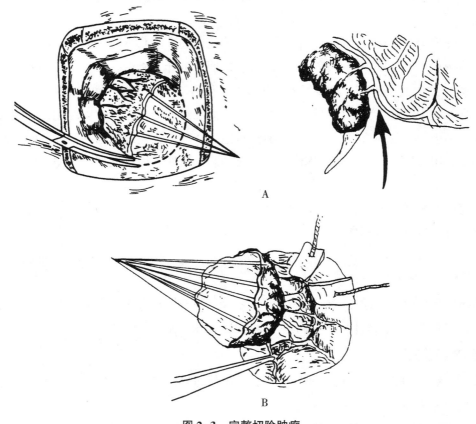

图 2-3 完整切除肿瘤

A. 大脑凸面脑膜瘤，肿瘤位于脑表面，沿肿瘤四周剪开硬脑膜并用缝线缝合硬脑膜牵引肿瘤，
沿蛛网膜分离肿瘤；B. 结扎肿瘤供应血管。在分离脑瘤过程中，用棉条保护好脑表面

神经外科医师做好手术，不仅需要熟练掌握正确的手术技巧，准确判断并果断处理术中遇到问题也十分重要，需要不断学习和总结。

（李普贤）

第三节 无牵开器牵开技术

一、脑自动牵开器缺点

20 世纪 70 年代中期，脑自动牵开器开始在神经外科应用，很快得到普及。术中使用牵开器提供操作空间，解放手术者双手，完成手术的关键性操作。但是自动脑牵开器增加对脑组织的压力，减少局部脑血流灌注，导致脑组织水肿和损伤，同时占据一定手术空间，增加神经外科手术后并发症发病率。

在动物模型和人体手术中，采用射线自显、感觉诱发电位、激光多普勒脑血流和组织微量透析等技术，研究牵开器对诱导组织水肿和损伤细胞影响，发现脑灌注压高于 55 mmHg 才能保证脑血液供应。动物实验中逐步提高牵开器对脑组织压力，当牵开器压力为 40 mmHg，历时 15 分钟，皮层 rCBF 降至 0~15 mL／（100 g·min），可导致牵开器下脑皮质全层损伤；牵开器压力为 30 mmHg，历时 30 分钟，rCBF 降至 0~40 mL／（100 g·min），牵开器下脑皮质各层均见损伤。人脑的 rCBF 和时间阈值分别为 10~13 mL／（100 g·min）和 6~8 分钟。

牵开器顶端压力比中间部分压力要高。

脑自动牵开器引起脑细胞损伤的程度与牵开方式和牵开压力有关。持续牵开脑组织比间断牵开脑组织对脑损伤严重，在患者低颅压状态下这些效应会被放大。间断性牵开每隔数分钟脑组织能得到短暂再灌注，脑组织缺血相对较轻。

二、无牵开器牵开尝试

在多数复杂血管病变和颅底病变中，右利手医师左手持吸引器，右手持手术器械，可提供牵开的效果，获得空间手术操作，可以有效替代脑自动牵开器。

为了避免使用牵开器导致脑损伤，做了许多努力，唯一有效的创新是以 5~7 分钟为一个周期，间歇移动固定牵开器，或当监测到局部脑灌注压降低时发出警告，术者调整固定牵开器位置。其他方法，包括以棉片作为牵开器等也获得一定效果，但没获得广泛应用。

Spetzler 和 sanai 医师分析了 223 例脑血管病变和病变开颅术，包括经眶颞入路 77 例（35%）、经额入路 36 例（16%）、经乙状窦后入路 27 例（12%）、半球间入路 16 例（17%）、小脑幕上入路 15 例（7%）。其中，动脉瘤为最常见病变 83 例（占病变整体 37%）并有 18 例接受搭桥手术。在 159 例血管病变中，海绵状畸形为 46 例（29%）。在颅底病变中脑膜瘤比例最高 37 例（58%）。他们发现手术中必须使用牵开器的病例只有 7 例，绝大部分手术没有使用牵开器，90% 以上的手术成功完成可以不使用固定牵开器。作者通过 6 个月研究得出结论：应用手术器械动态牵开可以取代固定牵开器，降低牵开器导致脑水肿和损伤的风险。无脑自动牵开器尝试促成神经外科手术理念的重大变化。

通过分离蛛网膜间隙、采用可塑形吸引器、调节患者体位、改进显微外科手术器械和选择适当的手术入路，大多数颅内手术都可以避免使用牵开器，即使在一些复杂的血管和颅底手术中，无牵开器也可以完成。

三、无牵开器牵开技术

无牵开器牵开技术，需要精心设计患者体位和手术入路，完成精美的开颅。同时选择吸引器和相关手术器械，便于随时改变牵开方向和牵开程度。

1. 入路选择　选择适当体位和手术入路对无牵开器牵开具有重要作用，尤其是对脑深部肿瘤。如经蛛网膜自然解剖间隙入路，后枕和中脑病变通过小脑幕上入路，远外侧入路暴露单侧颅后窝等，利用天然解剖裂隙入路，直接到达病变部位。同时运用患者体位，以脑自身重力下垂，增加自然牵开作用。如经额大脑间入路，患者头部向病灶同侧倾斜90°，大脑半球自动下垂，可以增加纵裂暴露，治疗前交通动脉瘤。

2. 经过脑沟裂入路，缓慢放出脑脊液，使脑自然回缩获得手术空间。常用的沟裂有侧裂、环池、桥小脑池等。

3. 拓展显微手术器械功能　使用可塑形吸引器，不易粘连双极电凝镊，各种尖部可旋转单柄手术器械和可最大程度弯曲镍钛诺合金的显微手术器械等，可以在有限的手术野内完成操作。吸引器和双极电凝镊是非常有效的牵开器，通常吸引器隔层棉条牵拉肿瘤侧，双极电凝镊分离组织时起到不间断牵拉作用。

（李普贤）

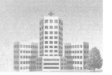

第三章

神经外科急重症

第一节 垂体卒中

垂体卒中是一种罕见但可能致命的疾病，临床特点为突然发作的剧烈头痛伴有神经系统或内分泌恶化。很容易漏诊，因为大多数患者的垂体腺瘤未能诊断，在临床上，其影像可被误认为蛛网膜下隙出血（SAH）或脑膜炎。垂体卒中是神经外科在紧急情况下快速干预可能会中止甚至逆转神经缺失和危及生命的情况。

垂体卒中继发于蝶鞍内肿块的突然扩张，通常为出血和（或）梗死的结果。一个较好的理论描述是，随着肿块的快速增长，肿瘤超过了其血液供应，造成缺血和继发出血。Cardoso 和 Petersen 推测内在血管病变使得垂体腺瘤更容易发生梗死和出血。这也许可以解释为什么垂体腺瘤比其他任何肿瘤更容易发生血管损伤。

虽然多数情况下垂体卒中为自发性，但仍有许多促发因素。Biousse 等报道多种卒中突发的因素，分为 4 类：①腺体中的血流减少。②脑垂体血液急性增加。③过度刺激脑垂体。④抗凝状态。多巴胺受体激动药的应用及停药（如溴隐亭和卡麦角林）也已报道与卒中有关。

垂体卒中的临床特点多样，可由轻度症状到灾难性的表现：永久性的神经缺失症状或甚至死亡。95% 的病例表现为头痛。头痛为突发性，通常在眼窝部位，常伴有呕吐。头痛的机制归结为脑膜刺激和（或）颅内压增高。垂体卒中时，与脑垂体邻近的视器和动眼脑神经（即海绵窦）受累导致视觉缺失（占 64%）和眼肌麻痹（占 78%）。经典的视觉缺失发生于双侧颞部上象限。

动眼神经最常受累，从而导致单侧瞳孔散大、上睑下垂、眼球向下、侧方偏离。患者也可因继发脑积水或低钠血症（艾迪生危象）导致精神萎靡。其他临床表现包括霍纳综合征、颈部僵硬、畏光、低血压、癫痫发作和下丘脑功能障碍。

头颅 CT 可能显示蝶鞍区的出血性肿块；然而，磁共振是首选的成像技术，因为它可清晰地显示出血和梗死的特征，蝶鞍上扩展，压缩视交叉，并扩展到海绵状窦。有时需要脑血管造影区分垂体卒中和动脉瘤性蛛网膜下隙出血。

脑垂体残余少到 10% 时仍能分泌适量的激素，但激素不足可导致肾上腺危象。最重要的是立即给予垂体卒中患者开始类固醇替代治疗。每 8 小时静脉注射 1 次 100 mg 的氢化可的松。垂体卒中的明确治疗方法是手术减压，尤其是在患者视力下降或视野缺失、意识水平下降、视觉或动眼神经功能进行性恶化时。大多数的病例适合经蝶窦手术路径。视觉的预后与损伤的持续时间、最初视觉缺陷的严重程度、视盘的形态和早期减压相关。

（徐鸿涛）

第二节　颅内高压

在大脑损伤的患者中，颅内压（ICP）增高是导致发病和病死的首要因素。头颅骨是一个刚性容器，有固定的体积容量，包含物由大脑（80%～90%）、脑脊液和血液组成。颅内压的基本规则是一个组成部分的扩大，必将有其他部分的损失。例如，如果患者有颅内血肿，颅骨内的压力线性上升，直到一个临界点到达，这时候颅内容物不能在容量上补偿。在这一点上，颅内压增高指数陡升。随着颅内压的增加，机体通过反射增加全身血压，试图保持脑灌注压。如果这个过程不中止，会产生脑缺血，从而颅内压进一步增高、最终死亡。

一、颅内压监测指征

不应轻易决定连续监测患者的 ICP，但是一般而言，任何一个颅内压可能升高的患者及接受内科或手术治疗的患者应给予 ICP 监测。脑外伤基金会指南推荐下列患者给予 ICP 监测：重度颅脑损伤患者（GCS 3~8），入院头颅 CT 异常，显示血肿、挫伤、基底池挤压或水肿；或者头颅 CT 正常，但同时有两个或多个以下情况存在：年龄>40 岁、收缩压<90 mmHg，或查体发现运动体态。CT 扫描发现的血肿可能来源于硬膜下（SDH）、硬膜外（EDH）或脑实质内（IPH）。ICP 监测的最重要目的是维持合适的脑灌注压（CPP），以及监测药物或手术治疗的反应。

二、颅内压监测的禁忌证和并发症

清醒的患者没有必要监测 ICP，可于临床追踪。放置 ICP 监测装置时，凝血功能障碍为相对禁忌证。凝血障碍是头部严重外伤中常见的但常被忽视的问题，高达 30% 的外伤患者可能会出现。在这种情况下，应推迟放置 ICP，直到凝血功能障碍通过应用新鲜冷冻血浆（FFP）、Novoseven［一种重组人凝血因子 Ⅶa（rFⅦa），可通过激活凝血外部途径，促进凝血级联反应］，血小板或其他血液制品得以纠正。

在严重的脑水肿和侧脑室受压的患者中，经脑室造瘘术放置导管可能非常困难。这种情况下，可以选择在脑实质内或蛛网膜下隙放置监测器，来代替脑室造瘘术放置导管。

ICP 监测的两个主要并发症如下。

1. 脑内出血　一项大型研究中显示脑出血概率为 1.4%，与凝血功能障碍和（或）放置困难相关。发生需要手术引流的颅内出血的风险是 0.5%。

2. 感染（脑室炎）　感染是一种较常见的并发症，与监测的时间密切相关。Mayhall 等发现，85% 的脑室外引流（EVD）相关的感染发生于监测>5 天之后，监测<3 天的患者无感染发生。然而，近来关于皮下隧道导管放置的经验对这些发现提出疑问。最近的分析发现，在最初的 10~12 天风险呈非线性增加之后感染率快速下降，但患者在 5 天内预防性更换新导管时感染率并没有显著下降。

其他并发症包括由于放置不正确或凝块、碎片闭塞引脑室外引流（EVD）功能失常，或反复尝试插入导管到脑室引起的脑肿胀。颅内压监视器的类型见表 3-1。

表 3-1 颅内压监测的类型

类型	优点	缺点	注解
脑室造口（引流），AKA	能引流脑脊液	多为有创性，有出血、感染的风险	在多数情况下，首选 ICP 监测
脑室外引流（EVD）	准确，可靠，能够重新校准以尽量减少测量偏移；低成本	在脑室受压时可能置入困难	—
脑实质	创伤小，易放置	不能引流脑脊液，置入后不能重新校准	对脑室受压的患者可能是较好的选择
蛛网膜下隙	创伤小	不能引流脑脊液，较长时间可能导致不准确	—
硬膜下	创伤小	不能引流脑脊液，较长时间可能导致不准确	—

三、治疗颅内高压的一般措施

1. 头部和颈部的位置　头部和颈部的位置可以通过改变平均动脉压、颈内静脉引流和脑血容量来影响颅内压和脑灌注压。最近的数据表明，头抬高 30° 可减少颅内压而不会影响脑灌注压和脑血流量。颈静脉挤压可以改变大脑灌注压，应该使颈部保持在一个中立位，并确保妥善安置护颈项圈，以避免这种情况发生。

2. 镇静和麻痹　躁动可能缘于疼痛、中毒或脑损伤，它可能是颅内压增加的早期征象。躁动可导致脑代谢需求增加和颅内压升高。因此，镇静在治疗颅内压升高方面能起一个显著的正性作用。但是，它会影响神经学检查并可能会导致血压和大脑灌注压下降。

多种方法可治疗颅脑损伤患者的躁动。可根据患者能接受的最低镇静需求调整药物剂量，由于只有当患者出现躁动的迹象时才使用镇静药，因此这种方法有导致颅内压波动的风险。如果从神经系统的角度来看，患者不能耐受周期性使用镇静药的不良反应，最好给予基础剂量或持续静脉滴注。

没有一种镇静催眠药有特别优势，但丙泊酚在神经外科 ICU 中的使用有大幅增长。它的半衰期短，便于临床医生进行频繁的神经系统体检，此外，丙泊酚是一种强抗惊厥药。但是，应谨慎使用丙泊酚，它可以产生过多热量，导致三酰甘油水平升高。它还可引起低血压，尤其是低血容量患者，长时间使用可导致肝功能障碍和代谢性酸中毒。"丙泊酚综合征"最初报道于儿童，随后在成年人中也观察到，它为一种罕见并发症，特征是心力衰竭、代谢性酸中毒和横纹肌溶解症。

其他镇静药物包括咪达唑仑和劳拉西泮。由于咪达唑仑产生的具有长效的代谢产物也具有镇静属性，因此长期持续静脉滴注时，劳拉西泮的效应较咪达唑仑清除得更快。长时间使用劳拉西泮可能导致丙二醇中毒，尤其是当高剂量长时间使用时。虽然苯二氮䓬类药物是有效的镇静药，但是由于没有镇痛效应，因此，镇静催眠药往往与阿片类药物联合使用。

神经肌肉阻滞药可通过控制躁动和防止人机对抗来降低颅内压，但是这种情况下常规应用并未显示可改善患者预后，并且事实上还是有害的。麻痹可以防止咳嗽，但咳嗽有助于清除分泌物、防止肺炎。致麻痹药物的应用可掩盖癫痫发作，并与持续的肌无力和肌病的发生有关。虽然琥珀酰胆碱（一种非去极化药物）可能会增加 ICP，但不经常发生。患者应用神经肌肉阻滞药时，应该根据临床和四联

（TOF）监测来评估，目的是调整神经肌肉阻滞的程度。在开始使用神经肌肉阻滞药前，应该给予患者镇静药和镇痛药，以保证足够的镇静和镇痛。

3. 过度换气　过度换气（HPV）是一种已被证实有效地降低颅内压的方法，但有越来越多的证据表明，过度的 HPV 可通过大脑血管收缩，降低脑血流量（CBF）和脑容量（CBV），从而导致脑缺血突发或加剧。然而，过度换气在处理急性颅内高压和减轻脑疝综合征时可能是有用的。在准备其他长期介入治疗时，过度换气可作为一项临时措施应用。$PaCO_2$ 的有效低限值尚未确定，但 $PaCO_2$ 降低至 30~35 mmHg 似乎是安全的。对 ICP 的影响快速产生，颅内高压的下降开始于 30 秒内，并于 8 分钟时达高峰。

4. 脱水疗法　脱水药常规用于治疗颅内高压和脑水肿。甘露醇以及高渗盐是常用药。

（1）甘露醇：甘露醇是一种强效高渗溶液（20%~25%），入血（0.9%）后可导致细胞外渗透压的急剧升高。完整的血脑屏障（BBB）可防止甘露醇离开血管，从而创建一个梯度，便于水离开细胞内和细胞外室进而进入血管内。通常需要 15~30 分钟起效，疗效持续 1.5~6 小时。

甘露醇作用的另一个机制是，它可增加红细胞膜的弹性并降低血黏度（改善血液流变学），从而导致 CBF 和 O_2 输送增加。甘露醇还可用作一种自由基清除剂。

每 3~6 小时间歇静脉注射甘露醇（0.25~1 g/kg）较连续输液疗效更好；后者一旦输液停止可能引起颅内压反弹。长时间连续输注实际上还可能恶化脑水肿。外伤性脑损害患者的血脑屏障破坏，甘露醇可渗入脑实质，从而促使液体注入损伤的大脑。

甘露醇是一种强效利尿药，并可能在输注中导致血容量不足和低血压。应放置尿管并监测尿量，并换用等渗盐水；目标是保持高渗和正常容量状态。每 6 小时常规测量血清电解质和渗透压是很重要的。血清渗透压的上限值为 320 mOsm/L。血清渗透压>320 mOsm/L 时，同时应用肾毒性药物，败血症及原有肾病者应用甘露醇可能会导致急性肾衰竭。

髓袢利尿药可通过低渗性利尿增加血管内渗透压来降低颅内压，从而降低脑水肿和 CSF 的生成。它可与甘露醇产生协同作用。

（2）高渗盐水：类似于甘露醇，高渗盐水可通过增加大脑和血液之间的渗透压梯度，随后会导致液体从细胞内转移进入血管内室，从而减轻脑水肿。

实验数据表明，即使甘露醇已经不能产生疗效，高渗盐水仍可非常有效地降低颅内压，但是，使用高渗盐水仍然被认为是研究性的。目前正在研究如何确定最佳浓度，体积及输液时间。

高渗盐水可以改善和维持平均动脉压（MAP）已经在动物研究和人体试验中得到广泛证实。这可能是缘于容量扩张，也可能是由于增加心输出量的作用。MAP 的增加和随后的 CPP 改善使得大脑受损区域得到更好的灌注。目前没有证据支持哪种浓度更能有效控制 ICP 和脑水肿。有学者使用的方案为连续输注 3%生理盐水或每隔 4~6 小时静脉输注 7.5%生理盐水（2 mL/kg）。使用甘露醇治疗时，建议经常测量血清电解质和渗透压。

高渗盐水治疗同样有并发症和不良反应，渗透脱髓鞘综合征（ODS），急性肾功能不全和血液学异常均可能发生。关于渗透脱髓鞘综合征的知识大多来自动物模型。ODS 的机制可能是由于血清中迅速升高的钠破坏了髓鞘结构。然而，动物实验中诱发 ODS 发生的血清钠增加的速度是人体的 5 倍，因此目前没有人体试验中发生 ODS 的报道。虽然急性肾功能不全主要与甘露醇有关，但目前已有发生于高渗盐水治疗的报道。黄等报道，与应用乳酸林格液的患者相比，使用高渗盐水治疗的患者发生肾衰竭的可能性增加了 4 倍。

众所周知，糖皮质激素可减少脑肿瘤周围的血管源性水肿，但是在治疗脑卒中，脑细胞毒性水肿、出血或头部受伤等没有任何作用。

（3）巴比妥类药物：巴比妥类（如苯巴比妥）药物可通过抑制大脑的新陈代谢活动，降低氧需求和 CBF、CBV，继而降低颅内压。巴比妥类药物的其他理论上的获益包括：清除自由基，降低细胞内钙离子，以及稳定溶酶体。毫无疑问，即使当其他治疗失败，巴比妥酸盐仍能有效降低颅内压。然而，使用巴比妥类药物在改善临床结果方面存在的数据仍有争议。巴比妥昏迷通常是在严重的顽固性颅内高压的情况下，当所有常规治疗方法均失败时，才最后使用。

开始巴比妥酸盐应用前所需的辅助措施如下。

1. 漂浮肺动脉导管　巴比妥类药物需要能诱导等电位脑电图的剂量，可能有心脏毒性，因此需要密切关注心输出量。

2. EEG 监测　应用巴比妥的目的是诱发"化学昏迷"。EEG 可评估暴发抑制程度，目标是暴发<3次/分钟。

3. 高剂量的巴比妥类药物可导致麻痹性肠梗阻　所以应放置一个鼻胃管。通常需要静脉高营养。

通常使用的巴比妥昏迷方案为：

（1）戊巴比妥 10 mg/kg 静脉注射（输注时间>30 分钟）。

（2）随后在 3 小时内，每 1 小时给予 5 mg/kg 静脉推注 1 次以建立等电位 EEG。

（3）继之以巴比妥 1 mg/（kg/h）维持静脉滴注，并逐渐调整剂量以逐步实现暴发抑制。

巴比妥昏迷疗法中低血压和心肌抑制很常见，通常需要应用血管活性药物（如多巴酚丁胺、多巴胺、肾上腺素、去氧肾上腺素）。巴比妥昏迷的并发症包括败血症、肺炎、急性肾衰竭和肺栓塞。

5. 低体温

类似于巴比妥昏迷，在大脑受伤的患者，低体温也可降低脑代谢率并降低脑血量、脑血流量和颅内压。已有报道显示，与常温相比，降低到目标温度 32~33℃持续 24 小时，并在 24 小时内复温，可减少神经系统预后不良的风险。期间患者必须监测心输出量减少、血小板减少症、凝血功能障碍及胰腺炎。寒战可增高颅内压，必须避免。

颅内压增高的手术治疗，包括通过脑室造瘘术进行脑脊液分流，肿块清除（血肿、肿瘤、缺血性或在极端，情况下的脑组织挫伤），或减压性颅骨去除术。

图 3-1 概述了脑损伤患者选择上述操作的方法。

四、结论

虽然脑外伤和颅内压增高诊疗的建议在很大程度上基于Ⅱ类和Ⅲ类的证据，与既往的对照相比，指南和草案指导下的对这些患者的诊疗改善了患者的预后。颅内压监测已经成为颅内高压患者诊疗中的一个非常有用的工具。脑室 ICP 监测是最可靠的方法，包括其重新校准能力和排放脑脊液以及低成本的优势，仍然被认为是"金标准"。

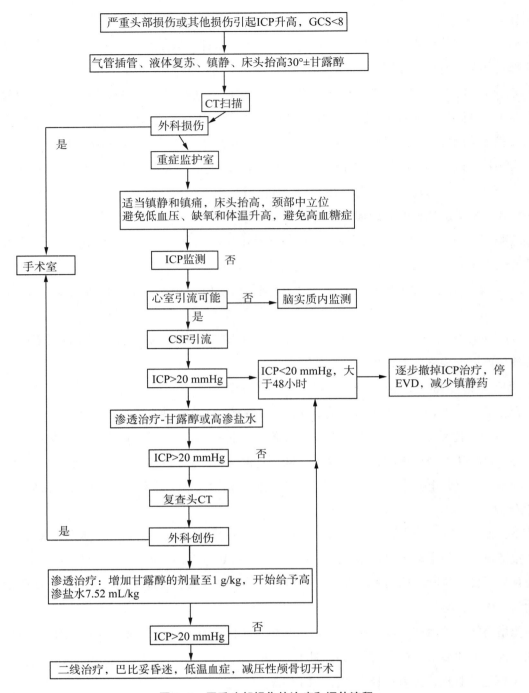

图 3-1　严重头部损伤的治疗和评估流程

（徐鸿涛）

第三节　动脉瘤蛛网膜下隙出血

　　蛛网膜下隙出血（SAH）是血液出现在蛛网膜下隙时发生的病理状况。最常见的原因是头部受伤。头部受伤的患者中蛛网膜下隙出血的发病率随着伤害的严重性增加和穿通伤而增加。自发性蛛网膜下隙出血最常见的原因是动脉瘤破裂。但并非所有的蛛网膜下隙出血是由于动脉瘤破裂，而且并非所有的动脉瘤破裂主要进入蛛网膜下隙。动脉瘤破裂后，脑内、脑室出血超过硬膜下出血。

破裂的脑动脉瘤与病死率和死亡率高相关。约12%的患者在就医前死于动脉瘤蛛网膜下隙出血。流行病学研究估计，约40%到达医院时死亡。根据Mc Cormick的尸检系列报告，显示10万~15万美国人有隐匿性动脉瘤。

由于动脉瘤破裂，血液进入蛛网膜下隙，直到局部或全身性的颅内压增加，使出血停止。这可以导致继发于脑脊液循环和吸收受阻的急性脑积水，局部血块形成，脑实质水肿及局部刺激。这些颅内事件可伴发全身表现，如心律失常，心肌梗死和肺水肿，所有这些都加剧了潜在的脑损伤。

蛛网膜下隙出血导致的脑损伤的发展有两个主要阶段：①原发性损害，发生在出血时。②继发性损伤是由复杂的过程导致，它开始于出血时，但直到晚些时候才会有临床表现。超过2/3的SAH死亡患者，病理证实为继发性脑损伤，即弥漫性水肿、脑疝或坏死。这些损伤是由于缺氧而引起脑供氧减少、全身性低血压和由于颅内压升高引起的相对低灌注。

一、患者的评估

患者通常会突发剧烈头痛（80%）、恶心、呕吐（77%）、头晕、晕厥（53%）、颈强直（35%）、畏光或局灶性神经征象。25%~50%的患者在大的SAH前数天或数周有"警告性渗漏"（局灶出血）的病史。10%~25%的SAH患者通常在出血后的最初几分钟有癫痫发作。这是由于突然升高的颅内压和（或）直接由血液皮质脑刺激导致。癫痫发作更常见于前循环动脉瘤和大脑中动脉（MCA）的病变。30%~40%患者的SAH发作于休息时。剩余的60%~70%患者的发病与身体或情绪应激、排便、性交、头部外伤不同程度相关。

不同部位的动脉瘤破裂可能会产生不同的临床特点。瞬间的双侧下肢无力可能是由于大脑前动脉瘤破裂。来源于大脑中动脉动脉瘤的SAH更容易产生轻偏瘫，感觉倒错、偏盲、言语障碍。第三对脑神经麻痹或单方面的后眼窝痛表明破裂的动脉瘤可能来源于颈内动脉与后交通动脉交界处或小脑上动脉。颈动脉-眼动脉瘤可能导致单侧视力减退或视野缺陷。SAH后的局灶性神经性缺失可能是由于动脉瘤的占位效应、血管痉挛、癫痫发作或大脑或硬膜下/蛛网膜下隙血肿引起。

最常见的误诊频率递减的顺序是：全身感染或病毒疾病、偏头痛、高血压危象、颈椎疾病、如关节炎或椎间盘突出、脑肿瘤、无菌性脑膜炎、鼻窦炎和酒精中毒。表3-2是根据临床表现对SAH严重程度进行分类的Hunt和Hess量表。

表3-2　Hunt和Hess评分量表

分级	描述
1	无临床症状，或轻度头痛和轻度颈强直
2	中枢性神经麻痹，中重度头痛，颈背僵硬
3	轻度局灶性缺失、昏睡，意识错乱
4	木僵，中至重度偏瘫，早期去大脑
5	深昏迷，去大脑强直

注：有严重全身疾病（如高血压、糖尿病、慢性阻塞性肺部疾病）或血管造影有严重的血管痉挛时加1分。

1. 诊断　当怀疑是SAH的患者时应首先进行头颅平扫CT。如果动脉瘤破裂的48小时内完成平扫CT时，大约95%的患者将有SAH的证据。最高敏感度是在出血24小时内，3天时敏感度为80%，1周时敏感度为50%。头颅CT对蛛网膜下隙出血的定量和定位能够为血管痉挛和SAH后的后果提供重要信息。Fisher等在一项前瞻性研究中，认为CT显示的蛛网膜下隙出血的位置和厚度与发生血管痉挛的可能性及临床预后有相关性（表3-3）。

表3-3　FISHER CT分级量表

CT FISHER 分级	CT SAH	血管造影 血管痉挛（%）	临床 血管痉挛（%）
1	无出血	4	0
2	弥散薄层<1 mm	3	0
3	局限凝块或层厚>1 mm	24	23
4	脑内或脑室内血液伴弥漫或无蛛网膜下隙出血	2	0

2. 腰椎穿刺　如CT正常则有指征行腰椎穿刺（LP）以诊断蛛网膜下隙出血。因为如果仅有一个非常小的SAH时，扫描可能为正常，或是由于SAH后至第1次扫描之间的时间过长。腰椎穿刺的禁忌证包括血凝异常，由于占位性病变引起的颅内压增高、怀疑脊髓动静脉畸形或穿刺部位的感染。风险包括动脉瘤再出血或脑疝导致的神经系统恶化。

3. 血管造影　导管为基础的四血管脑动脉造影仍然是诊断颅内动脉瘤的首选。血管造影的风险包括缺血性事件（1%~2%），神经系统恶化（1.5%），对造影剂的过敏反应，肾功能不全/肾衰竭。血管造影时罕见动脉瘤破裂。

近来CT血管造影已经被用于诊断脑动脉瘤。

在发现直径3 mm以上的颅内动脉瘤时，脑CT血管造影与数字减影血管造影（DSA）的灵敏度相当。它对前交通动脉瘤（ACOA）和MCA分叉处动脉瘤具有100%的检出率，但在某些部位如后交通动脉瘤，仍有困难。

10%~20%的患者临床诊断为SAH［CT和（或）腰穿刺］但血管造影结果为阴性。如果动脉瘤在出血后完全形成血栓则可能会漏诊，通常需要在10~21天重复血管造影。

4. 处理　应该获得一个完整的病史，进行体格检查和神经系统检查。最初的急诊处置可能包括评估气道、呼吸和循环系统功能。对意识水平，脑神经、运动功能的简短的神经系统评估可明确是否需要紧急外科干预（如放置EVD，清除颅内血肿）。其他抢救生命的措施如降低严重的ICP，治疗动脉瘤的主要目标是减少再出血的危险。

5. 血压和容量控制　最佳血压取决于多种因素，包括自蛛网膜下隙出血发生后的时间、是否已治疗动脉瘤、颅内压和患者的既往状况。理论的治疗目标是在优化大脑灌注的同时最大限度地减少跨动脉瘤的压力梯度。显然，这些目标间有矛盾，可能无法得到必要的信息来确定最佳血压。除非进行心室导管或颅内压监测，否则不知道颅内压。最佳灌注压还取决于发病前的血压。如果患者出血前的高血压未良好控制，那么降低血压到"正常"水平以下，可能会危害脑血流灌注。一般情况下，未经治疗的动脉瘤患者，不应以降低血压来减少再出血风险。应避免高血压，尤其是在SAH后的前几小时，转运和血管造影期间有发生血压增高的风险。

一旦动脉瘤被去除，可不治疗高血压，除非血压升高显著或已经发生梗死，这种状况下由于自身调节功能丧失，CBF可能为压力依赖性。在SAH后任何时间，血压升高可能为颅内压升高或血管痉挛的自我平衡反应。

6. 脑水肿 由于急性脑积水与术前较低的评分及预后较差相关，因此临床医生必须严密监测患者急性脑积水的早期迹象。最可靠的临床检查是患者的意识水平。任何意识水平的改变需要一个紧急的头颅 CT 扫描以评估脑室的大小。反应迟钝的患者出现脑室扩张时需要立即行脑室造瘘术。

脑室造瘘术后，颅内压不应快速显著降低以避免增加透壁压，而这可能会增加再出血的危险。

7. 再出血 再出血的高风险是在首次蛛网膜下隙出血的第 1 个 24 小时。SAH 的第 1 天，再出血风险为 4.1%；此后这种风险逐渐降低，至第 3 天，稳定于每天 1.5% 的风险。2 周时的累积风险是 19%，6 个月时 50% 患者发生第 2 次出血。预防再出血的最佳方法是早期行血管内弹簧圈栓塞或手术夹闭动脉瘤。

8. 血管痉挛 血管痉挛是 SAH 的延迟局灶性缺血性神经缺损。继发于血管痉挛的症状性脑缺血的发病高峰为出血后的 7~10 天，几乎不发生于 SAH 后的前 3 天。症状性血管痉挛的风险可由入院的 CT 预见，基底池周围层厚的血块比层薄的风险高。诊断脑血管痉挛（CVS）有一定的困难，需要排除其他可能会导致迟发性神经功能恶化的情况，如再出血、脑积水、水肿、癫痫发作和败血症。

下面的测试有助于诊断 CVS。

（1）经颅多普勒超声（TCD）改变可能先于临床症状，基线检查结果（早期进行）较疑诊 CVS 后进行的第一次检查结果更有帮助。

（2）头部 CT 扫描有助于排除其他病因导致的精神状态下降，可能会显示提示脑梗死的低密度灶。

（3）CT 血管造影和 CT 灌注检查可显示受累区域血管痉挛和灌注减少。

（4）脑血管造影仍是诊断脑血管痉挛的"金标准"，并可通过血管成形术和（或）血管内注入维拉帕米和罂粟碱，同时获得诊断和治疗的价值。

钙通道阻滞药尼莫地平（60 mg，口服，每四小时一次）可降低血管痉挛的发病率。临床研究显示虽然没有证据显示病死率改变，但预后改善。

通过早期的稳定动脉瘤后，可以积极治疗而不用担心动脉瘤再破裂。血管痉挛高风险的患者给予预防性 3H 治疗者可减少发病率。这种疗法的目标收缩压 160~220 mmHg，CVP 的目标为 8~12 cmH$_2$O，肺毛细血管楔压（PCWP）的目标压为 12~14 mmHg。血液稀释治疗的目标血细胞比容为 25%~33%。

9. SAH 后的心脏问题 一项对因 SAH 入院的 70 位患者的前瞻性研究中显示，70 例检测到心律失常者 64 例（91%），其中 29 例（41%）显示严重心律失常，3 例出现恶性室性心律失常，如尖端扭转型室性心动过速，心室扑动和心室纤颤。严重室性心律失常与 Q-Tc 间期延长、低血钾相关。SAH 时的心电图偶有与急性心肌梗死的异常无法鉴别。SAH 时儿茶酚胺激增可诱发心内膜下的损害。SAH 后的神经源性肺水肿（NPE）患者可出现一种可逆性心脏受损，并且与特征性临床表现相关。受损的左心室血流动力学功能受损可能会导致心血管波动、肺水肿形成和并发脑缺血。心肌顿抑为一种可逆的心肌功能不全，偶见于蛛网膜下隙出血后，与急性心肌梗死的超声心动图显示一致，然而连续测定心肌酶为阴性，其持续时间短暂，通常在 5 天之内可消失。

10. 肺部并发症 内科治疗持续的动脉瘤性蛛网膜下隙出血时，肺部并发症是一个挑战。有时，它可以进展为成人呼吸窘迫综合征。

11. 电解质紊乱 SAH 患者电解质紊乱现象相当普遍。SAH 后出现容量不足和低钠血症的原因尚不清楚，但可能部分是由于排钠增多或脑性盐耗综合征（CSWS）。部分患者，在尿钠增多之前即出现心钠肽浓度显著增高，伴有其他水调节的异常（可能包括垂体后叶素浓度相对减少），从而导致血容量不足。尿钠增多的患者出现 SAH 后延迟脑梗死的风险增加。低渗透压可加重脑水肿并导致神经系统恶化，并可能诱发癫痫发作和降低意识水平。可用于区别 CSWS 与抗利尿激素分泌异常综合征（SIADH）的因素见表 3-4。

CSWS 的处置包括容量替换和维持充分水化，通常给予静脉注射等渗盐溶液（0.9%氯化钠）和血液制品（尤其是患者贫血时）。还可给予胶体以扩容或吸收间质/第三间隙内液体，可能需要添加口服盐或高渗盐来确保钠的正平衡。氟氢可的松可直接作用于肾小管促进钠的重吸收，也可用于 CSWS 的治疗。

表 3-4　CSWS 和 SIADH 的鉴别

1. 两者具有相同的化验特点：血清渗透压降低，尿渗透压高（高于血清）

2. 主要区别在于容量状态

3. 皮肤肿胀，黏膜干燥，少汗，心动过速

4. 直立性低血压

5. 入院后连续测定体重下降（SIADH 时升高）

6. 出入量表中显示负的水平衡

7. 侵入性容量状态检测显示，肺毛细血管楔压降低（PCWP<8 mmHg）或中心静脉压降低（CVP<6 mmHg）

8. 尿钠量显著升高（SIADH 时可不同）以及 CSW 时尿量增加

9. 尿素氮和血细胞比容升高支持 CSWS（肾前性氮质血症和血液浓缩）

10. 血 K^+ 升高通常不会在 SIADH 中出现，常提示 CSWS

11. 在血容量不足时（CSWS）血清尿酸增高，而在（SIADH）中降低

12. **感染**　由于需要放置多个导管（中央静脉、动脉导管、脑室造瘘术、弗利导管），在 SAH 患者中感染很常见。由于很大比例患者行气管插管，呼吸道感染和呼吸机相关性肺炎（VAP）并不少见。

13. **静脉血栓形成**　在 SAH 患者中，静脉血栓形成是一种特殊状况，尤其是在动脉瘤得到控制前，谨慎应用标准预防措施（肝素、低分子肝素）时。报道显示深静脉血栓（DVT）事件约 2%，有诊断依据的肺动脉栓塞（PE）为 1%。建议的预防措施是使用下肢弹力长袜和气压式弹力袜，术后尽可能早期活动。

二、结论

蛛网膜下隙出血与显著的发病率和病死率相关。

许多幸存者残留有持续的躯体、认知、行为或情绪的变化，这将会影响他们的日常生活。死亡和残疾的最重要预测因素是患者当时的临床状况。年龄、并发症、动脉瘤类型、出血多少也与不良预后相关。多种措施应同时进行，以实现快速准确的诊断，稳定病情以及处置神经系统后遗症。采取这些措施时，应当尽早明确针对 SAH 病因的治疗方案，以及降低毁灭性再出血的风险。

（徐鸿涛）

第四节　中枢神经系统感染

一、脊柱感染

脊柱感染是潜在致命的神经外科急症，可分为脊椎骨髓炎、硬膜外脓肿、硬膜下积脓和脑膜炎。

（1）骨髓炎：化脓性骨髓炎最常见的致病原是金黄色葡萄球菌（60%），其次是肠杆菌（30%）。非脊柱感染可能通过血行播散或直接延伸导致脊柱感染。血行播散是感染扩散到脊椎最常见的途径。Batson 证明，盆腔静脉丛中的血流可通过一系列的无瓣静脉（Batson 丛）逆行到椎前神经丛；这一静脉网络允许肿瘤和感染从骨盆蔓延到脊椎。由 Wiley 和 Trutea 提出的小动脉的理论，提出细菌可定植于椎体终板的终末小动脉网，导致骨髓炎和关节盘炎。第二个最常见的路线是从邻近软组织的感染灶直接蔓延。

某些疾病及治疗可导致免疫功能低下，如艾滋病、恶性肿瘤、长期使用类固醇、糖尿病、肾衰竭、近期脊柱外科手术或既往脊髓手术史，均导致患者容易发生脊柱脓肿或骨髓炎。

腰椎是紧随胸椎之后受累最多的部位。早期可能无神经系统缺陷。由于压缩位于矢状面上椎体前侧，因此运动症状和长束征比感知症状更常见。

评估椎体骨髓炎的流程应包括以下内容。

实验室化验：全血细胞计数（仅有 35% 患者 WBC 升高）、血培养（约 50% 阳性）、红细胞沉降率（ESR）和 C-反应蛋白（CRP）为非特异改变，但几乎所有病例均升高，通过适当治疗，CRP 迅速趋于正常。

疼痛部位的影像改变延迟出现（至少感染发生 4 周后），最早发现为椎体终板透明变性后的椎间隙变窄。在显示骨破坏程度上，CT 扫描起着重要的作用（好于 MRI）。然而，MRI 仍然是诊断脊柱感染的首选技术，它对椎体，软组织和神经元的细节描述更为优越。感染后的 1~2 天骨扫描可能为阳性，但继发于退行性改变，手术或骨折者也可呈现假阳性。

没有阳性血培养时，怀疑骨髓炎部位的活检有助于明确诊断及确定病原体；针吸活检培养检出率为 60%~90%。

约 90% 的脊椎骨髓炎可经非手术治疗（表 3-5）。可非手术治疗的标准包括明确病原体并对抗生素高度敏感，单个椎间盘受累同时少有椎体受累，无或轻度神经缺损，很少或无脊柱不稳。非手术治疗包括静脉注射抗生素，基础疾病的治疗及矫形器固定。如果患者临床疗效和影像改变满意、ESR 下降，应持续静脉注射抗生素至少 6 周。

表 3-5　手术干预的适应证

需切开活检
内科治疗失败
脓肿引流
与神经缺损相关的脊髓或神经根压迫减压
矫正脊柱畸形和不稳定

（2）非化脓性骨髓炎：非化脓性骨髓炎通常由结核（Pott 病）和真菌（曲霉菌、芽生菌、球孢子菌）导致。

（3）关节盘炎：关节盘炎是一种髓核感染，继发软骨终板感染并可能累及椎体。可自发产生（最常见）或在手术后，往往是自限性和良性的。

（4）脊椎硬膜外脓肿：脊椎硬膜外脓肿（SEA）是一种罕见但可能危及生命的疾病，需早期发现和及时处理（表 3-6）。腰椎最常见，其次为胸椎和颈椎。发生的高峰年龄为 57 岁，男性居多。硬膜外脓肿通常与椎体骨髓炎及椎间盘炎相关。

硬膜外脓肿的危险因素与脊椎骨髓炎相似，包括糖尿病、静脉吸毒、肾衰竭、酗酒、长期应用类固醇和近期手术，或诊断性脊柱操作史。

硬膜外腔内的化脓可通过以下3种路径发生：①从邻近部位感染（压疮、腰大肌脓肿、穿透伤、咽脓肿）直接蔓延。②最常见为由远处的皮肤感染致血行播散（15%的病例可发现疖肿）。③脊髓操作（腰椎穿刺、硬膜外麻醉、类固醇注射或脊髓手术）直接污染。部分病例系列报道显示约50%患者未发现感染源。

表3-6 脊椎硬膜外脓肿的鉴别诊断

转移性肿瘤，尤其是淋巴瘤
横贯性脊髓炎
脊髓肿瘤
瘘管
硬膜外血肿
脊髓梗死、缺血

二、病理生理及临床特点

症状可能与神经压迫，继发于供应脊髓的动脉、静脉血供及微循环血栓形成的缺血以及感染性血管炎有关。

硬膜外脓肿的重要表现之一在于症状的多变性；因此，必须有高度疑诊的指征以便早期诊断，预防不可逆的神经系统缺损。Heusner的描述中将典型的临床表现分为4个阶段：①脊髓疼痛与压痛。②神经根性疼痛。③运动和感觉缺失，括约肌功能障碍导致失禁。④完全瘫痪。

三、引起脊椎硬膜外脓肿的病原体

50%的脊椎硬膜外脓肿病例中的病原体证实为金黄色葡萄球菌，需氧和厌氧性链球菌是第二个最常见的有机体；近年来，革兰氏阴性需氧菌（大肠埃希菌、铜绿假单胞菌、肺炎克雷伯菌、枸橼酸杆菌）所占比例不断提高。10%的病例中可检测到多种病原体，30%~50%的病例未能检出病原体。

脊椎硬膜外脓肿的实验室结果通常为非特异性，多数情况下有轻度的白细胞增多，血沉增快和CRP升高，血培养可多达67%为阳性。腰椎穿刺可以在病灶部位邻近同一水平进行，但可能导致感染播散到蛛网膜下隙和脊髓的风险。脑脊液化验通常显示脑膜改变：轻度的细胞数增多、蛋白质升高及糖水平正常。

四、影像学研究

平片通常正常，当发生椎间盘炎和脊椎脊髓炎时，可见椎间隙变窄及终板透明样变。并发脊椎脊髓炎时，CT扫描可正常或显示相应骨破坏的证据。静脉注射造影剂的增强造影可见硬膜外腔的积聚。核磁共振成像可用于诊断脊椎硬膜外脓肿。此外，磁共振成像可以排除其他疾病，包括对如椎间盘突出症、横脊髓炎、肿瘤、血肿等的鉴别诊断。当患者有MRI检查禁忌证时，可行脊髓CT造影以排除SEA，但该检查有种植感染的风险。

五、治疗

当患者明显疼痛或有脊髓不稳定可能性时，应给予固定。胸椎和腰椎可通过胸腰骶部矫正术来固定，这足可以使患者重新行走。颈椎病变可通过应用 Philadelphia 颈圈（或其他硬颈圈）固定。固定应维持到疼痛缓解，并通过神经影像学检查证明脊柱稳定。应尽早开始使用抗生素，最好在取得血培养和（或）活检样本后开始应用，以便确定致病原。经验性治疗通常包括：①万古霉素，除非可排除耐甲氧西林金黄色葡萄球菌（MRSA）感染。②第三代头孢菌素。③口服利福平。获得培养结果后，抗生素应相应调整。治疗时间通常为静脉注射抗生素 3~4 周后再给予 4 周的口服抗生素。如果有证据显示并发骨髓炎，建议静脉抗生素持续至少 6 周（图 3-2）。

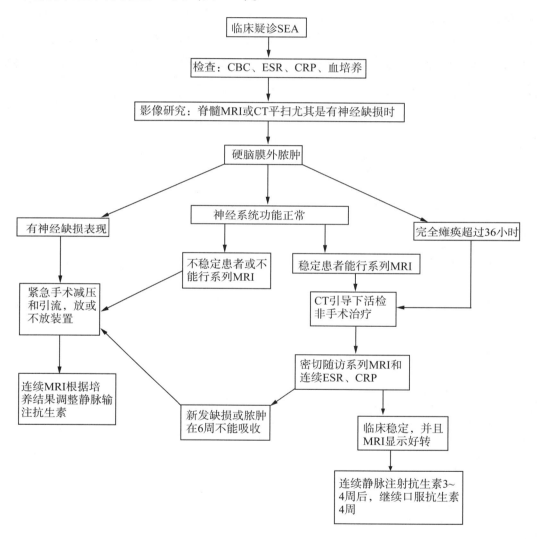

图 3-2 SEA 评估和治疗流程

SEA，脊柱硬膜外脂肪；CBC，全血细胞计数；ESR，红细胞沉降率；CRP，C-反应蛋白

传统上，脊椎硬膜外脓肿一直被认为是需要立即干预的外科手术事件。然而近年来，部分学者主张保守治疗，尤其是神经功能完好并且手术风险非常高的患者。

六、外科手术

有足够的证据显示患者预后与外科手术时的神经功能状态密切相关。背侧脓肿通常行椎板切除术和脓肿引流即足够，但是，当并发椎体脊髓炎及脓肿位于腹侧时，需经前路径或经椎弓根或外侧途径行椎体切除术、移植物放置。

Rath 等对 43 例手术治疗胸部（19 例）和腰部（24 例）的脊椎骨髓炎患者进行回顾性分析，结果显示存在感染时使用脊髓器械和自体骨移植并未导致感染持续或复发的风险增高。

七、预后

由于严重的并发症及患者基础状况，脊柱感染的病死率仍然高达 20%。超过几小时的瘫痪罕见逆转，然而，系列病例研究显示 36 小时内治疗仍能有所改善。神经系统功能受损是脊柱感染的严重并发症，它的发病率与手术时神经受损的程度密切相关。神经系统预后不良的相关因素包括并发糖尿病、类风湿关节炎、颈椎受累、治疗延误至神经功能缺损 72 小时以后。

（徐鸿涛）

第四章

开颅术

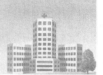

第一节　手术前准备

开颅术前准备主要包括三方面内容：①通过神经系统查体和神经影像学检查，明确病变的定位和定性诊断。②了解患者的心、肺、肾等器官的功能情况，全面评价患者的身体情况，以便选择治疗方式。同时，治疗如糖尿病等并发疾病，保证患者术后良好康复。③与患者及家属交流，交代手术目的、治疗方案、预后及治疗过程可能发生的意外，增进医患双方互相了解和信任。

一、明确诊断

神经外科诊断包括定位和定性诊断两个方面，CT 和 MRI 是当今诊断神经系统疾患的基本检查手段。

影像学的不断发展为神经外科疾病的及时、准确诊断提供了可靠保证。如今，对于绝大部分病灶而言，术前都能做出比较准确的定位和定性诊断。CTA 和 MRA 检查可以提示脑血管病的诊断，通过脑血管造影（DSA）可以确定诊断。

二、手术前评价

手术前神经外科医师必须评价患者全身和神经外科疾病状况。患者全身状况可直接影响手术预后。手术前评价患者主要脏器的功能，是神经外科手术前准备的重要环节，需要认真完成。

患者术前并发症会影响神经系统疾病的治疗。反之神经外科的手术治疗，也会加重既往疾病病情。因此，术前应对其既往所患疾病，如高血压、糖尿病、心肌梗死、哮喘、肺气肿、风湿热、肝炎和过敏史等疾病以及治疗状况有所了解。有些并发症是与颅脑肿瘤相关的，如垂体腺瘤并发糖尿病、颅咽管瘤并发尿崩症、脑转移瘤与原发肿瘤等。另外还需了解患者以往的手术史及麻醉情况。

手术前应系统的检查患者的心血管、肺脏、肾脏、代谢及凝血功能。了解各系统功能状态，不仅对决定患者能否接受手术治疗提供依据，还有助于预测患者术后可能发生的并发症，提前做好预防。

（一）对患者主要脏器功能评价

除需要了解患者是否具有神经外科的颅内压增高等危险因素外，还要对患者的心、肺、肾、代谢及凝血功能进行评价，详见"第一章第二节"。应与麻醉科医师共同商定，遇有问题时，还应邀请相关科室医师协助处理。

（二）神经外科疾病对身体其他系统功能影响

神经外科疾病可引起患者其他系统的生理功能紊乱，在麻醉及手术过程中出现不良反应。例如颅脑肿瘤引起颅内压增高，患者常有呕吐症状；降颅内压治疗时使用甘露醇等脱水剂，可造成患者脱水、低血压甚至体内水电解质紊乱；应用激素治疗脑肿瘤引起的脑水肿，不仅使患者体内血容量增加，还可引起高血压和血糖升高。

由于脑膜瘤可产生前凝血质，所以发生血管内栓塞的概率较高。变性的正常组织释放出的促凝血酶原将引发高凝状态，深静脉血栓的发生率很高。DIC 及血小板减少症常见于脑转移瘤的患者。对上述患者行凝血功能的检查十分必要。

垂体腺瘤患者手术前存在着内分泌功能障碍，可表现为甲状腺功能低下和可的松分泌缺乏。甲状腺功能低下使药物代谢减慢，降低心室对低氧的耐受力，继而出现水电解质紊乱，如低血钠、低血糖和低体温。可的松分泌不足可致肌肉无力、体重下降、恶心、呕吐和低血压，继而发展为低血钠、低血钾。垂体腺瘤分泌的促肾上腺皮质激素增多，患者可发生高血压、低血钾、高血糖、骨骼肌无力和血管内容量增加。垂体腺瘤分泌的生长激素增多促使生理功能改变，出现高血压、巨人症和肢端肥大人体形态变化，这些内分泌功能障碍增加麻醉及手术的危险性。

动脉瘤破裂蛛网膜下腔出血可以造成心电图 ST 段改变。

脊髓肿瘤可能造成尿潴留、泌尿系感染以及皮肤压疮等，以上情况均应给予对症治疗。

（三）手术前药物治疗

除了对患者的并发症进行治疗外，手术前需要针对神经外科手术给予药物治疗（表 4-2），包括围术期预防感染、类固醇激素和抗惊厥等药物的应用。

表 4-2　神经外科手术前药物治疗

药物治疗种类	治疗原则
围术期预防感染	麻醉前应用一个剂量抗生素，整个手术过程维持有效血药浓度直到缝闭切口（有感染或伤口污染除外）
类固醇激素使用	对减轻脊髓损伤、脑肿瘤所致的水肿及颅内压增高有帮助；首次地塞米松 10~20 mg，每 6 小时 4~6 mg 维持（成人）
高渗溶液	甘露醇 1 g/kg 治疗颅内高压；3%氯化钠盐水治疗持续性低钠血症
抗高血压药物	预防术后出血以及治疗蛛网膜下腔出血
抗惊厥药物	有癫痫病史或发生癫痫后给予，保持有效的血药浓度

（四）术前动脉栓塞

术前对巨大动静脉畸形和富于血管的肿瘤（实性血管网状细胞瘤）供血动脉栓塞，可减少肿瘤术中出血。栓塞后 1 周内应行开颅手术，否则闭塞的血管会再通。但有些巨大的肿瘤或动静脉畸形，栓塞后反而造成病灶内出血和脑水肿，出现急性颅内压增高，有时甚至需要急诊手术。

三、签署手术知情同意书

任何人得知自己患了神经外科疾病需要手术时心情都会紧张。每位患者对手术效果和危险性都会有不同的理解、要求和担心，取决于患者的文化背景及以往患病经验等因素。重视患者及其家属的意愿，将患者所患疾病有关知识和手术相关问题解释清楚是神经外科医师的责任。

颅脑肿瘤和脑血管病手术都是高风险的治疗，尽管近年手术技术不断提高，手术后死亡率和致残率都已降至很低，但术后仍会发生各类并发症。手术医师应以高度负责的精神、精湛的手术技术来取得良好的手术效果。同时，医师也必须在手术前与患者（家属）认真地签署手术知情同意书。美国在 1914 年就建立了"手术同意书签署"这一制度，后获得美国法律承认。

文明社会的每一个社会成员在职业、社会家庭、个人隐私等问题上都拥有自主权，可以自主选择和拒绝对疾病的治疗。同样，患者对自身所患疾病，不论何时做出哪种选择，医师都应尊重患者的意愿。手术知情同意书应视为保护患者权益的法律文件。

手术知情同意书包含两个概念：第一是患者有对手术的知情权。患者主动收集与自己疾病有关的信息，医务人员也应将这些信息主动告知患者；第二则是患者和家属（患者家属）有权在获得真实、充分的信息基础上自主选择治疗方法、医疗机构、施治医师等。在此知情基础上，如患者家属同意手术方可签署手术同意书。在手术前患者或其家属签署书面手术知情同意书，证明医师得到了患者家属同意或授权，可为患者实施手术治疗。知情同意必须满足法律需要，在一些危险治疗前，患者家属有权事先了解潜在的危险和可能造成的损伤。

我国 1999 年 5 月 1 日实行《职业医师法》以后，这一工作更为重要。医师应该认识到，医患之间对手术知情同意书的签署属法律程序，必须认真严肃执行。知情同意书的签署应在完成对患者病情的评价后进行。

（一）与手术相关的知情同意书

与手术相关的知情同意书包括"手术知情同意书""麻醉知情同意书"和"输血知情同意书"。除麻醉知情同意书应由麻醉科医师与患者进行签署外，其他由神经外科医师负责处理，医师和家属（患者）双方签字，由手术者亲自负责。因为术者是整个手术的执行者和指挥者，能纵观全局并对治疗结果负责。助手对疾病尚未能达到透彻的理解和认识，解释病情往往欠全面。

（二）手术知情同意书的签署过程

除急诊手术外，手术知情同意书的签署需待全部检查完备，对患者病情有了初步评价后进行。签署时间可由医师提出，请需要知情的家属到场一起交谈。签署知情同意书是医师和患者之间的事务，只有需要监护的患儿、临床危重和意识不清患者，方可由患者的监护人（父母、子女、配偶）代替患者完成签署。但是由于我国习俗的不同，医师往往与患者家属交代病情和手术，而不是直接向患者本人交代，特别是手术风险大、效果差的疾患或恶性肿瘤。这与欧、美等国家直接与患者交代病情，由患者本人亲自在手术知情同意书上签字不同。

同医师应根据家属（患者）对疾病的理解程度、文化水平、接受能力、肿瘤的性质和手术预后，有针对性地交代病情。手术知情同意书的签署可分为四个步骤：①向患者（家属）说明其患病情况。②列举治疗该疾病可选择的治疗方法及各自的优点和危险。③说明推荐手术目的和手术风险，介绍护理标准和医院的制度。④解答患者（家属）问题，医患双方签字。以上均在手术前完成。

1. 向患者（家属）说明患者患病情况，应在相关神经外科检查如 CT、MRI、DSA 和患者主要脏器功能实验室检查齐备后进行。病情交代应包括对颅脑肿瘤的部位和性质、患者的全身健康情况、病情的严重程度做出判断；并说明不治疗将可能导致的结果和有无突然发生脑疝的可能。

2. 列举治疗该疾病可采取的治疗方法，提出有说服力的临床证据，把适用于患者治疗的各种真实可信的方法全部向患者（家属）讲清，并说明各种治疗方案的利弊。例如，当前治疗颅脑肿瘤的手段较多，可以采取临床观察（暂时不必立即治疗，观察病情变化）、开颅手术、放射治疗（包括 X 刀和 γ

刀治疗）以及化疗等手段。对不同的治疗方法，医师应客观、实事求是地介绍，对自己不十分精通的领域，可建议去咨询其他专科医师。在介绍的过程中医师切忌诱导患者接受某种治疗，夸大某种治疗的疗效。医师可提出自己对某种治疗的建议，但决定选择哪种治疗的权力在患者（家属）。

3. 说明手术目的和手术风险　患者（家属）同意采用手术治疗后，医师可进一步介绍手术治疗的目的，列举手术治疗的成功经验，增强患者（家属）战胜疾病的信心。另外，在交谈中，医师应充分了解患者（家属）对疾病治疗效果的期盼和具体要求。医师应评价患者耐受手术的身体条件、开颅手术的一般知识、手术的目的、手术可能切除的范围（全切、部分切除等）、手术潜在的危险等。可能发生的意外包括：①外科手术共有的危险性，如麻醉意外、伤口感染、大出血和输血反应等。②神经外科手术特有的危险性，如神经系统功能丧失、脑水肿、脑膜炎等。③相关危险因素，包括既往存在的疾病，如糖尿病、慢性阻塞性肺病、高血压等。医患双方都不希望出现的手术效果，如患者出现长期昏迷、痴呆、癫痫、脑神经损伤、偏瘫失语等术后并发症，甚至发生术后死亡。值得注意的是，医师在交代上述各种意外的同时，还必须介绍对可能发生的意外准备采取的预防措施和处理方法，以减轻患者（家属）对手术治疗的担心。

4. 解答患者（家属）的问题，医患双方签字　医师说明手术相关情况后，医师应细心负责解答患者和家属各种疑问，直至他们得到满意的解答并同意手术方可签字。如患者和家属对手术犹豫不决，在病情允许的情况下，可待其进一步理解并协商后再签字。手术知情同意书应包括患者姓名、术前诊断、手术方法、术中术后可能发生的问题和签字日期，由主刀医师和家属分别签字。签字书应放在病历中妥善保管。由患者委托的签字人，应注明与患者的关系，并有委托书。

应该说明，医师对推荐治疗的预期效果不能作保证。

完成知情同意书签署是医师与患者和家属相互交流，增进理解和信任的过程。交流时医师的语言要通俗易懂，要视谈话对象的文化程度、地域风俗、接受能力反复讲明。与手术有关的其他知情同意书，如输血、麻醉等知情同意书也须参照上述方法在术前认真签署。

（成　利）

第二节　体位

良好的术野暴露是开颅手术成功的前提和基本要求。因此，患者的体位十分重要，体位不合适，不但会给术者造成操作上的困难，严重者还会造成术后并发症。术前在研究手术方案时，应结合病变暴露、手术入路和切口部位，确定患者最佳的体位，必要时采用头架辅助固定。

一、手术室布局

现代神经外科手术需要很多大型的手术器械，诸如手术显微镜、高速颅钻、神经导航、术中造影、超声吸引器、超声波、麻醉监测仪、呼吸机、脑血流和神经电生理监护仪等。神经外科显微手术在显微镜下进行，器械护士、麻醉医师无法直接看到手术进行的情况，影响手术的配合，为此，还需配备与手术显微镜相连的监视器。如此众多的手术器械以及相连的管道与电源线，占据了手术室很大空间和地面。为了不出现人为的干扰，保证手术能安全高效地进行，术者、助手和器械护士，以及呼吸机、相关仪器手术显微镜等手术设备均应有固定的位置。有些设备，如各类管道和手术显微镜监视器应装在天花板上，以减少占据手术室空间。不同的神经外科手术对手术室布局的要求稍有不同，但保证患者的整个手术过程安全，术者操作方便、快捷是共同的目标。总的原则就是为了保证主刀医师能够在最清楚的术野暴露、最舒服的操作空间和最默契的医护麻醉配合下，顺利地完成神经外科手术。

下面介绍目前较通用的开颅手术室布局，以供参考。

以幕上右侧切口手术为例。术者站在患者的头顶部，助手位于术者右侧，器械护士站在手术台右侧，麻醉医师在手术台的左侧。呼吸机及手术显微镜等手术设备的固定位置如图4-1。幕上左侧切口手术时，器械护士和麻醉医师站在手术台的位置可调换。左、右侧枕下切口时手术室布局如图4-2、图4-3所示。

在一些有条件的神经外科中心，手术室的布局还需要考虑术中超声波、术中CT、术中电生理监测等辅助设备的因素，根据不同情况灵活安排。

二、患者体位摆放

开颅手术中，患者体（头）位摆放方法应符合以下要求。

1. 一般常采用轻度头高脚低位（20°左右），开颅部位保持基本水平。因颈部和颅内静脉无静脉瓣，颅内静脉压水平高低的主要依据与右心房水平之间的高度有关。头位过高切口时可造成静脉负压，当静脉破裂时形成血栓。头位过低可造成手术中出血增多。

2. 避免压迫、扭曲患者气管内插管，保持呼吸道通畅，避免压迫头部静脉回流受阻。

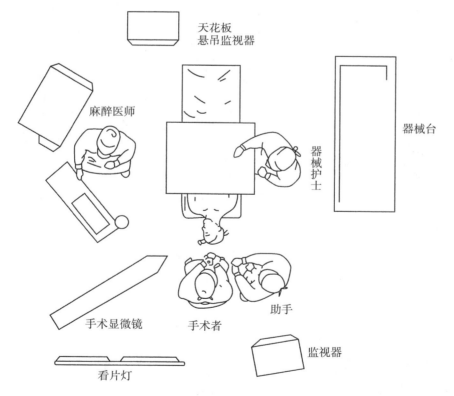

图4-1 手术设备的固定位置

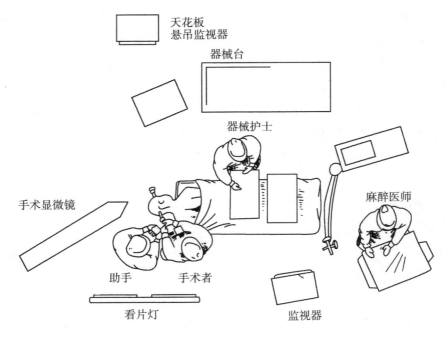

图 4-2　左侧枕下切口时手术室布局

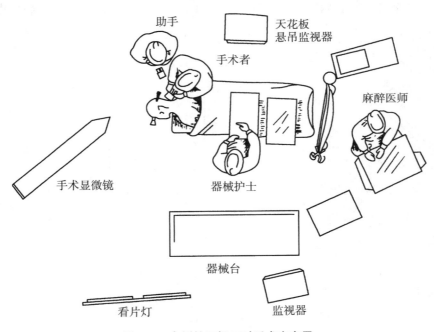

图 4-3　右侧枕下切口时手术室布局

3. 避免身体突出部位（如髋、肘关节）的血管神经和皮肤受压，特别注意保护好易损伤的眼、耳。

4. 手术医师术中操作舒适，能在直视下分离深部结构。为了满足上述要求，患者的体（头）位摆放应当由手术医师、麻醉医师及手术室工作人员协同完成。另外，术中调整手术床的高度与角度，也可弥补体位摆放的不足。手术医师最好能观察麻醉诱导过程。对延、颈髓病变的患者，麻醉插管时，避免过度牵拉颈部，以免影响患者呼吸。

有学者建议手术前一天，对于特别复杂的体位可在病房内模拟摆放。医师依照手术体位的要求，将患者身体屈曲度和头位摆放好，并让患者保持 5 分钟，了解患者有何不适，同时检查生命体征和神经系体征，观察不良反应。

患者体位的摆置程序（图 4-4）如下。

1. 完成麻醉插管，盖好眼罩。

2. 医师安装头架，翻转患者时须注意气管内插管（图 4-4A）。

3. 根据手术部位和切口摆好所需体位（图 4-4B、图 4-4C）。

4. 巡回护士协助将患者头固定在适当位置（图 4-4D）。

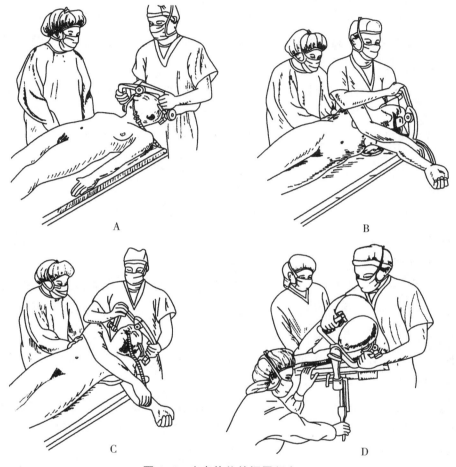

图 4-4 患者体位的摆置程序

5. 巡回护士用约束带固定好患者体位，保护好关节突出部位。

6. 与麻醉医师共同检查气管插管位置是否正常、颈静脉是否受压。

三、常用体位

（一）仰卧位

仰卧位是开颅手术最常用的体位，适用于额部、颞部、顶部和翼点等多种手术切口。患者仰卧于手术台上，双臂固定在身体两侧，肘部垫以棉垫，保护尺神经不受压迫。

可根据不同手术切口要求，通过调整头架，转动头部角度为 30°～60°。眼睑内涂眼膏封闭，防止角膜干燥和有害光照射。

患者头部应稍高于心脏水平，以防止头部静脉血回流障碍。头部位置应有利于术中通过脑组织自身重力作用自然下垂，加大脑底与颅底的间隙，增大手术空间，减少术中对脑组织牵拉。可根据需要旋转头部，但角度过大时，患者肩下应置一枕垫，以防颈部过度扭转影响静脉回流。麻醉所用的管道不要压迫颈部血管，保障患者呼气道通畅。另外，显微手术时，患者身体上方的手术器械托盘应超过头顶部 40 cm，以不妨碍装置手术显微镜为度。安装头架时注意勿使头架压迫双耳。

（二）侧卧位和倾斜侧位

侧卧位适用颞部、颅中窝底切口和枕下切口手术，也可用于椎板手术。侧卧位时，需用枕垫将患者胸部略垫高，以减少对患者身体下方腋窝内神经血管的压迫。头部摆放适中位即可。令患者一侧下肢（靠上侧）髋和膝关节屈曲，以避免躯体向一侧倾倒。用约束带将患者上面的手臂，自肩部向下牵拉，并固定在手术床上，这样可获得头部满意的暴露。

行枕下开颅时，还可采用倾斜侧卧位。侧倾斜卧位较单纯侧卧位患者身体向前倾斜，更适用乳突后切口，切除桥小脑角肿瘤。安装头架固定头部时，将患者下颌尽量靠近胸部，颈部屈曲以充分暴露后颈部。这样可使头颅和寰椎后弓间隙变宽，增加手术视野显露，为体胖颈部较短的患者行枕下中线切口时尤为重要。

（三）俯卧位

俯卧位用于枕下切口、椎板手术，颅-颈交界手术都可采用这一体位。使用特殊的架子支撑骨盆和侧胸壁，尽量减小对腹腔的压力，保持膈肌运动，降低下腔静脉的压力，以减少硬脊膜外出血。俯卧位时要避免压迫腹股沟处股神经，防止术后出现股痛等感觉障碍。

有些颅后窝和颅-颈交界处手术，如颈关节不稳定需要用头架牵引固定头部。弯曲颈部使下颌尽量靠胸，最大程度暴露后颈部。患者手臂放在身体两侧，勿压迫上肢的周围神经。用约束带系在肩部两侧并在背部十字交叉，向下牵拉充分显露后颈部术野。

上述原则适用成人。对儿童和婴幼儿，应使用头托，避免使用刚性头架损伤颅骨。手术时要用泡沫塑料或手术巾衬垫身体，小心勿压迫患者眼球。应用保温毯保持婴幼儿体温。

俯卧位摆置完成后，必须确定患者通气道是否正常。若患者的头颈被过度屈曲，使气管插管扭曲，会造成通气困难。使用螺旋弹簧气插管，可防止这种意外发生。另外患者在俯卧位时，低头屈颈，下颌靠近手术床的边缘，要注意勿使下颌受压。通过调整舌与口咽通气道及气管插管的位置，可以预防术后患者舌体下垂性水肿。双眼应涂眼膏后封闭，预防术后球结膜水肿。俯卧位的缺点是胸腔内压力升高、颈部过屈、手术时不利于观察颅后窝侧方。

（四）坐位

坐位适用于颈部、枕部、枕下中线切口和经小脑幕下、小脑上切口，其优点是，可减少术中出血，尤其适用颅后窝富于血运的肿瘤和巨大动静脉畸形切除术；经小脑幕下、小脑上切口，小脑因重力自然下垂，适用暴露小脑上面和Ⅲ脑室后部松果体区；因患者胸腔不受压，手术中呼吸道保持通畅；宜保持患者头部的中线位置，减少椎动脉扭曲的危险。坐位切口手术的最大缺点是手术中出血后易引起血压降低，手术后颅内血肿率较高；空气易进入静脉或静脉窦内引起空气栓塞，增加了放置中心静脉压管的危险；臂丛神经易受损；手术医师的手臂易疲劳等。由于坐位手术的气栓、术后血肿发生率高，同时神经外科医师对此体位的不熟悉，对于手术中麻醉监测较高，目前临床上使用较少，但对于小脑上幕下部位的病变还是有其优势的。

气管内插管全身麻醉后，放置动脉内三腔 Swan-Ganz 管；膀胱内留置导尿管。

将 Mayfield 型坐位用头架弓固定在手术床上。手术床抬高大腿，床的尾部降低，以保护腓总神经和坐骨神经。然后以每 3~5 分钟增加 10°~15° 的速度升高床的背部，同时监测脉搏和心电图。当床的背部升至 45°~50°，待患者生命体征稳定后，医师托住患者头部并尽量屈曲至理想位置，保持颏部和胸骨间的距离至少一指宽空间。与此同时，助手安装 Mayfield 头架，将头架弓连接固定在理想位置，避免头架移动。使 Mayfield 头架保持水平，脑自动牵开器的基座则会处在适当的角度以利于连接支持臂。但需注意，坐位切口手术时会出现气栓或低血压。中心静脉压导管可防止气栓，方法是在 X 线透视下，通过手臂外展或抬高调整导管末端的位置。使导管恰当地插入右心房，当导管刺激心壁时会引起心律失常，手术结束后应快速将导管从心腔退回到下腔静脉中，并要防止心肌灌注失常及心肌填塞障碍。另外，超声波监测可查出小的气栓，可由麻醉师操作监视。术中一旦损伤静脉窦，应立即压迫明胶海绵，修补破口，防止气体进入静脉窦形成气栓。

坐位手术时，麻醉师要严密注意血压及脉搏变化，一旦出现低血压，要立即恢复患者平卧位并采取必要的措施。通过调节手术床，保证充足循环血量、双下肢用充气泵包裹、背部升至 45°~50° 等措施，可保证患者耐受因体位改变引起的心血管系统改变。

同时屈髋，屈膝，防止压迫患者腘窝。乳突后切口时，向对侧旋转头颈以利暴露病灶。头颈体位摆放后，需再次验证气管内插管的位置，将头架确实固定。

患者的手臂放在两旁的扶手上，避免肩部下垂牵拉颈神经根，这点对有颈椎病的患者更为重要。同时尚需注意保护尺神经。长时间麻醉可发生坐骨神经麻痹，屈膝或在大腿屈曲时小腿下垂。腓骨头两侧防护，防止出现腓总神经麻痹。

建议在术前先让患者模拟摆放体位，使患者体验术中准备摆置的头颅的弯曲、旋转位置是否舒服。对儿童或青少年患者应将臀部垫高，以弥补身高的不足。

术毕先去除头架，缓慢放平手术床。待患者呼吸及血压稳定后，再拔除气管内插管和搬动患者。坐位手术关颅前要认真止血，因坐位时脑动脉压比其他体位低，止血不彻底易发生术后血肿。

（五）半俯卧位

半俯卧位可用于做大脑后部如Ⅲ脑室后肿瘤、小脑幕肿瘤以及桥小脑角肿瘤等手术，也适用于颅后窝急诊手术。

摆放好的患者体位很类似睡眠状态，上面的手臂下垂，前臂弯曲，可靠近下颌，胸前垫一小枕。头部自手术床头伸出，头颈弯曲。患者下面的腿伸直，注意保护腓神经，上面的腿保持膝、髋关节屈曲。体位摆放后检查气管内插管，防止出现压迫和梗阻，并保持腹部放松而不影响肺部通气。

四、总结

手术体位是各种神经外科手术开展的第一步。各种手术体位的选取和布局，与主刀医师对于各种手术入路的熟悉程度和理解息息相关，总的原则就是获得最合适的入路，最清晰的术野暴露和最舒适的操作角度，同时尽量避免可能的并发症。对于神经外科医师而言，正确体（头）位的摆放应当与选取恰当的手术入路是一致的。对于上手术台的患者，除了常规的手术入路和体位以外，神经外科医师还应该注重每个手术的个体化差异，以选取最佳的手术体位。

（成 利）

第三节　手术切口设计

手术切口设计是否合理关系手术成败。准确的肿瘤定位是选择切口手术切口的前提。传统的切口手术依据患者神经系统体征，头颅平片、脑血管造影、气脑造影等进行术前定位。由于颅内占位病变使正常的脑沟回移位，这种定位方法往往不准确。CT 和 MRI 的出现，使颅脑肿瘤的定位十分准确，尤其是加权 MRI 的 T_1 像对脑定位起到十分重要的作用。脑血管造影的肿瘤血管染色也有助于脑瘤定位。近年，功能磁共振（fMR）的出现，为大脑半球肿瘤定位提供了新的途径，使手术切口设计更可靠的避开脑功能区，有效地保证了手术安全。

手术切口设计的基本要求是：①切口尽量藏在发际内，不影响患者美观。②暴露充分，对脑组织损伤小，到达肿瘤路径近捷。③充分利用脑组织自然下垂，尽量利用前、颅中窝底、纵裂等正常解剖间隙进入，暴露所需要的部位。本节重点介绍大脑半球病灶手术切口的设计方法。

手术切口设计分三步进行。

第一步，确定病灶在颅内位置。如果应用神经导航确定病灶部位，设计手术入路和头皮切口，可以更加准确和方便，还可以应用功能磁共振（fMRI）图像，标出肢体运动和语言区，使手术入路能避开这些重要结构。

尚未具备神经导航设备时，确定病灶在颅内位置方法是，在 CT 和 MRI 影像上先确定某些解剖标志为参照物，如外耳道、耳的上、后缘、枕外隆突、冠状缝、人字缝，以及大脑深部的室间孔、侧脑室，小脑幕等，计算病变与这些主要参照物的距离，依照上述资料，确定抵达肿瘤的手术入路，设计头皮切口。自脑沟进入侧脑室，神经内镜下观察肿瘤的供血动脉，手术切除肿瘤后神经内镜所见。

另外一种简易的定位辅助办法是 MRI 检查时，在患者头皮上放一个或几个标记物或维生素 E 胶囊作为参照标志，尽量使标志靠近病变在头颅投影区，获得 1~2 个平面图像。用这种方法，可使皮瓣设计得既小又精确。

利用脑血管造影像的异常表现，如肿瘤染色对脑肿瘤定位定性也有应用价值。但应注意，在脑血管造影的侧位像，颅骨前后径缩短，会将颞后脑肿瘤误诊为顶部肿瘤，应结合 MRI 定位，防止误差。另外，脑血管造影还可显示肿瘤与重要的脑深部静脉的关系，应尽量避免手术损伤。颅内肿瘤位置及其与颅脑解剖标志的距离确定后，肿瘤的头颅表面投影便可确定。

第二步，设计手术切口。根据肿瘤的部位考虑手术切口时，应注意肿瘤与岛盖、优势半球的缘上回和中央回距状裂、岛叶间的关系。手术切口尽量避开基底节、脑干、侧裂等这些重要部位，CT 与 MR 都可确定肿瘤与脑室的毗邻关系，MRI 还能清楚显示肿瘤与侧裂的关系。MRI 的 T_1 加权像和脑血管造影，还能清晰地显示与肿瘤毗邻的主要脑血管。

选择病变距皮层最近的部位切口，允许暴露范围最大，脑组织损伤最小。如病变在优势半球的侧脑室三角区，虽然经角回切口病变距离皮层可能最近，但最好选择经顶内沟切口，而不要选择角回、缘上回切口，以避免术后失语和视野缺损。

第三步，选择切口部位和头皮切口设计画线。依据颅内肿瘤的定位诊断，确定切口部位后，即可设计手术切口。术前讨论病例时，选择颅骨标本或以医师头部为模特，模拟画出头皮切口线。手术当日，患者麻醉后画头皮切口。画切口前，术者应再次核对患者的 CT、MRI，确认体位和切口位置无误。

确定头皮切口大小取决于切口部位，应考虑到肿瘤的大小、性质、深度、切除肿瘤的方法。头皮切口应大于肿瘤，尤其是对准备完整全切除的脑膜瘤，切口过小会造成肿瘤暴露和止血困难。头皮切口可呈曲线形、马蹄形、S 形、直线型。

上述设计手术切口和画线方法主要用于幕上大脑半球病灶，对颅后窝病灶和颅底肿瘤，因病灶与特定颅脑解剖结构有关，通常选定固定的手术切口。

（成　利）

第四节　幕上开颅术

一、幕上开颅切口设计

常用的幕上头皮切口有：额部切口、额颞部切口、顶部切口、颞部切口和枕部切口等。分别介绍如下。

1. 额部切口　适用处理于额叶前部及额极、前颅窝底和鞍区等部位的病变。若病变位于额极，或为处理前颅窝底及鞍区病变，可采用发际内冠状切口。骨瓣可在中线或过中线，后者适用于结扎、切开矢状窦和大脑镰。要求骨窗抵达颅前窝底，充分暴露额叶底面和眶顶，以便于抬起额叶底面，充分暴露病变。

对于鞍区病变及颈内动脉、大脑前动脉及大脑后动脉动脉瘤亦可采取切口较小的额底外侧入路。切口下缘平同侧眶顶，向上向前达额部中线附近或过中线（依患者发际高低而定）。较传统的翼点入路偏前。对于颅底病变，骨窗要求低达眶顶以方便暴露额底，外侧显露外侧裂上缘以利于释放脑脊液，上部则不必过大，骨窗高度约 3~4 cm。该入路因切口小，暴露充分，开关颅简便、可不剃发或少剃发等优点日益受到神经外科医师的青睐。

2. 额颞切口　用于处理颞叶前部、鞍区及岛叶等部位的病变。切口起自同侧耳屏前约 1 cm，上行并弧向眉弓正中上方。皮瓣翻向额部，采用筋膜间或筋膜下入路的方法显露颞肌后将其自颞骨分离并翻向颞侧。暴露翼点、蝶骨大翼、颞骨鳞部及额部颅骨。钻孔部位选择是暴露的关键，因此钻孔应尽可能低靠近颅底。骨窗的暴露标准以能见到眶顶和颅前窝底为适宜，以减少对脑底的牵拉。以咬骨钳咬除或磨钻磨除蝶骨嵴以方便分离侧裂。

若额窦较大，术中钻孔或铣刀铣除骨瓣时可能使其开放。单纯额窦开放，黏膜完整无破损时，只需骨蜡封闭破口。若窦黏膜破损开放，需将骨瓣侧的额窦黏膜刮除。骨窗一侧的额窦开放需用骨蜡封闭，然后游离马蹄形帽状筋膜，翻转缝合在颅前窝底的硬脑膜上。术后皮下不要放引流，以防鼻腔内分泌物反流。为防止术中器械被开放的额窦污染，钻孔时应将位于额窦部位的钻孔放在最后进行。额窦修补结束后，被污染的器械应弃之不再用。

3. 顶部切口　用于暴露大脑半球顶部表面。半环形或马蹄形切口，切口的高度一般不超过基底宽度，以保证皮瓣的血供。若病变较小，在定位准确的基础上，亦可采用直线切口，以撑开器撑开皮瓣后再处理颅骨。

顶部近中线切口适用大脑镰旁、矢状窦旁脑膜瘤、胼胝体肿瘤切除术。皮骨瓣应准确地设计在中线上。翻骨瓣时，靠近中线的硬脑膜表面静脉易出血，应留在最后处理并准备好凝胶海绵等止血材料。在大脑镰旁和矢状窦旁脑膜瘤开颅钻孔时出血较多，可将矢状窦旁的骨孔留在最后钻。翻转骨瓣时，有时骨嵴会刺伤硬脑膜，可在骨瓣基底两孔之间咬除部分颅骨，这样易于骨瓣翻开。

4. 顶部过中线切口　为充分暴露大脑半球中线结构，皮骨瓣可过中线设计。矢状窦两侧对应钻孔，中间骨桥用咬骨钳咬除，这样可减少矢状窦出血。如有铣刀，则可在充分剥离内板与硬脑膜外层及上矢状窦壁后以铣刀直接铣下骨瓣。

5. 颞部切口　用于暴露颞叶或颅中窝底。切口起自颧弓上，以外耳孔为中心，后缘终点达横窦中外 1/3 交界处，呈 U 形或矩形。目前，对于上斜坡、岩骨尖等部位的病变，可采用耳前颞下入路来处理。切口起自颧弓下方约 0.5 cm，斜向耳上或直行后弧形抵达外耳孔上约 5 cm 的位置。切开头皮及颞肌后以撑开器撑开皮瓣，显露颧弓及颅底。于颧弓根部后上方钻孔，铣刀铣下骨瓣后，再以磨钻磨除颅底骨质，以方便自颞叶底部抬起颞叶，直达小脑幕缘。

6. 枕部切口　用于处理枕叶、松果体区、三脑室后部等部位的病变。切口可在中线上（POPPEN 入路）或中线旁，皮瓣基底多位于横窦。若病变位于松果体区或三脑室后部，骨窗多要求显露横窦及上矢状窦，以便于抬起枕叶，显露深部病变。

以上幕上切口不是一成不变的，术者可根据病灶的不同部位灵活运用。设计切口时，皮瓣大小、前后、高低可有所变动。

事实上，若定位精准，直线切口的开关颅更加简便，术后皮下积液、切口愈合欠佳等并发症也更少见。随着导航等定位技术的广泛应用和神经外科医师技术的提高、理念的更新，直切口或弧形切口在临床实践中的运用也越来越普遍。

二、开颅手术技术

1. 术前用药和麻醉　术前一天可给镇静药物。颅内肿瘤术前 24～48 小时，可应用地塞米松可改善神经系统状态，减轻因手术操作引起的术后脑水肿。有癫痫者需给予抗癫痫药，并保持有效的药物浓度。术前根据患者意愿、手术切口特点等情况选择剃头或不剃头，后者需术者依据切口的位置及长度进行相应的局部剃头。

2. 切开头皮和止血　用画线笔或甲紫棉签画出头皮切口。根据具体情况选择是否采用头架固定。40% 碘酒 +70% 酒精消毒头皮。消毒头皮时，应防止消毒液进入眼和外耳道内，尤其是使用碘酒消毒时，应使用酒精脱碘干净。术野周围铺消毒手术巾。

切开头皮前可用适量利多卡因、去甲肾上腺素盐水或生理盐水注射于皮下，以减少头皮出血。切皮时，术者和助手用手指紧压切口两缘，压迫止血。每次切开的长度不要超过手指能压迫的头皮范围。头皮出血可用头皮夹或止血钳止血。一组止血钳用橡皮圈编扎成一组。如皮瓣不涉及颞肌，可直接切至颅骨，连同骨膜一同翻开。如涉及颞肌，可采用筋膜间或筋膜下入路的方法显露颞肌后将其自颅骨分离并翻向颞侧。切开头皮后，自帽状筋膜下锐性分离并翻开皮瓣。皮瓣小动脉出血，应使用双极电凝彻底止血或锋线结扎。颅骨表面出血可涂抹骨蜡或以高频电刀处理。头皮止血后，皮瓣用纱布覆盖，内层以盐水浸湿，以防止其干燥萎缩。

3. 骨瓣切图

（1）钻孔时应注意两孔之间距离不要过宽，一般在 6～7 cm。老年患者颅骨与硬脑膜粘连甚紧，大脑凸面脑膜瘤颅骨多有增厚，遇上述情况，钻孔间距应适当缩小，并以窄的剥离子小心剥离内板与硬脑膜，以防止铣刀铣除骨瓣或线锯磨破硬脑膜。

（2）靠近矢状窦和脑膜中动脉的骨孔应留在最后钻，这样，即使出现意外大出血，也可立刻翻开骨瓣，迅速止血。每个颅骨孔用脑膜剥离器将硬脑膜与颅骨内面之间剥离开，必要时可用咬骨剪咬除部分颅骨内板，以利于线锯导板通过。自一个骨孔向另骨孔穿过线锯导板时，使用脑膜剥离器接应线锯导板，注意不要将硬脑膜刺破，当导板一端从相邻骨孔露出时，将线锯套在导板的小钩上，推抽导板引出线锯。此时注意不要将导板插到硬脑膜下。如发现误插到硬脑膜下，应立即抽出，再从对侧骨孔插入另一线锯导板。

（3）依次锯开骨瓣的每个边，在锯骨瓣时，线锯导板应留置在颅骨下方保护硬脑膜。线锯两端套以线锯柄，术者手握线锯手柄，手指抵住线锯，使线锯成100°，并向骨瓣的相反方向倾斜，使锯下的骨瓣呈45°斜面。关颅时，骨瓣还纳后不会陷入骨窗内。锯骨瓣时应在骨孔的外缘，充分利用切口，保证骨瓣足够大。如以铣刀铣除骨瓣，则可以钛片或钛夹固定骨瓣，亦可于骨瓣四周打孔传丝线固定。

（4）用骨膜剥离子自骨瓣缘撬起，硬脑膜剥离子在颅骨内面与硬脑膜之间小心分离，最后将骨瓣翻开。将骨瓣骨折处不整齐部分以咬骨钳咬齐或磨钻磨齐。

目前很多医院都使用电（气）高速颅钻、铣刀完成骨瓣切开。这种切口方法只需钻一孔，使用铣刀沿骨瓣切口切开。以铣刀开颅时应注意检查保持铣刀锋利程度，如铣刀刀刃迟钝，撕破硬膜的概率会增加。如颅骨内板与硬脑膜粘连紧时，铣刀会损伤硬脑膜，应特别小心。骨瓣取下后需用湿纱布包裹，妥善保管。另外，如骨瓣切口在矢状窦、横窦等重要静脉窦处，应用铣刀切开骨瓣有损伤矢状窦及其引流静脉的危险。可在静脉窦上或窦旁钻孔，以凝胶海绵将窦与颅骨内板分离以避免铣刀铣破硬膜及静脉窦。颅底有骨嵴处，铣刀的硬脑膜防护装置不易通过，可采用磨钻磨除或钻孔后以咬骨钳咬除的方式处理。

4. 硬脑膜止血　骨窗四周颅骨缘出血可涂以骨蜡止血。硬脑膜表层的出血可用小功率双极电凝止血。为防止骨窗周边出血或硬脑膜剥离，可在骨窗四周悬吊并放置宽度约3 mm的条形吸收性明胶海绵，其长度依骨窗长度定。只要将条形吸收性明胶海绵放置骨窗边缘即可，不必向骨窗下方深埋，以防止硬脑膜与颅骨内板剥离，加剧出血。

硬脑膜四周悬吊常用简便的方法是将以小针细线将硬脑膜悬吊在骨窗边缘的骨膜或帽状筋膜上。如有微钻，亦可用微钻在骨瓣边缘钻孔后将硬脑膜悬吊在骨孔上。悬吊硬膜时小针最好自硬脑膜两层间穿过，以防针尖损伤脑组织，造成脑挫裂伤及硬膜下出血。如脑组织张力较高，又并发有脑积水时，可切开少许硬膜后先行脑室穿刺，待颅内压下降后再悬吊硬脑膜。

骨窗四周悬吊硬脑膜可防止术后发生硬脑膜外血肿。在骨窗边缘装置自动脑牵开器的底座，会造成颅骨与硬脑膜离，目前已很少使用。切开硬脑膜前，应以生理盐水冲洗术野，将骨渣、骨蜡等碎屑冲洗干净，将硬脑膜外的出血，包括头皮、骨缘，硬脑膜表面的出血全部止好，防止切开硬脑膜后出血流入脑表面。切开硬脑膜前，更换包裹皮骨瓣的湿纱布，骨窗四周铺盖棉条，使术野干净、整洁。

5. 切开硬脑膜　用硬脑膜钩提起硬脑膜，切开硬脑膜5 mm长小口，此时应特别小心，尤其是在颅内压增高时，不要伤及脑组织。硬脑膜剪刀为弯头，使用时弯头向上、向内剪开硬脑膜，剪刀下方可置棉条保护脑表面，防止误伤。

硬脑膜切口可根据需要选择不同形状。常用的有"十"字和"H"等形状剪开硬脑膜，基底保留在静脉窦，切开时注意防止损伤上矢状窦和桥静脉。凸面脑膜瘤的硬脑膜切口应环绕肿瘤，且大于肿瘤的边缘。如肿瘤浸及硬脑膜，应将硬脑膜一并切除。这种切口暴露范围大，不易损伤脑组织。

硬脑膜切口边缘离骨窗距离约0.5 cm，以便关颅时缝合。硬脑膜切口出血可先用银夹夹闭，或双极电灼止血。不要过多电烧硬脑膜，以免硬脑膜收缩造成缝合困难。剪开硬脑膜后，硬脑膜周围用缝线血管钳重力牵引，或将硬脑膜翻开固定在骨窗外。

6. 脑皮层保护　常用的脑表面保护材料有凝胶海绵及棉条。天然棉条在脑表的贴敷性好，但易残留一些细丝在脑表面。一种人造纤维棉条，不易碎裂，而且应用 X 线可发现，如手术中清点棉条有误时可拍头颅 X 线，可以除外棉条遗留在颅内，因此越来越多地应用在手术中。

7. 缝合硬脑膜　肿瘤切除后，术野彻底止血，缝合硬脑膜。止血时，血压应恢复患者术前正常水平。麻醉使用过度换气时，应使动脉 PCO_2 恢复正常。硬脑膜可采用间断或连续缝合。如因脑压高硬脑膜无法缝合，应将硬脑膜充分剪开减压，防止术后脑组织自狭窄的硬脑膜窗疝出。脑表面可用止血纱布覆盖予以保护。

连续缝合硬脑膜时一定要严密，针尖距硬脑膜缘的距离应在 $1.5\sim2\ mm$ 之间。将最后一针留在骨窗中硬脑膜的最高点，打结前向硬脑膜下注满静脉用生理盐水，将硬脑膜下腔的积气充分置换出来，然后再打结，这样可减少术后气颅发生。硬脑膜缺损时，可使用人工硬脑膜或帽状筋膜修补。

8. 骨瓣复位固定　若骨瓣与颞肌相连，复位后，可在肌肉或骨膜上固定数针。若骨瓣是游离的，骨瓣复位后，将开颅时骨窗四周备好的金属丝或丝线依次穿入骨瓣相应的微孔中，扭紧金属丝或结扎丝线将骨瓣固定牢靠。如骨瓣较大，可在骨瓣中心钻 $2\sim4$ 微孔，将硬脑膜中央部吊起，穿过微骨孔，在骨瓣外打结，以减少硬脑膜与颅骨内板之间的残腔，预防形成硬膜外血肿。有条件者，亦可用钛片或颅骨锁固定，这些办法固定骨瓣牢固，不影响手术后复查 CT 及 MR。另外，在骨瓣中心钻两孔，将硬脑膜中央部吊起，通过骨瓣孔，在骨瓣外面打结，确保硬脑膜与复位良好，减少硬脑膜外与颅骨内面的残腔，预防形成硬脑膜外血肿。骨瓣需固定好，避免术后骨瓣松动漂浮。如颅骨缺损较大，可用适当的颅骨修补材料（如钛板，骨水泥等）进行一期修补。

因骨瓣被切开时留有不同程度的缺损，骨瓣复位固定时，应尽量先将靠近前额部位对合好，以免影响患者外观。同样原因，对额部发际外的骨孔，可用切口钻孔时留下的骨屑填满骨孔。

9. 缝合颞肌、帽状筋膜和头皮　骨瓣复位固定好后，间断缝合好颞肌和筋膜，避免术后肌肉萎缩、颞部下陷影响患者外观和咀嚼。

皮下的缝线打结应藏在组织深面，剪短线头，不要高过皮肤，以免术后引起伤口感染。间断缝合头皮，也可使用皮肤缝合器缝合头皮。注意皮缘对合良好，以利于其愈合。

10. 包扎伤口　用几层棉纱布敷盖伤口，绷带包扎。术后第 $1\sim3$ 天应更换一次敷料，观察切口愈合情况并再次充分消毒。术后 $5\sim7$ 日拆去头皮缝线。

开颅手术的伤口缝合过紧，可能出现头皮坏死。缝合时组织之间无效腔大，发生感染的机会增大，均应予以避免。

三、钻孔术

当前头颅钻孔术，主要用于慢性硬脑膜下血肿引流和脑深部病变组织活检。另外，采用侧脑室-腹腔分流术（V-P shunt）治疗脑积水也需头颅钻孔术。

1. 麻醉　若患者神志清楚合作，可采用局部麻醉，术前给以小剂量镇静药；若患者紧张、难以配合或儿童应采取全身麻醉。头皮切口用 1% 利多卡因或加 1∶2 000 000 的肾上腺素浸润局部麻醉。

2. 体位　一般采用仰卧位，适用于双侧额部、颞部的钻孔。钻孔部位偏后时，可将肩下垫高，将头抬高并偏向病变对侧。颅后窝和枕部钻孔应取侧卧位，病变侧位于上方。坐位也可适用枕部或颅后窝钻孔，但临床少见。

3. 备皮和消毒　可在手术室进行。单纯头颅钻孔，围绕切口备皮，范围距切口约 5.0 cm。先剪去长发，再用剃刀剃去头发茬。4% 碘酒+70% 酒精消毒头皮。消毒头皮时，防止消毒液进入眼和外耳道内，尤其是使用碘酒消毒时，应使用酒精脱碘干净。用画线笔或甲紫棉签画出头皮切口。头皮术野用手术膜粘贴，周围铺消毒手术巾。

4. 手术过程

（1）切口：一般 3~5 cm 长，可直接切到颅骨。乳突拉钩撑开切口，仍有出血时，用双极电凝镊止血，注意离开皮缘，以免影响伤口愈合。钻孔前，用骨膜起子将皮缘向两侧推移扩大术野。

（2）钻孔：应用手摇钻钻孔时应分两步进行。钻孔时，首先使用尖颅钻，钻头与颅骨面垂直，先左右转动摇柄，在外板钻一小孔，然后用力下压颅钻把手，旋转摇柄。当钻头旋入板障时，渗血较多，骨粉减少。此时应减轻压力，放慢手摇转速，穿破颅骨内板后要立即停止。颞鳞部及枕部骨质薄，术者在这些部位钻孔操作时必须特别小心。应用手摇钻钻孔时，术者要使用肩和前臂力量，而不应靠术者身体的重量钻。用力过重，会使钻头钻透颅骨内板插入脑内，造成脑损伤。为保证安全，钻头应保持锋利。在钻孔过程中，要间断的停止钻孔，确认颅骨是否已被钻透。颅骨被钻穿抵达硬脑膜，术者手中有"涩"感。穿透颅骨后，改为圆锥钻，继续扩大骨孔，也可应用一次成型钻钻孔。注意在钻孔时不要使硬脑膜与颅骨剥离，造成硬脑膜表面出血，影响手术进行。骨孔出血可涂以骨蜡。骨孔内硬脑膜出血可使用小功率双极电凝止血。骨孔四周覆盖止血纱布或吸收性明胶海绵止血。有条件者亦可用电钻钻孔。

（3）剪开硬脑膜：用硬脑膜钩挑起硬脑膜外层，尖刀十字切开硬脑膜，注意避免伤及脑皮层血管。尤其是在颅内压增高时更需小心。硬脑膜边缘出血可用双极电凝止血。

（4）缝合：手术完成后，硬脑膜切口不必缝合，表面敷一块吸收性明胶海绵或止血纱布。分两层间断缝合帽状筋膜和头皮，皮下缝线结须埋在皮内深层并剪短，头皮间断缝合。用薄层纱布覆盖切口，用绷带包扎全头，或再盖一块纱布，胶布固定。

（5）术后处理：术后 5~7 日拆线，伤口如无渗出不需更换敷料。

钻孔术后颅内血肿少见。

（成　利）

第五节　幕下开颅术

幕下开颅术用于切除小脑半球肿瘤、松果体区肿瘤、第 IV 脑室肿瘤、脑干背侧和侧方肿瘤、桥小脑角肿瘤、颅-颈交界区肿瘤以及斜坡肿瘤，常见入路包括乙状窦后入路、枕入后正中入路、远外侧入路。

一、乙状窦后入路

乙状窦后入路，即桥小脑角入路，可以暴露脑干的外侧和脑桥前池内的第 V、VI、VII、VIII、IX、X 对脑神经，以及小脑后下动脉、小脑前下动脉。

1. 适应证　用于切除桥小脑角肿瘤、小脑半球外侧肿瘤、三叉神经痛或面肌痉挛的微血管减压术。

2. 体位　曾有各种体位报道，包括：侧卧位，侧俯卧位，俯卧位，坐位，侧仰卧位。有学者主张采用侧卧位，可减少空气栓塞和低血压引起脑灌注不足的风险，术野宽阔，易于暴露肿瘤。患者取侧卧位，头部头架固定，抬高头部到心脏水平，尽量前屈，要避免压迫气管插管。头架安放时既要避开中线，又要避开翼点等骨质薄弱处，既要不影响手术操作，又要兼顾术后美观。

3. 头皮切口　头皮切口位于耳后发际内，上缘达耳郭上缘水平，下缘达下颌角水平。切开头皮，垂直分离肌肉直达枕骨，牵开器向两旁牵开肌肉，暴露星点。注意不要伤及椎动脉和枕静脉丛，向下分离肌肉时，警惕位于茎乳沟内的枕动脉，要电灼确切后切开。对三叉神经痛或面肌痉挛的患者行微血管减压术时，乙状窦后入路可改行耳后横切口，于发际内外耳道上缘水平横切口即可。这一位置打开小骨瓣后，术野正对三叉神经和面听神经。有人认为，桥小脑角肿瘤巨大时，行乙状窦后入路应该用耳后"7"形头皮切口，他们认为这样才能暴露更多的小脑半球，即使肿瘤巨大，耳后直切口也能胜任。直切口开关颅速度快，不易发生皮下积液，暴露范围足够广泛，可以作为乙状窦后入路的标准切口。

4. 骨瓣成形　于星点钻骨孔，确认横窦乙状窦夹角，分离硬膜与骨板的粘连，用铣刀铣下骨瓣，暴露横窦乙状窦夹角及乙状窦上段内侧缘即可，不必暴露乙状窦和横窦全程。如硬膜和骨质粘连紧，不要直接铣到乙状窦内侧缘，以免把乙状窦铣破。可用高速磨钻磨除乳突骨质，暴露乙状窦内侧缘。也可以先用电钻将乙状窦表面的骨质磨薄，再用咬骨钳咬除颅骨暴露乙状窦。有的患者颈静脉球较高，易被损伤。有赖于术前阅片仔细识别，或应用术中导航技术，实时定位识别。如乳突气房开放，必须用骨蜡严密封补。

5. 剪开硬脑膜　悬吊硬膜，以乙状窦为基底，弧形剪开硬脑膜。用蛛网膜刀切开延髓外侧或枕大池蛛网膜，放出脑脊液，降低颅压，用脑板牵开小脑即可探查。

6. 处理内听道　如需磨除内听道后唇，要用硅胶片保护小脑、脑神经和血管，可避免钻头缠绕棉片造成损伤。

7. 关颅　肿瘤切除完毕，严密缝合硬脑膜。骨瓣复位，用钛片固定。逐层缝合肌肉和皮肤。

内听道的上外侧有弓状下窝，有小静脉通过。弓状下窝长约0～13 mm，宽约0～7.5 mm。约有50%的弓状下窝不太明显。内听道下外侧有一裂隙状孔，为前庭小管外口，此口又称内淋巴囊裂，通过前庭小管远端段，其末端膨大，形成内淋巴囊，突入硬脑膜，位于内淋巴囊小窝内，此窝为内淋巴囊裂外下方的一个浅的压迹。

在行听神经鞘瘤切除时，为了最大程度切除内听道内的肿瘤，常需要磨除内淋巴囊和后外侧的后半规管以及前内侧的内听道后唇三者之间的骨质。该处内耳结构隐藏在骨质内，如果损伤会造成永久性失聪。

4%～16.7%的内听动脉绊附着于内听道后唇的硬脑膜。内淋巴囊有时可以达到（23.3%）甚至超过（10%）乙状窦的前界，这一点说明乙状窦后入路远比迷路后入路安全，因为内淋巴囊损伤同样会造成完全性失聪。

有人报道，从垂直角度磨除内听道后唇可100%暴露内听动脉绊，有利于内听动脉的保护。该动脉损伤会致平衡障碍和失聪。但在实际的乙状窦后入路手术时，由于暴露角度的原因，磨除内听道后唇的角度一般小于30°，有学者经验说明，这个角度同样不会直接损伤内听动脉。内听道后唇磨除范围控制在深度的2/3以内，可以有效避免内耳损伤。内听道的深度需要术前CT的骨窗像确定。

Silverstein 等认为只要限制性地磨除内听道侧方骨质就可以安全保护内耳。Guerkirk 建议沿着前庭水管和蜗小管聚集点的侧方打开较为安全。但这些技术只有垂直暴露内听道才能用到，在实体的乙状窦后入路中是不可能达到垂直暴露内听道的。

Smith 等认为磨除内听道后唇的厚度在 2 mm 以内，可以更安全。但有时 2 mm 的磨除范围根本不够，个别时候甚至要磨除后唇达 5 mm 才能显露内听道内部结构。有时为了弥补内听道骨质磨除范围不够，内部结构暴露不完善的缺陷，可以术中辅助内镜技术，以保证肿瘤全切，并观察需要封闭的气房。目前越来越多的作者认为，术前的岩骨薄扫 CT 对于内听道的骨质磨除范围的确定帮助更大，也可以应用术中导航技术指导内听道的磨除范围。内听道肿瘤切除后，气房需要封补，以免脑脊液漏。

二、枕下后正中入路

1. 适应证　枕下后正中入路适用于小脑蚓部、小脑半球肿瘤和血管畸形、Ⅳ室室管膜瘤、髓母细胞瘤、部分脑干肿瘤以及环枕畸形减压术。

2. 体位　患者可取侧卧位、俯卧或坐位。如采取俯卧位，不利于术中护理，患者生命指标受干扰的程度较大。如果采取坐位术中出血虽少，但术者操作体位不便。患者术中采取坐位出现静脉窦破裂致气体栓塞的可能性较侧卧及俯卧位为大。习惯采用侧卧位，该体位患者生命指标受干扰小，易于术中护理，术者操作体位也较舒适。取侧卧位时，头颈前屈，使小脑幕呈垂直位。

3. 枕下后正中直切口　皮切口上端起自枕外粗隆上 1 cm，下端达颈 2 棘突水平。切开头皮，用高频电刀严格沿项韧带切开，这样切出血少，对肌肉干扰小。切筋膜时，在枕外粗隆处留下一小块菱形筋膜和肌肉，以便手术结束时严密缝合，以防术后皮下积液和脑脊液漏。剥离环枕筋膜时应注意其下方的延髓，两侧注意保护椎动脉。用骨膜剥离器向两侧分开肌肉，自动牵开器牵开肌肉固定。

4. 钻孔及骨瓣成形　高速颅钻于枕外粗隆钻孔后，用铣刀铣下枕骨，上自枕外粗隆，下到枕骨大孔。多可直接铣开枕骨大孔。但如颅骨凹陷或环枕融合时，不能直接铣开枕大孔，容易损伤延髓和椎动脉。是否部分咬除寰椎后弓，视具体病变部位而定。

一般采用"Y"形剪开硬脑膜，也可"H"形剪开硬脑膜。H 形剪开硬脑膜有两个好处，一是易于控制枕窦出血；二是硬脑膜切口下端暴露的范围更开阔。如患者颅内压高，要于枕大池处硬脑膜剪一小口，先放出脑脊液减压，待颅压下降后，再剪开硬脑膜，这样可避免剪开硬脑膜时损伤小脑。剪开硬脑膜后，四周悬吊止血。

颅内自动牵开器轻牵开小脑扁桃体，在小脑蚓部或枕大池处剪开蛛网膜，进一步放出脑脊液，降低颅内压。

5. 颅后窝探查　观察双侧小脑半球是否对称；皮层颜色有无异常；是否存在小脑扁桃体下疝和小脑蚓部增宽。如为小脑囊性占位，可先穿刺抽取囊液减压。还应确认双侧小脑后下动脉的走行，手术操作时不要将其损伤。

6. 缝合硬脑膜　要严密缝合硬脑膜，如缝合不严，术后会出现枕部皮下积液，患者持续发热，甚至伤口感染。颅后窝的硬脑膜缝合困难时，可用自体筋膜或用人工硬膜修补减张缝合。

7. 还纳骨瓣　严密缝合硬脑膜后，还纳开颅时取下的骨瓣，用钛片固定，恢复颅腔的生理状态。

8. 缝合肌肉和头皮　间断分层缝合枕下肌肉。枕外粗隆处头皮较薄，必须将肌肉和留在枕外粗隆的菱形筋膜缝好。如缝合不严留下无效腔，易术后漏液、感染，小儿患者还可能发生术后假性囊肿。

三、远外侧入路

1. 适应证　适用于下斜坡、颅颈交界、延髓腹侧肿瘤和椎动脉入颅处动脉瘤等。

2. 体位和头皮切口　该部位手术对后组神经打击较大，枕大孔区病变有时伴有环枕骨质畸形或颈椎不稳定，麻醉时尽量行经鼻气管插管。取侧卧位，头部抬高15°，可减少术中出血。如需行颈椎骨质融合或行血管修复，备皮范围就包括髂嵴、下肢远端。头架固定。头皮切口有人用"拐"形切口，切口起自乳突上方，平上项线，转向中线并延伸至颈6棘突水平。目前多用耳后弧形切口。耳后弧形切口上至耳郭上缘水平，下到下颌角水平，向内达乳突内侧2.5 cm处，略呈弧形。这种切口开关颅速度快，不易发生皮瓣下积液，暴露范围也更靠近环枕交界的腹侧。

切开头皮，分离皮下组织、肌肉组织、肌肉筋膜。通过胸锁乳突肌后缘内侧的脂肪间隙到达脊椎侧方，这个脂肪间隙最早由Henry描述。其背侧肌群包括头夹肌、半棘肌、头最长肌，其腹侧肌群包括肩胛提肌和斜方肌。钝性分离此间隙并向后内侧方向牵开背侧肌群，可抵达寰椎横突和枢椎侧块，即可从侧方非常充分地暴露颅颈交界处。显露枕下颅骨、枕大孔、寰椎和枢椎侧块，在寰椎-枢椎横突间显露椎动脉的垂直部。椎动脉位于枢椎前、后神经根的汇合处，可沿神经根寻找。椎动脉总是位于神经根的腹侧，下斜肌的下缘，此处有丰富的静脉丛围绕椎动脉。

游离寰椎后弓直至椎动脉丛。如果行远外侧经髁入路，需要切除枕髁背内侧1/3。可于环枕水平游离椎动脉，沿椎板和侧块在骨膜下分离，使椎动脉从寰椎的椎动脉切迹内游离，一直到动脉进入硬膜处。在骨膜下分离椎动脉，可避免静脉丛出血，在寰枢椎之间分离椎动脉时，常遇凶猛出血，可用吸收性明胶海绵、棉条压迫，必高时升高手术床头以利于止血。若损伤椎动脉，应尽可能直接修补。术前的MRA或CTA可帮助判断椎动脉损伤后是否需要修复。如对侧椎动脉缺如或供血明显减少，则有必要行端-端吻合或移植大隐静脉搭桥。若对侧椎动脉供血充分，可结扎受损的椎动脉，一般不会造成脑干供血障碍。

3. 相关解剖　枕大孔的侧壁有颈静脉结节和枕髁，枕髁与寰椎侧块形成寰枕关节。枕髁的位置因人而异，位置越靠后对远外侧路的暴露限制越大。枕髁外侧有颈静脉球，后方有一个小凹结构，叫髁窝。髁窝是颈静脉结节的外表面。后方有髁管，内有髁后导静脉。髁管位于颈静脉结节和枕髁的后方，髁后导静脉向前与乙状窦末端相连。颈静脉结节位于髁管和舌下神经孔的上方。颈静脉结节的后外侧紧邻乙状窦，内侧是枕大孔。椎动脉在穿出横突孔后，经过寰椎椎动脉切迹，绕行环枕关节经硬脑膜入颅，椎动脉于此处发出脊髓后动脉。椎动脉颅内段起始部与第一齿状韧带相连。枕大孔侧方有很复杂的引流静脉池：椎静脉丛、枕窦和颈静脉球。这三大静脉池由髁后导静脉及舌下神经管内的静脉相连。髁后导静脉在髁窝处与椎静脉丛相连，向前与颈静脉球或舌下神经管内的静脉相连。枕窦有时也引流到颈静脉球。

4. 游离骨瓣　病变的位置和大小决定了骨瓣大小。用高速颅钻在枕鳞部钻孔后，铣刀铣下骨瓣，用咬骨剪咬开枕骨大孔。为显露脊柱和枕大孔病变，应行单侧椎板切除，用磨钻去除寰椎横突孔上覆盖物，使椎动脉松动。为了切除寰椎腹侧占位或暴露脑干腹侧，枕骨骨窗侧方要到达枕髁，侧方的骨切除对术野的显露十分重要。根据暴露的骨窗范围不同，远外侧入路又可细分为经典远外侧入路、远外侧经髁窝入路和远外侧经髁入路。

远外侧经髁窝入路，在硬脑膜外磨除颈静脉结节，保留枕髁的完整性。这是经髁窝入路与经髁入路的关键区别。经髁窝入路需要磨除颈静脉结节的后部，因此也可称为髁上经颈静脉结节入路。髁窝、髁管和髁后导静脉是这个入路的重要解剖标志。术中根据病变大小，可确定枕下开颅骨窗的大小。骨窗可以横窦水平以下，外侧到乙状窦，内侧可到枕大孔的后正中，下方打开枕大孔及寰椎后弓侧方。电凝、剪断髁后导静脉，确认髁管，髁管前上方即是髁窝及颈静脉结节。于硬脑膜外磨除髁窝及颈静脉结节后部直至舌下神经管。髁管内侧的骨质一并磨除后，就可以获得充分的术野暴露范围。下斜坡、颈静脉孔、舌下神经孔、后组神经、椎动脉、小脑后下动脉均可显露于术野。

远外侧经髁入路需磨除枕髁背内侧 1/3。这一入路扩大了舌下神经孔下方、枕大孔前方的显露范围，但不可避免地影响了环枕关节的稳定性。

这三种亚入路的颅骨切除范围略有区别：经典远外侧入路将髁窝向外侧磨除的范围越大越好；远外侧经髁窝入路髁窝磨除的范围不仅外侧至乙状窦，前方还要到舌下神经管；经髁窝入路是在完成了经典远外侧入路后，还要磨除颈静脉结节后部处于乙状窦和枕大孔之间的部分骨质，但枕髁保持完整。所以远外侧经髁窝入路又可称作髁上经颈静脉结节入路，这一入路对颈静脉孔和舌下神经管的肿瘤达到了更充分地暴露范围。

5. 剪开硬脑膜　沿寰椎经枕骨大孔至骨窗的顶端、在椎动脉入硬膜处内侧切开硬脑膜，将硬脑膜向侧方牵开悬吊。用蛛网膜刀切开蛛网膜，放出枕大池脑脊液。椎动脉的入颅处位于第 1 齿状韧带的前方，要注意识别并保护。副神经脊髓支和脊髓并行，走行于后根和齿状韧带之间。舌下神经位于椎动脉后方。切断第 1 齿状韧带后可显露更大的腹侧空间。辨清椎动脉、小脑后下动脉后，方可开始切除肿瘤。

肿瘤切除后，需严密缝合硬脑膜。骨瓣复位后固定。若枕髁的背内侧 1/3、寰椎侧块及枢椎关节面没有切除，也未被肿瘤组织破坏，不必行内固定或融合术。如脊椎不稳定，可用自体髂嵴行单侧枕颈融合：调整头架使患者的头置于中立位，取自体髂嵴修整成合适形状，放置在枕下骨质的后侧方到第一个完好的侧块间，用钛缆或钛片固定。分层缝合颈部肌肉、筋膜和皮肤。术后需戴颈托限制颈部活动。

（成　利）

第六节　开颅手术中意外的原因及处理

一名外科医师，若术中判断错误，即使有再好的手术技巧也毫无价值。在制订手术计划时，尽量全面地考虑到手术中可能出现的异常情况，做好预防对策，有备无患；一旦手术中发生意外，才能及时做出正确判断、果断决策和迅速处置，尽量减少其不良后果。

通常，开颅手术中可预料或不可预料的意外有以下几种：病变定位偏差；病变病理不符合术前诊断；病变位置非预料；术中大量出血；麻醉意外和颅内压突然升高，分别介绍如下。

一、颅内病变定位偏差

现代影像学技术对颅内病变的定位诊断非常精确，造成开颅手术定位错误的情况已十分罕见。但要求神经外科医师熟悉不同类型的影像资料及其特点，对外单位的影像资料更应小心，须坚持与报告单逐项核对，以免搞错。为了减少发生开颅位置错误，手术前应充分讨论，结合病史、神经系统体征和影像学资料，仔细确定脑组织、血管、颅骨和硬脑膜和病变的解剖关系，决定手术切口。在手术室内画线标头皮切口时应再次核对。依据外单位影像学资料开颅手术时更须警惕，有时不同医院影像学资料标识的侧别存在差异。为了防止开颅部位有误，最好以本院的影像学资料为依据手术。

个别患者影像学资料距手术时间较长，在此期间颅内病变可能有变化（缩小或增大），造成手术探查阴性或对肿瘤增大估计不足，使开颅部位出现偏差。为防止上述意外发生，应该根据病变性质合理估计影像学资料采集时间，一般生长缓慢的颅内病变不应超过 3 个月，生长迅速颅内病变不应超过 1 个月。如果患者出现新的临床表现，必须重新复查 CT 或 MRI，以避免误判病情。

现今手术中超声波探测应用较为广泛，以此可确定多种性质的肿瘤，尤其在寻找脑深部病变及确定病变边界有帮助。更为先进的是术中磁共振，分辨率及敏感度更高，能更好地显示目标病变，也已经有成熟的应用经验。术中实时影像的应用更加便于术中病变切除过程中的控制。

二、病变定性诊断意外

根据手术前的病史、神经系统功能缺损和影像学技术的发展，颅内病变定性诊断符合率有所提高，但是仍有不能确定或与术前诊断不符合的病例。特别是颅内多发病变、不典型肿瘤和脑变性病变，术前很难做出明确定性诊断。其原因有以下几种。

1. 手术中获取病变标本困难　肿瘤很小或肿瘤切除困难。在一些微小肿瘤（如垂体微腺瘤）手术中应注意分辨肿瘤组织并保护，留取送病理；比如手术中发现肿瘤是位于大脑半球运动或感觉的功能区的脑内胶质瘤或转移癌，如果切开大脑皮质，那么可能造成较严重的神经功能缺损，为此很难决定是否切开脑组织暴露肿瘤。如果肿瘤是脑实质内的恶性胶质瘤，那么切除后可能损伤脑皮质功能区，此时须冷冻切片明确诊断即可，不必勉强切除肿瘤。

2. 病变的定性诊断与手术前不同　开颅手术中，病变的定性诊断（快速病理）与术前不同，会给临床工作带来困扰。术中冷冻切片的病理学结果，有时与神经外科医师术前估计的病变性质或手术所见差异很大，这其中可能有病理标本选取的原因。如有些炎性病变和肿瘤在肉眼下很难区分；有时病理切片很难鉴别肿瘤周围的胶质增生和低度恶性的胶质瘤。如果病理学医师没有足够的临床资料和手术所见，便无法做出精确的诊断。为避免上述问题的发生，神经外科医师应该认真地在申请单上填写患者手术前的详细临床资料和手术所见。有可能的话，神经外科医师与神经病理医师尽量当面交流，以提供更多的信息。当冰冻结果不能确定时，应该和病理科医师讨论协商，是否要进一步手术切除病变，以减少与病理诊断有关的意外情况发生。

三、开颅手术中严重出血

开颅手术中一旦出现难以控制的出血，将严重影响患者预后。为避免此类情况发生，手术前医师应预见到手术中可能会发生的情况。对每一例颅脑手术，都应该给患者建立良好血管通路和液体（血液）支持，以备术中严重出血时使用。手术中发生重要血管意外破裂出血时，医师首先需要的是镇静，谨防在慌乱中夹闭正常血管，甚至造成新的血管破裂出血。针对不同的血管严重出血的处理原则如下。

1. 重要动脉意外破裂出血　幕上开颅手术中，特别是颅底脑膜瘤，出血有可能是因为颈内动脉、大脑中动脉及前动脉等意外破裂。此时，需尽快暴露并阻断该动脉的近端。采用临时动脉瘤夹阻断血管，不会造成血管内膜损伤。盲目的夹闭出血血管，也可能止住血，但是往往因止血部位不准确，甚至撕裂血管破口。

2. 静脉窦意外破裂出血　在开颅或切除肿瘤的过程中静脉窦可能被撕裂。设计好手术切口，确定手术暴露的范围并清楚周围的解剖结构，按照规范方法开颅，可防止静脉窦意外破裂出血。

虽然静脉窦出血看起来很猛，但静脉的压力低，有时可以通过改变头位减少出血，以便准确地发现出血部位。手术中硬脑膜静脉窦意外破裂出血，最简单的处理办法是用棉条直接压迫静脉窦破口。然后，去除可疑出血部位前方、侧方和后方影响暴露的颅骨，准确找到静脉窦的破损部位以便更有效地止血。确定破口的大小，与静脉窦横、纵向关系，可以用一块吸收性明胶海绵，包裹棉条压迫止血；出血止住后，去除棉条并经过缝合将吸收性明胶海绵固定在硬脑膜上。这种方法可以有效闭合大部分的静脉窦破口。如果静脉窦破损很大，那么则需要移植骨膜、帽状腱膜或颞肌筋膜等组织修补关闭破口。大多数的幕上静脉窦是不能结扎的。鞍旁的静脉窦、矢状窦的前 1/3 以及小脑幕缘的窦可以急性地结扎，或手术前有脑血管造影证实静脉窦已缓慢闭塞将其结扎没有风险的可以结扎，横窦和直窦不能结扎。

3. 硬脑膜剥离出血　这种硬脑膜外的静脉出血，经常发生在开颅时未悬吊硬脑膜，硬脑膜外的静脉出血使硬脑膜从颅骨内板上逐渐剥离，常局限在颅骨骨缝之间的区域；或由手术过程中切除颅内病变、放出脑脊液过快，颅内压迅速降低所致，个别情况还可能形成硬脑膜外血肿。这时，采用双极电凝，或者吸收性明胶海绵压迫止血效果均不明显，有效的办法是设法恢复硬脑膜和颅骨紧密贴附状态。

4. 切除富于血管的病变出血　切除富含血管的脑膜瘤、血管网织细胞瘤或脑巨大动静脉畸形时出血较多，特别当手术前定性诊断有误，准备不够补充分时。手术处理富含血管的病变，必须注意遵循一条原则，即不能分块切除病变，只能从病变边界周围的蛛网膜或正常脑组织分离。这样便于处理病变周边的小血管，同时也能较为方便地辨认病变的供血动脉。切除病变时，一旦进入病变内部，就会出现难以控制的大出血。这时应该迅速寻找病灶周边相对正常的脑组织，然后进行分离。有时需要快速切除病灶，但是，快速切除病灶要冒一定风险，在此过程中受到很多因素的影响，如医师临床经验和手术基本功、病变的位置和类型，以及患者的全身状态（血压、心功能）等，这些都要认真权衡利弊。

四、颅内压增高

开颅手术尚未结束，患者缓慢或者突然出现颅内压增高，表现为手术野空间缩小，脑组织肿胀甚至急性脑膨出，使手术无法继续进行。

术前患者颅内压高，可导致术中出现脑膨出。因此，若患者术前存在颅内高压，可采取措施减低颅压，如给予脱水、激素治疗，控制升高的颅内压。麻醉用药选择也应注意，在麻醉前用药和麻醉诱导阶段，避免使用使颅内压增高的药物。

对周边有脑水肿的颅内恶性肿瘤，术前应用激素可以控制颅内高压，待药物发挥作用后再进行开颅手术；因脑室系统梗阻，例如第Ⅲ脑室或侧脑室内肿瘤，患者并发脑室旁水肿，切除肿瘤前可以先行侧脑室-腹腔分流术，或手术前侧脑室穿刺，持续外引流，以保证手术中颅内压不至于过高。

如果手术中出现没有预见到的颅内压增高，首先要想到的是产生这种情况的各种可能性，从而寻找进一步处置的措施。例如，在患者开颅翻开骨瓣时，突然出现颅内压力增高，应该考虑到是否存在患者体位摆放、患者头部位置不恰当，或者患者血液中二氧化碳水平过高等问题。手术开始前和手术中出现颅内压增高，需考虑是否因过量的补液，使静脉压力升高而致。通气压力增加过高，有可能造成气胸或其他一些胸部疾患。使用甘露醇等利尿剂降低颅内压的同时，也可能因脱水后脑组织的移位，从而导致颅内出血，造成颅内压比手术前还高。

如果是因为颅内出血造成的颅内压增高，应首先探查手术区域。对于在脑内、肿瘤内或者是在囊肿内的出血，应迅速清除血肿和（或）切除肿瘤。手术区域未发现血肿，应该警惕开颅部位对侧的出血，此时可以采用术中影像检查，如术中超声确定有无远隔部位血肿及其他异常。若无术中影像检查手段，应立即行头部 CT 扫描，排除对侧颅内出血。

五、急性非手术区硬脑膜外血肿

急性非手术区硬脑膜外血肿属少见的颅脑手术并发症，是发生在手术进行中或结束后数小时内，术野周边或远隔部位的硬脑膜外血肿，表现为术中急性脑膨出，术后苏醒延迟，甚至昏迷、脑疝，如果不能及时发现处理，将危及患者生命。

1. 临床表现　急性非手术区硬脑膜外血肿术中的主要临床表现是：①硬脑膜张力高，剪开硬脑膜困难。②剪开硬脑膜后脑膨出明显，高于骨窗边缘，经脱水，过度换气无改善。③剪开硬脑膜时脑表面张力尚正常，但术中进行性脑膨出。④切除肿瘤后，脑膨出缓解不明显，有些甚至逐渐加重。⑤可有双侧瞳孔不等大等脑疝症状。

发生血肿病例的共同特点是：①中青年患者，年龄 15~45 岁。本年龄段患者与儿童和老年人相比，硬脑膜与颅骨粘连不紧密，容易发生剥离移位。②患者术前大多数有高颅压症状，肿瘤巨大、脑水肿严重或存在脑积水者。③开颅骨瓣为中、大型，最大径在 6~10 cm 左右。④颅内压增高患者手术前未经降颅压治疗，术中骤然掀开骨瓣。

2. 急性非手术区硬脑膜外血肿的原因　急性硬脑膜和脑膨出是最主要原因，尤其术野远隔部位硬脑膜外血肿。患者高颅压、大骨瓣开颅时，在掀开骨瓣刹那，颅脑内外压力发生骤然变化，压力高的脑组织连带硬脑膜向压力低的骨窗方向移动，由于中青年患者硬脑膜与颅骨粘连不紧密，移位较大时，硬脑膜与颅骨之间的小血管断裂出血，开颅后颅内外压力差，血肿逐渐增大，硬脑膜不断剥离，形成硬脑膜外血肿，在较粗的脑膜动脉或静脉窦剥离断裂情况下，血肿可以迅速增加。颅内压增高、硬脑膜与颅骨粘连不紧，骤然减压使硬脑膜和脑组织较大移位造成血管断裂出血，是形成血肿的条件。

其他可能原因有：①开颅时，四周未妥善悬吊硬脑膜，减压后硬脑膜塌陷或悬吊牵拉硬脑膜造成硬脑膜剥离、血管断裂形成血肿。骨缘附近止血不满意，压迫止血造成出血流入硬脑膜外，均可能导致术野周边硬脑膜外血肿。②头架时用力不当，或选择位置不当，头架钉刺破颅骨内板或造成颅骨内板骨折，血管断裂出血，形成血肿。

急性非手术区硬脑膜外血肿可以发生在术野周边，也可以发生在手术区域远隔部位，以往归咎于头架放置不当，头架钉刺破颅骨所致。

3. 预防　对于颅压高的患者，术前应予以脱水治疗，术中切头皮时给予甘露醇降颅压；合理选择骨瓣大小，采用微创小骨瓣使脑膜脑组织无移位空间，可减少本并发症；囊性肿瘤应先钻孔穿刺，缓慢放出囊液后，再锯开骨瓣；脑积水患者术前应穿刺侧脑室并缓慢放出脑脊液，使压力均匀缓慢降低后再开颅。

术中发生无法解释的急性脑膨出，应想到本并发症。除了应探查术野周边有无硬脑膜下血肿外，还应注意骨窗四周硬脑膜有无塌陷变软，并查看瞳孔大小，必要时立即行急诊 CT 检查，及时发现和清除血肿，避免延误病情。对于术中虽然有脑膨出但并不严重，或经脱水、内减压缓解者也不能放松警惕，一旦术后苏醒迟缓，出现颅内压增高症状，甚至昏迷、脑疝，应立即复查 CT，本并发症如能及时发现处理，预后良好。

（成　利）

第五章

脑疝

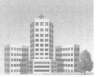

第一节　脑疝概述和病因

一、概述

大脑镰和小脑幕将颅腔分为 3 个腔，幕上与幕下经小脑幕切迹相交通，幕下与椎管经枕骨大孔相交通。当颅内某一分腔有占位性病变时，该分腔的压力比邻近分腔的压力高，脑组织从高压区向低压区移位，导致脑组织、血管及神经等重要结构受压和移位，有时被挤入硬脑膜间隙或孔道中，从而引起一系列严重临床症状和体征，称为脑疝，又称颅内高压危象。由此可见，颅内压增高是脑疝的先决条件，任何原因造成的颅内压增高，如果处理不当均有可能发生脑疝，导致严重后果，甚至危及生命。

二、病因

脑内任何部位的占位性病变发展到一定程度均可导致颅内各分腔因压力不均诱发脑疝。引起脑疝的常见病因如下。

1. 颅脑创伤　如急性硬脑膜外血肿、硬脑膜下血肿、脑内血肿、脑挫裂伤等。
2. 颅内肿瘤　特别是位于一侧大脑半球的肿瘤及后颅窝肿瘤。
3. 脑血管疾病　如颅内动脉瘤、脑血管畸形等破裂出血，高血压脑出血、大面积脑梗死等。
4. 颅内炎症及感染性疾病　如颅内脓肿、颅内寄生虫病等。
5. 先天性疾病　如小脑扁桃体下疝畸形等。

临床工作中，若在上述病变的基础上再附加一些人为因素，例如腰椎穿刺时脑脊液释放过多过快，使颅腔与椎管之间、幕上与幕下部分颅腔之间的压力差增大，均可促使脑疝的形成。这种由于医源性因素造成的脑疝，临床医师应予避免。

（蔡洁波）

第二节　脑疝的分类及分期

根据发生部位和所疝出组织的不同，脑疝可分为小脑幕切迹疝（颞叶沟回疝）、枕骨大孔疝（小脑扁桃体疝）、脑中心疝（中央型脑疝）、大脑镰下疝（扣带回疝）和小脑幕切迹上疝（小脑蚓疝）、蝶骨嵴疝等。上述几种脑疝可以单独发生，也可以一种类型为主，时间上亦可同时或相继出现。如一侧大脑半球占位病变，可在出现小脑幕切迹疝的同时并发大脑镰下疝，若救治不及时还可产生枕骨大孔疝。脑疝种类较多，分类复杂，目前还没有统一的命名，临床上最常见和最有临床意义的是前 4 种脑疝类型。

（一）小脑幕切迹疝

小脑幕切迹疝又称小脑幕裂孔疝、颞叶沟回疝、海马沟回疝，是病灶侧颞叶沟回部分的脑组织被挤入小脑幕裂孔内形成。因被挤入的脑组织是颞叶海马沟回，所以也称颞叶（海马）沟回疝。可分为以下 3 个亚型。

1. 前疝　系海马沟疝入脚间池，亦称沟回疝或脚间池疝，常因相邻的脑组织向内侧移位所引起。由于海马沟回受小脑幕上，特别是颞部压力的推动，使它向内下方移位，超过小脑幕切迹缘而进入脚间池，压迫同侧中脑及有关结构。

2. 后疝　又称一侧环池疝，亦为颞区脑组织向内侧移位引起，疝入部常为海马沟后部及海马回，严重者可有舌回及齿状回一部分疝入。

3. 全疝　一侧的海马沟及海马回，甚至包括一部分舌回及齿状回，均疝入小脑幕切迹下，填塞同侧的脚间池、环池及大脑大静脉池。

以上 3 型以海马沟回疝最常见，3 型可单独或同时合并发生，如果 3 型同时发生于一侧，则称为一侧全疝，两侧的全疝合称为环疝。

（二）枕骨大孔疝

枕骨大孔疝又称小脑扁桃体疝。由于颅后窝的容积较小，对颅内高压的缓冲能力有限，因此脑疝容易发生在枕骨大孔的后部。当枕骨大孔疝形成时，小脑扁桃体首先被推向小脑延髓池，进而推向枕骨大孔后缘，再通过枕骨大孔后缘进入椎管。与此同时，小脑半球随着向下移位，延髓也轻度向下移位。枕骨大孔疝有慢性疝出和急性疝出两种，长期颅内压增高或后颅窝占位性病变可产生慢性枕骨大孔疝。急性枕骨大孔疝多为突然发生，或是在慢性疝出的基础上又有附加诱因，以致使疝出程度加重，延髓受急性压迫而造成功能衰竭，死亡率甚高。

（三）脑中心疝

脑中心疝又称为中央型脑疝、经天幕疝等。最早由美国学者 Plum 首先描述了这种特殊类型的脑疝。脑中心疝是双侧幕上病变导致脑中线结构向下向后轴性移位的一种脑疝，是小脑幕裂孔疝的一种。创伤性脑中心疝是指由颅脑创伤所致的幕上较广泛病变产生占位效应，压迫脑中线结构（丘脑、基底节、第三脑室、下丘脑、脑干上部）向下呈轴性移位，由此产生临床症状有序变化的一组综合征。文献报道，颅脑损伤所致的双额脑挫裂伤及颅内血肿易诱发脑中心疝。

（四）大脑镰下疝

多数因为一侧大脑半球病变的占位效应，同侧半球的扣带回经镰下孔被挤入对侧颅腔，称为大脑镰下疝或扣带回疝。可引起病侧大脑半球内侧面受压部的脑组织软化坏死，出现对侧下肢轻瘫、排尿障碍等症状。可见于急性颅脑创伤，如急性硬脑膜外血肿、硬脑膜下血肿、脑挫裂伤、脑内血肿等情况，也常见于慢性硬脑膜下血肿。

二、分期

颅内压力的增高依颅内病变的性质、进展速度及其引起的继发脑水肿的轻重而分为急性颅内压增高和慢性颅内压增高。急性颅脑损伤是以急性颅内压增高的形式出现的。颅内压增高的过程，是根据增高的程度与颅内代偿情况不同而显示出其阶段性，一般分为以下 3 个阶段。

（一）脑疝前驱期（脑疝初期）

在颅内压增高的早期，脑缺氧、脑水肿较轻，这时表现为脉搏缓慢且洪大有力、血压逐渐升高，这是机体内在的主动性代偿作用。当颅内压增高到一定程度，颅内代偿能力也发挥到一定限度，病情就逐渐转化，由颅内压增高的代偿阶段进入脑疝形成的前驱期（初期），是脑疝即将形成前的一个短暂阶段，其主要表现为突然发生或逐渐加重的意识障碍、剧烈头痛、烦躁不安、频繁呕吐以及轻度的呼吸深、快，脉搏增快，血压升高等。这些症状是由于颅内压增高致使脑缺氧突然加重所引起。

（二）脑疝代偿期（脑疝中期）

当颅内病变继续发展，使颅内压力继续增高，达到颅腔内无代偿余地时，脑疝即形成。在此阶段全脑的病变较前驱期又有所加剧，但尚能通过一系列的调节机制来继续维持生命。此时所见的临床症状，一方面是由颅内压增高所致的全脑缺氧和疝出脑组织造成脑干局部损害症状，如昏迷加深、肌张力改变、呼吸再加深或减慢，血压再升高而脉搏减慢，体温再升高等；另一方面则为疝出脑组织部分所引起的局限性症状，如小脑幕切迹疝时所见的动眼神经及中脑受损后反映出的临床症状等。

（三）脑疝衰竭期（脑疝晚期）

又称瘫痪期。由于颅内压严重增高，脑疝继续发展，脑干已受到极为严重的损害，此期最突出的症状是呼吸及循环功能衰竭，如周期性呼吸、肺水肿、脉搏细速不规则、血压急速波动并逐步下降、体温下降、双侧瞳孔散大固定，四肢肌张力消失，进而呼吸和心跳相继停止，而进入临床死亡。

脑疝的发展进程，取决于导致脑疝的病因、部位、性质，以及是否及时合理地处理等情况。一般来说，急性严重颅脑创伤后所发生的脑疝，其病程较短，大多数在 1 天内，枕骨大孔疝的病程一般较小脑幕切迹疝短。也有一些病例在转瞬之间便从脑疝前驱期过渡到衰竭期，或因呼吸突然停止而死亡，这种情况尤其常见于枕骨大孔疝的病例中。

脑疝分期的目的主要是在于指导临床，在临床诊断方面要争取在脑疝发生之前尽快查明颅内压增高的病因，并采取有效的治疗手段。在预后上，如果能在颅内压增高代偿阶段除去引起脑疝的病变，则患者预后大都较好。如果能在脑疝形成阶段尽快采取积极手段，解除脑疝病因，绝大多数患者也会得以挽救。而在衰竭期如果同样采取了积极抢救措施，部分患者仍有挽回的可能。

（蔡洁波）

第三节　脑疝的解剖及病理生理改变

一、小脑幕切迹疝

（一）解剖学特点

当幕上一侧占位病变不断增长引起颅内压增高时，脑干和患侧大脑半球向对侧移位。半球上部由于有大脑镰的限制，移位较轻，而半球底部近中线结构，如颞叶的沟回等则移位较明显，可疝入脚间池，形成小脑幕切迹疝，使患侧动眼神经、脑干、后交通动脉及大脑后动脉受到挤压和牵拉。

（二）病理生理改变

1. 动眼神经损害　动眼神经受压的方式有：①颞叶海马沟回疝入脚间池内，可直接压迫动眼神经，也可先压迫动眼神经上方的大脑后动脉，然后使夹在大脑后动脉和小脑上动脉间的动眼神经间接受压。②由于动眼神经前端进入海绵窦处为固定，所以当脑干受压下移时，动眼神经受牵拉而受损。③因脑干受压造成动眼神经核附近发生缺血、水肿及出血等损伤。初期可表现为受压侧瞳孔短时间缩小，以后逐渐散大，光反射消失，上睑下垂和眼球外下方斜视等。

2. 脑干变化　小脑幕切迹疝发生后，不仅可直接压迫中脑，同时由于脑干下移引起供血障碍，还可向上累及丘脑下部，向下影响脑桥乃至延髓。

（1）脑干变形和移位：中脑受沟回疝挤压时，前后径变长，横径缩短，疝出的脑组织首先压迫同侧的大脑脚，如继续发展则可累及整个中脑。脑干下移时使脑干纵行变形，严重时发生扭曲。

（2）脑干缺血、水肿或出血：小脑幕切迹疝引起脑干缺血或出血的原因可能有两种。①脑干受压，静脉回流不畅淤滞，以致破裂出血。②脑干下移远较基底动脉下移为甚，造成中脑和脑桥上部旁中区的动脉受牵拉，引起血管痉挛或脑干内小动脉破裂出血，导致脑干缺血或出血，并继发水肿和脑软化。

3. 脑脊液循环障碍　中脑周围的脑池是脑脊液循环的必经之路，小脑幕切迹疝可使该脑池阻塞，导致脑脊液向幕上回流障碍。此外，脑干受压、变形等，可引起中脑导水管梗阻，使导水管以上的脑室系统扩大，形成脑积水，颅内压进一步升高。

4. 疝出脑组织的改变　疝出的脑组织如不能及时还纳，可因血液回流障碍而发生充血、水肿以致嵌顿，更严重地压迫脑干。

5. 枕叶梗死　后交通动脉或大脑后动脉直接受压、牵张，可引起枕叶梗死。

二、枕骨大孔疝

枕骨大孔疝的解剖病理机制在于颅内压增高时，小脑扁桃体经枕骨大孔疝出到颈椎椎管内。多发生于后颅窝占位病变，也可见于小脑幕切迹疝晚期。枕骨大孔疝分慢性疝出和急性疝出两种。前者见于长期颅内压增高或后颅窝占位病变者，症状较轻；后者呈突然发病，或在慢性疝出的基础上因某些诱因，如腰椎穿刺或排便用力，使脑组织疝出程度加重，延髓生命中枢遭受急性压迫而功能衰竭，患者常迅速死亡。

（一）解剖学特点

由于后颅窝病变或颅内压增高时，小脑扁桃体被挤入枕骨大孔并嵌顿而产生。枕骨大孔疝发生后，延髓、颅神经及临近脑血管被挤压，延髓随小脑扁桃体下移，生命中枢受损，引起中枢性呼吸衰竭和循环衰竭，由于此类脑疝对生命中枢影响较严重，若抢救不及时，可很快导致死亡。

（二）病理生理改变

后颅窝容积小，因此其代偿缓冲容积也小，较小的占位病变即可使小脑扁桃体经枕骨大孔疝入颈椎椎管上端，造成以下病理变化。

1. 延髓受压　慢性枕骨大孔疝患者可无明显症状或症状轻微，急性延髓受压常很快引起生命中枢衰竭，危及生命。

2. 脑脊液循环障碍　由于第四脑室正中孔梗阻引起的脑积水和小脑延髓池阻塞所致的脑脊液循环障碍，均可使颅内压进一步升高，脑疝程度加重。

3. 疝出脑组织病变　疝出的小脑扁桃体发生充血、水肿或出血，使延髓和颈髓上段受压加重。慢性疝出的扁桃体可与周围结构粘连。

三、脑中心疝

（一）解剖学特点

脑中心疝是指脑中线结构移位和疝出，如丘脑、基底节、第三脑室、丘脑下部、上部脑干等重要结构。这些中线结构的移位和疝出，造成临床上一系列生命体征变化及间脑、脑干急性损伤的一些症状。

（二）病理生理改变

主要是大脑半球、大脑基底核向后下移位，胼胝体变形。继而引起间脑、中脑下移，在小脑幕切迹处受到压迫。主要病理生理改变特点包括：①大脑基底核的壳核、苍白球及尾状核向下移位。②间脑向下移位、受压、水肿，丘脑下部扭转移位。③上部脑干向下移位，脑干扭曲。④侧脑室移位。⑤镜下可见丘脑、丘脑下部水肿，丘脑及中脑被盖部可有出血性改变。

四、大脑镰下疝

（一）解剖学特点

大脑镰为硬脑膜内层在正中矢状位向大脑纵裂内突出折叠而成的隔板，分隔两侧大脑半球。它从前向后依次附着于鸡冠、上矢状窦沟的两侧、枕内粗隆和小脑幕上面的中线处。大脑镰的下缘游离，与胼胝体背面靠近。扣带回位于大脑半球的内侧面，胼胝体沟与扣带沟之间，呈半环形，是边缘叶的主要联络纤维。另外，额叶和顶叶的内侧面有旁中央小叶，在此联结额叶和顶叶，又与中央前、后回相连，膀胱的皮质中枢即位于此部位。

因一侧大脑半球，特别是额顶颞叶的血肿或肿瘤等占位病变，引起同侧扣带回从大脑镰的游离边缘向对侧疝出，形成大脑镰下疝，并可累及同侧旁中央小叶。

（二）病理生理改变

可引起同侧大脑半球内侧面受压部脑组织软化坏死。主要的病理生理变化包括：①可在患侧扣带回出现较窄沟，并在下视丘区发生小点状出血。②当扣带回向对侧膨出时，大脑前动脉发生移位，并压迫同侧穿支血管，可造成局部缺血，出现同侧额叶内侧面或旁中央小叶的软化灶。③病灶侧的侧脑室受压变窄，脑脊液循环受阻，可形成全脑水肿，并可能发展成小脑幕切迹疝。

（蔡洁波）

第四节　脑疝的临床表现

一、小脑幕切迹疝的临床表现

1. 颅内压增高　患者出现意识障碍前，可表现为剧烈头痛、烦躁不安、频繁呕吐，呕吐多为喷射性。

2. 意识障碍　在出现上述症状后，患者随即出现进行性意识障碍，甚至昏迷。由于主管意识作用的网状结构位于中脑，故在小脑幕切迹疝时意识障碍发生较早。

3. 瞳孔变化　早期时病侧瞳孔先缩小，对光反应迟钝，继而逐渐散大，对光反应减弱或消失，随后出现上眼睑下垂。如脑疝进一步发展，则出现双侧瞳孔散大，眼球固定，光反应消失，系由于脑干动眼神经核受压迫所致。

4. 运动障碍　大部分患者出现对侧肢体偏瘫并有锥体束征，这是由于脑疝直接压迫患侧大脑脚，累及通过脚底的锥体束纤维所致。当中脑下部至脑桥上部受累时，可引起颈强直、四肢肌张力增高，呈去大脑强直状态。

5. 生命体征变化　血压升高，脉缓慢有力，呼吸不规则，体温升高，大汗淋漓，进一步发展后出现呼吸停止、血压下降直至死亡。

二、枕骨大孔疝的临床表现

（一）急性枕骨大孔疝

与小脑幕切迹疝相比，急性枕骨大孔疝的特点为：生命体征变化出现较早且快，瞳孔改变和意识障碍出现较晚。

1. 颈枕部疼痛　可能为疝出的脑组织压迫颈上部神经根所致。

2. 颈强直或强迫头位　由于疝出组织压迫延髓，机体发生保护性或反射性颈肌痉挛，患者头部固定在适当位置，以防止因头位变动而致延髓受压加重。

3. 后组颅神经受累　由于脑干下移，后组颅神经遭受牵拉，或由于延髓本身受压，以致产生眩晕、听力减退和吞咽困难等症状。

4. 生命体征变化严重　可迅速出现呼吸和循环障碍，很快出现潮式呼吸以及呼吸停止，脉搏快而微弱，血压下降。

5. 肌张力减低　由于皮质脊髓束受压，会导致直接的肌肉松弛，四肢呈弛缓性瘫痪。

6. 颅内压增高　由于第四脑室中孔受阻，脑脊液循环障碍，促使颅内压进一步增高，头疼剧烈、呕吐频繁。

（二）慢性枕骨大孔疝

多由于后颅窝长期的占位性病变或先天性发育异常所造成的慢性病变，有临床症状，但生命体征多无明显变化。

1. 延髓受累　可有四肢无力或瘫痪、感觉异常、锥体束征阳性，也可伴有排尿异常。

2. 后组颅神经受累　可有吞咽困难、饮水呛咳、言语不清。

3. 小脑受累　可有眼球震颤、小脑性共济失调等。

4. 颅内压增高　可有剧烈的头痛、呕吐、视盘水肿等。

5. 高位颈神经刺激症状　患者常有颈强直、颈疼痛以及强迫头位。

三、脑中心疝的临床表现

创伤性脑中心疝是幕上广泛脑挫裂伤、硬脑膜下血肿、严重脑水肿、脑肿胀等因素产生占位效应，导致脑中线结构向下向后轴性移位的一种脑疝，是小脑幕裂孔疝的一种，可分为 4 期。

1. 间脑期　表现为轻度意识障碍（淡漠或嗜睡），呼吸不规则（潮式呼吸），双瞳孔缩小，四肢肌张力增高，病理反射阳性。

2. 中脑脑桥上部期　表现为浅昏迷，中枢性过度呼吸，瞳孔大小正常但光反应迟钝或消失，去脑强直发作，头眼反射存在。

3. 脑桥下部-延髓上部期　表现为中、深昏迷，呼吸快而浅，瞳孔光反应消失，头眼反射减弱或消失，四肢弛缓性瘫痪。

4. 延髓期　表现为深昏迷，呼吸极不规则或停止，双瞳孔散大，头眼反射消失，四肢弛缓性瘫痪。

四、大脑镰下疝的临床表现

临床上大脑镰下疝多无特殊表现，部分重型患者大脑前动脉受大脑镰压迫，累及同侧大脑前动脉，压迫对侧大脑前动脉，则可能出现：①急性肢体麻痹，对侧完全麻痹，同侧不完全麻痹。②急性脑脊液循环障碍。③意识障碍。

（蔡洁波）

第五节　脑疝的诊断

脑疝是由多病因引起的一种严重临床综合征，也称颅内高压危象。脑疝综合征的诊断主要根据病史和临床症状、体征予以考虑，同时借助一些辅助检查，如过去应用颈总动脉造影诊断小脑幕切迹疝，借助椎动脉造影诊断枕骨大孔疝等。近年来 CT 在临床上的广泛应用，为脑疝的诊断提供了有价值的帮助。

颅脑创伤或颅内占位性病变的患者，如果有进行性意识障碍，并出现一侧瞳孔散大，对光反射消失，对侧有锥体束受损征出现，同时伴有生命体征的改变，则应诊断为小脑幕切迹疝形成（多数在瞳孔散大侧同侧，极少数在瞳孔散大侧对侧）。临床上有颅内压增高征象而腰穿椎管内压力不高时应怀疑有枕骨大孔疝。颅内压增高的患者，如呼吸突然停止，则多考虑为枕骨大孔疝，尤其见于后颅窝占位性病变的患者。海马沟回疝严重时，多有同侧大脑镰下疝。

由于头部 CT 的普及，可以对大多数颅脑创伤可能发生脑疝的患者进行急诊 CT 检查。头部 CT 检查可以快速了解颅内压增高的病因，确定颅内占位病变的部位、性质、大小以及脑疝的程度。脑疝患者头部 CT 的一般表现如下。

1. 小脑幕切迹疝　CT 表现为一侧幕上占位病变，在脑疝发生前，鞍上池外侧受压变扁。脑疝发生后，可显示中脑受压向对侧移位或变扁，对侧大脑脚受压。鞍上池、脚间池、四叠体池、环池等变形、移位或消失。同侧脑室受压，也可出现对侧脑积水。

2. 枕骨大孔疝　表现为四脑室显著变窄或闭塞，但四脑室变窄也可是小脑幕切迹疝的晚期表现。除四脑室变化外，枕大池也变小或消失，延髓、脑桥、小脑下蚓部向下移位，小脑扁桃体疝出至椎管内，上颈髓受压。

3. 大脑镰下疝　除占位病变外，CT 可显示侧脑室、三脑室等结构受压、变窄，向对侧移位，扣带回向对侧移位，有的还可见大脑前动脉区域的缺血性改变。

4. 脑中心疝　脑疝处于间脑期时，双侧侧脑室受压变小，中线无明显移位，多数表现为额角变平，四叠体池及三脑室受压变小；在中脑-脑桥上部期、脑桥-延髓上部期和延髓期的影像学特点为，不仅具有间脑期的表现，还表现为环池和四叠体池受压、消失。

在临床上脑疝的形成必须具备如下条件：①颅内压增高的表现。②除部分慢性枕骨大孔疝或大脑镰下疝的患者外，有不同程度的意识障碍。③生命体征改变。④具有脑疝的特有症状，如小脑幕切迹疝患者生命体征有改变，枕骨大孔疝患者呼吸停止等征象。但具有上述条件的患者不一定都有脑疝。

（蔡洁波）

第六节　脑疝的鉴别诊断

一、意识状态

颅内压增高的患者由清醒发展到意识障碍时，则表明有脑疝形成的可能。除部分慢性枕骨大孔疝或大脑镰下疝患者外，其他急、慢性脑疝的患者一定有不同程度的意识障碍。但在急性颅脑损伤及其他颅内压增高患者中有意识障碍者不一定都是脑疝。

二、瞳孔和眼外肌

（一）双侧瞳孔散大

1. 从眼外肌方面来判断　当两侧瞳孔均已散大，或因某种原因（曾用散瞳剂或缩瞳剂、白内障等）不便于检查瞳孔时，如两侧提睑肌的张力稍有差别，其张力较低的一侧，往往系动眼神经首先受压的一侧，并常为首先发生脑疝的一侧。

2. 缺氧方面判断　在解除缺氧后，经降低颅内压的处理或气管切开解除呼吸道阻塞后，如两侧散大的瞳孔均缩小，则常表明与脑干急性缺氧有关；如一侧缩小而另一侧仍然散大，则散大侧常系动眼神经受压侧。并且可能是脑疝侧，同时也说明瞳孔缩小侧与脑干缺氧有关；如两侧瞳孔仍散大，则应当考虑是否为疾病晚期，既可能是脑干已发生了严重的不可逆损害，也可能是两侧仍有脑疝形成。

3. 手术效果判断　假如小脑幕切迹疝系由颞区的硬脑膜外血肿所引起，清除血肿后，通常是对侧瞳孔首先缩小，再是血肿侧缩小，而且常在瞳孔恢复正常后眼外肌才恢复正常；如血肿侧已缩小，对侧仍散大，则应当怀疑是否仍有脑疝存在。如果手术中颅内压已明显降低，手术侧瞳孔已缩小，对侧仍散大，瞬间颅内压又增高，手术侧又散大，也应当怀疑对侧是否有脑疝形成。如果手术后病情一度好转，数小时后再出现这种情况，除考虑对侧有无脑疝外，还应当考虑到手术侧又有血肿形成或脑挫伤伴脑水肿加重所致。手术后对侧瞳孔已缩小，同侧瞳孔仍散大，如颅内压太高，减压又不充分，则表明脑疝未解除；如颅内压不高，减压充分，则为动眼神经受压时间过长发生麻痹或其他原因所致。

（二）双侧瞳孔的大小差别

若瞳孔较大侧对光反应较灵敏，眼外肌无麻痹现象；而较小侧对光反应减弱，提睑肌的张力较低，常说明脑疝位于瞳孔较小的一侧。此为脑疝早期，副交感神经尚处于受刺激的阶段所致。

（三）瞳孔其他变化

如果颅脑损伤后立即发生一侧瞳孔散大，对光反应消失或者还伴有眼外肌、三叉神经第一支麻痹等症状，而病情尚属稳定，甚至意识完全清楚，另一侧的瞳孔及眼外肌均正常，诊断时则要考虑到是否为单纯的动眼神经损伤、眼球内出血、眶尖部骨折或视神经损伤等。诊断时应依据病程进展、其他体征及对侧眼部症状等进行分析。但是也应考虑到，在这些情况的基础上，在其同侧或对侧仍有可能发生小脑幕切迹疝或枕骨大孔疝。

三、原发性脑干损伤

常在颅脑创伤后立即出现两侧瞳孔大小不等，一侧或两侧时大时小，对称性缩小或散大，对称性或不对称性对光反应改变，或伴有眼球位置异常等。如果在这种损伤的基础上发生小脑幕切迹疝或枕骨大孔疝，则不一定出现那些有规律性的眼部症状。

四、常见脑疝类型的鉴别

常见 4 种脑疝的鉴别见表 5-1。

表 5-1 常见 4 种脑疝的临床鉴别

脑疝类型	累及结构	相应临床症状
小脑幕切迹疝	动眼神经	眼睑下垂
	大脑脚	同侧瞳孔散大
	大脑后动脉	对侧轻瘫、意识障碍
枕骨大孔疝	小脑扁桃体	呼吸暂停
	延髓	
脑中心疝	上丘	双侧眼睑下垂、向上凝视
	基底动脉穿支血管	意识障碍、眼动障碍
	中脑、脑桥、延髓	呼吸不规则/暂停
	网状结构	血压升高、心动过缓
大脑镰下疝	扣带回	下肢力弱
	胼周动脉	

（蔡洁波）

第七节　脑疝的治疗

脑疝是由于急剧的颅内压增高造成的，急性颅脑损伤中，各种颅内血肿、脑挫裂伤、严重脑水肿及脑肿胀等均可造成脑疝。当脑疝诊断明确后，应快速按照颅内压增高的处理原则进行脱水治疗，以缓解病情，同时尽快手术去除病因。万不得已时，也可选用姑息性手术，以降低颅内压缓解脑疝。

一、一般急诊处理

1. 保持呼吸道通畅　清理呼吸道分泌物，行气管插管或气管切开，必要时予以机械通气。

2. 控制颅内压　快速静脉滴注或推注 20% 甘露醇 250 mL，或按体重 0.25~2 g/kg，配制为 15%~25% 的浓度于 30~60 分钟内静脉滴注。甘露醇可导致颅内持续性的渗透性脱水，由于滴注甘露醇的血管效应，因此应严禁用于循环系统不稳定或失血性休克者。

3. 间断过度通气　研究认为短时间的过度通气，仍然被认为是治疗恶性颅内压增高的有效方法。过度通气可以使动脉血中二氧化碳（$PaCO_2$）迅速减少，提升血液 pH 值，从而导致呼吸性碱中毒，可使脑血管收缩，毛细血管压力下降，静脉回流增加，改善损伤区的血管灌注，降低脑灌注压及颅内压。但过度通气的风险可由于血管过度收缩而造成局部脑缺血。因此，过度通气应采取间断、短时程实施的方法。另外，颈静脉血氧饱和度（$SjvO_2$）、局部脑氧饱和度（$rScO_2$）、脑动静脉氧含量差（$AVDO_2$）、脑组织氧分压（$PbtO_2$）等是监测脑组织氧供需平衡常用的方法，有助于评估过度通气等各种治疗措施对维持脑氧供需平衡的效果，并对判断预后提供依据。

4. 头部 CT 检查　在上述处理的同时，应对有可能进行 CT 检查的患者尽快进行 CT 检查，以明确颅内情况。

二、手术治疗

在脑疝发生前或脑疝代偿阶段，如能及时手术清除颅内病变，则脑疝常可获得缓解。如果在脑疝晚期双瞳散大时处理，则预后极差。有以下几种方式。

（一）大骨瓣开颅减压术

对于一侧的硬脑膜下血肿、广泛脑挫裂伤、脑肿胀等引起的小脑幕切迹疝者，可行额颞顶大骨瓣开颅，此方法能清除约 95% 的单侧幕上颅内血肿及挫伤坏死组织，并去除骨瓣减压，硬脑膜减张缝合。

双侧额颞部硬脑膜下血肿或弥漫性脑水肿/脑肿胀，无明显中线移位的脑疝患者（包括脑中心疝、枕骨大孔疝），可行双额颞大骨瓣开颅，结扎上矢状窦前部并剪开大脑镰，清除血肿及挫伤组织，并行去骨瓣减压，硬脑膜减张缝合。大骨瓣减压手术虽然创伤较大，且有一定并发症，但它具有彻底清除血肿及挫伤组织、方便止血、减压效果充分、利于脑疝复位等优点，因此，对已发生脑疝的患者，行大骨瓣减压是一种积极有效的方法。

由颅后窝占位病变引起枕骨大孔疝时，如幕上脑室扩大，应迅速行脑室穿刺减压，病情缓解后，应行颅后窝开颅清除病变，再去除骨瓣行广泛的枕下减压术，包括切除寰椎后弓 1.5~2 cm，必要时切除部分小脑组织。如术中见小脑扁桃体下移入颈椎管内，可将第 2、3 颈椎后弓咬除减压；如发现扁桃体嵌塞甚紧，或已有出血、软化等表现，则应将其小心吸除。术毕将硬脑膜减张缝合。

（二）小脑幕切开术

术中充分暴露颅中窝底，小心抬起颞叶或切除部分颞叶前部，暴露小脑幕缘，放出基底部脑池的脑脊液，直接使疝出的脑组织复位，在小脑幕边缘，沿岩骨脊方向避开岩上窦，向后外切开小脑幕，扩大小脑幕裂孔，以解除脑疝对脑干的压迫。但在严重颅脑创伤，特别是伴有脑肿胀时，此方法往往操作困难，且小脑幕及幕下有许多血管及静脉窦难以处理。

（三）内减压术

如硬脑膜下血肿伴严重脑水肿、脑肿胀的脑疝患者，在清除血肿及挫伤组织后，仍不能有效缓解颅内压或术中脑组织膨出，可将其额极、颞极或颞中回以下部分脑组织予以切除，并去除骨瓣，硬脑膜减张缝合，并放置引流管持续引流，以减少颅内容量。此手术创伤较大，目前较少采用，仅在特殊情况下方可实施。另外，术中脑膨出时，应考虑是否有颅内其他部位再出血的可能性，可用 B 超术探测或 CT 检查。

（四）钻孔探查

适用于病情危急或无 CT 检查条件的患者。钻孔前应根据硬脑膜外及硬脑膜下血肿常见部位先画出额颞顶头皮切口位置，然后沿切口线钻孔。

1. 钻孔侧别选择　①瞳孔散大侧或先散大侧。②头皮明显损伤或颅骨骨折侧。③若无定位线索，可先钻左侧。

2. 钻孔顺序　先后于颞、额、顶、枕等顺序钻孔，钻孔时头皮切口应在发际内，避开中线、额窦等进行钻孔。如发现血肿可先放出部分血肿液减压，然后按头皮切口位置进行开颅手术。

（五）颞肌下减压术

将颞肌附着区的颞骨鳞部咬除 7~8 cm² 的面积，硬脑膜切开，让颞叶前部及其外侧部分经减压窗膨出，以达到减压目的，使脑疝获得一定缓解。

（六）枕肌下减压术

枕骨大孔疝时可采用，此手术切除被枕肌覆盖的枕骨，范围上至横窦下缘，两侧接近乳突，下至枕骨大孔后缘，然后"Y"形剪开硬脑膜。

（七）侧脑室穿刺外引流术

可经眶、额、枕等部位快速钻颅或锥颅，穿刺侧脑室并放置引流管行脑脊液外引流，以迅速降低颅内压，缓解病情，为进一步手术做准备，适于严重脑积水患者。

三、术后处理

脑疝患者病情严重，术后或不能手术者应进入 ICU 监护治疗。

1. 颅内压监测、脑氧监测，严密观察意识、瞳孔及生命体征变化。

2. 药物治疗，包括脱水、止血、预防感染、脑保护剂等。

3. 全身营养支持。

4. 防治并发症。

5. 病情稳定后行高压氧及康复治疗。

（蔡洁波）

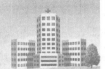

第六章 创伤性颅内血肿

第一节　急性硬脑膜外血肿

一、概论

（一）定义

硬脑膜外血肿是由于头部创伤后，颅骨骨折等使硬脑膜与颅骨内板剥离，硬脑膜血管破裂或板障出血，血液存积于颅骨内板与硬脑膜之间形成的血肿。

（二）流行病学

自从 CT 成为颅脑创伤诊断的主要手段以来，根据 CT 诊断的硬脑膜外血肿患者占全部颅脑创伤患者的 2.7%~4%，占所有颅内血肿的 30%~40%。而昏迷患者中，9% 的硬脑膜外血肿患者必须手术治疗。20 岁左右是硬脑膜外血肿的发病高峰年龄，硬脑膜外血肿患者的平均年龄在 20~30 岁之间。50~60 岁以上的老年人很少发生硬脑膜外血肿。儿童患者中，硬脑膜外血肿的平均年龄在 6~10 岁之间，新生儿和幼儿较少发生硬脑膜外血肿。

交通事故、坠落伤和暴力伤害分别占到硬脑膜外血肿的 53%（30%~73%）、30%（7%~52%）和 8%（1%~19%）。婴幼儿和学龄前儿童患者中坠落伤是导致硬脑膜外血肿的主要致伤原因，占 49%（25%~59%），另外交通事故占 34%（25%~41%），学龄儿童中交通事故致伤比例明显增加。

（三）发病机制

硬脑膜外血肿多由于脑膜中动脉、板障静脉或静脉窦破裂出血所致。脑膜中动脉出血是硬脑膜外血肿形成的主要原因。手术患者中，硬脑膜外血肿多发生在颞部及颞顶部，右侧的硬脑膜外血肿比左侧略多（图 6-1），双侧硬脑膜外血肿占 2%~5%。

（四）临床病理生理

硬脑膜外血肿的临床表现可因出血速度、血肿部位及年龄的差异而有所不同，但从临床特征看，仍有一定规律及共性，即昏迷-清醒-再昏迷。以幕上急性硬脑膜外血肿为例，概述如下。

1. 意识障碍　由于原发性脑创伤程度不一，这类患者的意识变化，有 3 种不同情况：①原发性脑创伤较轻，伤后无原发昏迷，至颅内血肿形成后，始出现进行性颅内压增高及意识障碍，这类患者容易漏诊。②原发性脑创伤略重，伤后曾一度昏迷，随后即完全清醒或有意识好转，但不久又再次陷入昏迷状态，这类患者即所谓典型病例，容易诊断。③原发性脑创伤严重，伤后持续昏迷，且有进行性加深表现，颅内血肿的征象常被原发性脑挫裂伤或脑干创伤所掩盖，较易误诊。

2. 颅内压增高　随着颅内压增高，患者常有头疼、呕吐加剧、躁动不安的典型变化，严重者出现Cushing反应，出现血压升高、脉压增大、体温上升、脉率及呼吸缓慢等代偿性反应，等到衰竭时，则血压下降、脉搏细弱及呼吸抑制。

3. 神经系统体征　单纯的硬脑膜外血肿，早期较少出现神经受损体征，仅在血肿形成压迫脑功能区时，才有相应的阳性体征，如果患者伤后立即出现面瘫、偏瘫或失语等症状和体征时，应归咎于原发性脑创伤。当血肿不断增大引起颞叶沟回疝时，患者则不仅有意识障碍加深，生命体征紊乱，同时将相继出现患侧瞳孔散大，对侧肢体偏瘫等典型征象。偶尔因为血肿发展急速，造成早期脑干扭曲、移位并嵌压在对侧小脑幕切迹缘上，则可引起不典型体征：对侧瞳孔散大、对侧偏瘫；同侧瞳孔散大、同侧偏瘫；对侧瞳孔散大、同侧偏瘫。应立即借助辅助检查定位和定性。

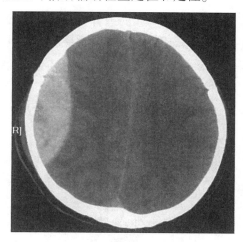

图6-1　硬脑膜外血肿CT图像

（五）预后影响因素

所有年龄组硬脑膜外血肿的死亡率（包括手术患者的）将近10%（7%~15.3%），儿童的死亡率为5%。GCS评分、年龄、瞳孔变化、颅内损害情况、出现神经系统损害到手术的时间长短等是硬脑膜外血肿患者预后的重要影响因素。

年龄对硬脑膜外血肿预后影响并没有其他颅脑创伤中年龄对预后的影响大。回顾性研究发现对于硬脑膜外血肿手术患者，GCS评分对预后的影响作用比年龄的影响大。就诊时的GCS评分和术前的GCS评分是硬脑膜外血肿预后评估的最重要影响因素。

瞳孔异常，包括瞳孔不等大、瞳孔固定和瞳孔散大在硬脑膜外血肿手术患者中占20%~30%，60%的昏迷患者伴有瞳孔异常。

在手术清除硬脑膜外血肿患者中30%~50%的成年患者伴有其他颅内病变。主要包括脑挫裂伤、脑内血肿、硬脑膜下血肿和弥漫性脑肿胀。儿童患者中其他颅内损害伴发率较成人少。伴有硬脑膜下血肿和/或脑实质损害的硬脑膜外血肿患者预后差。

二、临床表现

根据相关统计，3%~27%的硬脑膜外血肿患者没有神经系统损害。15%~80%的患者头痛。17%~

74%的患者呕吐。22%~56%的患者，就诊时已昏迷或术前突然昏迷。并不是所有患者都有"中间清醒期"，综合文献共计963例患者中456例有"中间清醒期"，占47%。12%~42%的患者从伤后到术前一直保持清醒。18%~44%的患者有异常瞳孔改变。其他的一些表现包括脑局部受损表现，如偏瘫、去脑强直状态、癫痫等。8%的儿童患者早期可出现癫痫。

三、辅助检查

对于颅脑外伤患者，如怀疑有颅内病变，应及时行必要的影像学检查，包括 X 线颅骨平片、脑血管造影或 CT 扫描等。其中 CT 扫描是首选辅诊方法，不但能明确诊断，而且能准确反映血肿部位、大小、占位效应、合并脑内损伤的颅骨骨折等，为手术提供可靠的依据。

硬脑膜外血肿绝大多数（85%）都有典型的 CT 表现：在颅骨内板下方有双凸形或梭形边缘清楚的高密度影；有的血肿内可见混杂低密度区，是由于外伤时间太短仍有新鲜出血，并与血块退缩时溢出的血清混合所致；少数血肿可呈半月形或新月形；个别血肿可通过分离的骨折缝隙渗到颅外软组织下；骨窗位常可显示骨折。此外，血肿可见占位效应，中线结构移位，病变侧脑室受压，变形和移位。静脉源形硬脑膜外血肿因静脉压力低，血肿形成晚，CT 扫描时血肿可能溶解，表现为略高密度或低密度区（图6-2）。

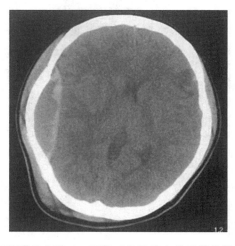

图 6-2　硬脑膜外血肿 CT 图像（急性出血性早期为低密度病灶）

四、诊断与鉴别诊断

（一）诊断

急性硬脑膜外血肿的早期诊断，应在脑疝征象出现之前进行，尽量避免昏迷加深、瞳孔散大之后。故对临床症状体征的观察尤为重要，当创伤患者头痛呕吐加剧、躁动不安、血压升高、脉压加大和/或出现新的体征时，即应高度怀疑颅内血肿，及时 CT 扫描。CT 扫描发现骨板下梭形高密度或混杂密度占位性病变，即可诊断硬脑膜外血肿。

（二）鉴别诊断

急性硬脑膜外血肿与急性硬脑膜下血肿的鉴别诊断：硬脑膜外血肿一般范围小，不跨越颅缝，边缘光滑，呈梭形、双凸形，内缘弧度与脑表面弧度相反，多合并骨折，一般不合并脑挫裂伤，占位效应轻；硬脑膜下血肿一般范围大，常跨越颅缝，边缘波浪状，呈新月带状，内缘弧度与脑表面一致，多合并挫裂伤，一般不合并骨折，占位效应较明显，常位于外力作用点的同侧或对侧。

五、治疗

（一）手术治疗

1. 手术指征

（1）不管患者的 GCS 评分，如果硬脑膜外血肿超过 30 mL，需立刻手术清除。

（2）血肿<30 mL，而且最大厚度<15 mm，中线移位小于 5 mm，GCS 评分>8 分，没有局灶损害症状的患者（如失语、运动障碍、偏盲等）可以保守治疗，但必须严密观察病情变化，并行 CT 动态观察血肿变化。

（3）对于创伤性后颅窝占位病变，如果 CT 扫描有占位效应以及出现与占位效应有关的神经功能异常或恶化的患者，应该进行手术治疗。CT 上确定占位效应主要依据以下方面：四脑室的变形、移位或闭塞，基底池受压或消失，梗阻性脑积水。

2. 手术时机　对于有手术指征的患者必须马上行手术清除血肿。

3. 手术方法　硬脑膜外血肿手术方法包括开颅血肿清除术和钻孔冲洗引流术。开颅血肿清除术可以发现出血部位，消除出血原因，较完整地清除血肿，所以开颅血肿清除术已得到广泛认可。开颅术中应悬吊硬膜，常规探查硬脑膜下。

单纯钻孔引流术仅用于不能耐受开颅外科手术的危重患者挽救生命。在我国一些基层医院开展钻孔或小骨窗治疗硬脑膜外血肿也取得了一定疗效。随着开颅技术的进步，对于急性硬脑膜外血肿患者原则上应该采用开颅清除血肿，达到彻底止血的目的。避免采用钻孔或小骨窗手术，因为这些术式可能遗留较大硬脑膜外血肿，压迫脑组织。

（二）保守治疗

幕上硬脑膜外血肿患者如果未昏迷、没有局灶性神经损害、血肿厚度<15 mm，中线移位<5 mm，出血量<30 mL，后颅窝外伤性占位性病变患者如果无神经功能异常，CT 扫描显示伴有或不伴有占位征象，在创伤中心严密的监测下以及 CT 定时复查下可以行保守治疗。保守治疗的患者在伤后 6~8 小时内应行 CT 复查。颞部硬脑膜外血肿保守治疗效果不理想的可以考虑手术治疗。

（江　水）

第二节　急性和亚急性硬脑膜下血肿

一、概论

（一）定义

创伤后由于出血来源的不同又分为复合型硬脑膜下血肿与单纯型硬脑膜下血肿。前者系因脑挫裂伤、脑皮质动静脉出血，血液积聚在硬脑膜与脑皮质之间，病情发展较快，可呈急性或亚急性表现。有时硬脑膜下血肿与脑内血肿相融合，颅内压急剧增高，数小时内即形成脑疝，多呈特急性表现，预后极差；单纯硬脑膜下血肿系桥静脉断裂所致，出血较缓，血液积聚在硬脑膜与蛛网膜之间，病程发展常呈慢性，脑原发伤较轻，预后亦较好。

（二）流行病学

硬脑膜下血肿是颅脑创伤常见的继发损害，发生率约为 5%，占颅内血肿的 40% 左右。急性硬脑膜下血肿发生率最高达 70%，亚急性硬脑膜下血肿约占 5%。

（三）发病机制

硬脑膜下血肿出血多为静脉性，或为大的静脉窦破裂所致。硬脑膜下血肿通常伴有不同程度的脑挫裂伤，其形成机制包括由脑挫裂伤出血引起血肿和颅骨骨折累及大血管或静脉窦出血。加速性损伤所致脑挫裂伤，血肿多在同侧；而减速性损伤所引起的对冲性脑挫裂伤出血常在对侧：一侧枕部着力的患者，在对侧额、颞叶前部发生复合型硬脑膜下血肿，甚至同时并发脑内血肿；枕部中线着力易致双侧额极、颞极部血肿；当头颅侧方打击时，伤侧可引起复合型硬脑膜下血肿，即硬脑膜下脑内血肿；头颅侧方碰撞或跌伤时，同侧多为复合性硬脑膜下血肿或硬脑膜外血肿，对侧可致单纯性及（或）复合型硬脑膜下血肿；另外，前额部遭受暴力，不论是打击还是碰撞，血肿往往都在额部，很少发生在枕部，而老年人则常引起单侧或双侧单纯性硬脑膜下血肿。

（四）临床病理生理

急性者大多为复合型硬脑膜下血肿，多伴有脑挫裂伤，进行性颅内压增高更加显著。患者伤后意识障碍较为突出，常表现为持续性昏迷，并有进行性恶化，较少出现中间清醒期，即使意识障碍程度曾一度好转，也为时短暂，随着脑疝形成迅速陷入深昏迷。亚急性者，由于原发性脑挫裂伤较轻，出血速度稍缓，故血肿形成至脑受压的过程略长，使颅内容积代偿力得以发挥，因此常有中间清醒期，但不像硬脑膜外血肿那样鲜明、清醒。颅内压增高症状：急性者，主要表现为意识障碍加深，生命体征变化突出，同时，较早出现小脑幕切迹疝的征象；亚急性者，则往往表现头疼、呕吐加剧、躁动不安及意识进行性恶化，至脑疝形成时即转入昏迷。

伤后早期可因脑挫裂伤累及某些脑功能区，伤后即有相应局灶体征，如偏瘫、失语、癫痫等；若是在观察过程中有新体征出现，系伤后早期所没有的或是原有的阳性体征明显加重等，均应考虑颅内继发血肿的可能。

（五）预后影响因素

GCS 评分、瞳孔变化、年龄、脑损伤范围、术中有无脑膨出、是否需要去骨瓣外减压和术后有无高热等项与患者预后相关。

二、临床表现

急性和亚急性硬脑膜下血肿大部分患者，就诊时 GCS 评分≤8 分。较少患者就诊前有"中间清醒期"，但这些并不是与预后密切相关的结论性因素。另外，30%～55% 的患者在就诊时或术前有瞳孔异常改变。伴有脑挫裂伤患者伤后即有相应局灶体征。并发脑疝时可出现生命功能衰竭的症状。

三、辅助检查

CT 检查是硬脑膜下血肿首选检查方法。在急性期及亚急性期，CT 主要表现是颅骨内板下出现新月形高或等密度影。伴有脑挫裂伤或脑水肿的硬脑膜下血肿，在 CT 片上可有明显占位效应（图 6-3）。

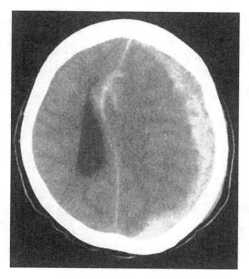

图 6-3 急性硬脑膜下血肿 CT 图像

硬脑膜下血肿的 MRI 信号改变，随着血肿不同时期而不同。急性期，T_2 加权像上呈低信号强度，而在 T_1 加权像血肿的信号与脑实质信号强度相仿。在亚急性期，在 T_1 和 T_2 加权像上均为高信号影。运用功能 MRI 可以对伴有挫裂伤的硬脑膜下血肿的脑缺血及脑实质损伤进一步诊断。

四、诊断与鉴别诊断

（一）诊断

患者有明确头部创伤史，有颅内压增高表现，如头痛、呕吐、视盘水肿、意识障碍等，伴有或不伴有神经系统局灶体征，CT 扫描发现颅骨内板下出现新月形高或等密度影，即可诊断硬脑膜下血肿。

（二）鉴别诊断

急性硬脑膜下血肿和亚急性硬脑膜下血肿需与急性硬脑膜外血肿鉴别诊断，详见第六章第一节。

五、治疗

（一）手术治疗

1. 手术指征

（1）不管患者的 GCS 评分，硬脑膜下血肿厚度>10 mm，或中线移位>5 mm 的患者，都需要手术清除血肿。

（2）所有 GCS 评分<9 分的患者都应行颅内压监测。

（3）对于最大厚度<10 mm，中线移位<5 mm 的昏迷的硬脑膜下血肿患者（GCS<9 分），如果受伤时与医院就诊时的 GCS 评分下降 2 分以上，也应手术治疗。

2. 手术时机 有手术指征的患者都应尽快手术治疗。

3. 手术方法 硬脑膜下血肿清除有多种方法，常用方法如下：①钻孔冲洗引流术。②开颅血肿清除术+去骨瓣减压术。③颞肌下减压术。④大骨瓣减压术，硬膜成形。

手术方法的选择受到术者的经验、习惯以及当地设备条件的影响。有些创伤中心对硬脑膜下血肿全部去骨瓣减压。大多数报道都认为应根据临床表现、影像资料、手术入路而制订相应的手术方法。

（1）钻孔冲洗引流术：多用于急诊脑疝患者，患者基础状态较差，不能承受开颅手术，或患者病情危重，时间不允许行开颅手术。根据 CT 显示血肿所在部位，行钻孔引流，或按致伤机制及着力点，结合患者临床表现做出定位，然后按序钻孔。小儿急性硬脑膜下血肿囟门未闭者可经前囟侧角穿刺反复抽吸逐渐排出，若属固态血肿则需钻孔引流或开颅清除血肿。目前对于急性期硬膜下血肿，已经很少用该术式。

（2）骨窗或骨瓣开颅术：适用于血肿定位明确的患者；经钻孔探查发现血肿呈凝块状，难以冲洗排出者；于钻孔冲洗引流过程中有鲜血不断流出者；或于清除血肿后，脑组织迅速膨起，颅内压力又复升高者。

（3）颞肌下减压术：急性硬脑膜下血肿伴有严重脑挫裂伤脑水肿或并发脑肿胀时，虽经彻底清除血肿及磨碎挫裂的脑组织之后，颅内压仍不能有效缓解，脑组织依然膨隆时，则需行颞肌下减压或去骨瓣减压，必要时尚需将受累的额极和颞极切除，作为内减压措施。一般多行单侧减压，如有必要亦可行双侧颞肌下减压。

（4）大骨瓣开颅血肿清除+去骨瓣减压术：是目前临床治疗急性硬脑膜下血肿最常用的方法。大骨瓣减压的适应证为：急性或特急性颅内血肿，伴有严重脑挫裂伤及（或）脑水肿，术前已形成脑疝，清除血肿后颅内高压缓解不够满意，又无其他残留血肿时；弥散性脑损伤，严重脑水肿，脑疝形成，但无局限性大血肿可予排除时；术前双瞳散大、去脑强直，经手术清除血肿后颅内压一度好转，但不久又有升高趋势者。近年来，国内外学者多主张采用大骨瓣开颅术来治疗单侧急性幕上颅内血肿和脑挫裂伤。因为这种外伤大骨瓣开颅术能达到下列手术要求：①清除额颞顶硬脑膜外、硬脑膜下以及脑内血肿。②清除额叶、颞前以及眶回等挫裂伤区坏死脑组织。③控制矢状窦桥静脉、横窦以及岩窦撕裂出血。④控制颅前窝、颅中窝颅底出血。⑤修补撕裂硬脑膜，防止脑脊液漏等。经临床对比也证明外伤大骨瓣开颅术［12 cm×（12~15）cm］比经典骨瓣［（6~8）cm×（8~10）cm］疗效好。而且经改良后可用于双侧硬脑膜下血肿脑挫裂伤患者。临床证明创伤大骨瓣开颅术能清除约95%单侧幕上颅内血肿，另外5%幕上顶后叶、枕叶和颅后窝血肿则需行其他相应部位骨瓣开颅术。

（二）保守治疗

急性、亚急性硬脑膜下血肿厚度<10 mm，中线移位<5 mm，并且在 ICP 监测下，如果伤后神经体征一直稳定，瞳孔没有异常，没有颅高压（ICP>20 mmHg），可以暂时保守治疗。由于硬脑膜下血肿常伴有脑实质内损害，因此对于多发病变的患者，手术治疗指征可以放宽。

（江　水）

第三节　慢性硬脑膜下血肿

一、概论

（一）定义

慢性硬脑膜下血肿指创伤后 3 周以上开始出现症状，位于硬脑膜与蛛网膜之间，具有包膜的血肿。

（二）流行病学

慢性硬脑膜下血肿多见于小儿及老年人，占颅内血肿的 10% 左右，占硬脑膜下血肿的 25%，其中双侧血肿发生率高达 14%。本病头伤轻微，起病隐秘，临床表现无明显特征，易误诊。从受伤到发病的时间，一般在 1 个月，文献报道有长达 34 年之久者。

（三）发病机制

慢性硬脑膜下血肿的患者绝大多数都有轻微头部创伤史，尤以老年人额前或枕后着力时，脑组织在颅腔内的移动度较大，最易撕破自大脑表面汇入上矢状窦的桥静脉，其次是静脉窦、蛛网膜粒或硬膜脑膜下积液受损出血。近年来的临床观察发现慢性硬脑膜下血肿患者在早期头部受伤时，CT 常出现少量蛛网膜下腔出血。这可能与慢性硬脑膜下血肿发生有关。非损伤性慢性硬脑膜下血肿十分少见，可能与动脉瘤、血管畸形或其他脑血管病有关。

慢性硬脑膜下血肿扩大的原因，过去有许多假说，如血肿腔内高渗透压机制，现已被否定。目前多数研究证明，血肿不断扩大，与患者脑萎缩、颅内压降低、静脉张力增高及凝血机制障碍等因素有关。据电镜观察，血肿内侧膜为胶原纤维，没有血管；外侧膜含有大量毛细血管网，其内皮细胞间的裂隙较大，基膜结构不清，具有异常的通透性，在内皮细胞间隙处，尚可见到红细胞碎片、血红蛋白和血小板，说明有漏血现象。人们研究发现，血肿外膜中除红细胞外，尚有大量嗜酸性粒细胞浸润，并在细胞分裂时有脱颗粒现象，这些颗粒基质内含有纤溶酶原，具有激活纤溶酶而能促进纤维蛋白溶解，抑制血小板凝集，故而诱发慢性出血。

小儿慢性硬脑膜下血肿双侧居多，常因产伤引起，产后颅内损伤者较少，一般 6 个月以内的小儿发生率最高，此后则逐渐减少，不过创伤并非唯一的原因，有学者观察到营养不良、坏血症、颅内外炎症及有出血性素质的儿童，甚至严重脱水的婴幼儿，亦可发生本病。出血来源多为自大脑表面汇入矢状窦的桥静脉破裂所致；非创伤性硬脑膜下血肿，则可能是全身性疾病或颅内炎症所致硬脑膜血管通透性改变之故。

（四）临床病理生理

慢性硬脑膜下血肿的致病机制主要在于：占位效应引起颅内高压、局部脑受压、脑循环受阻。为期较久的血肿，其包膜可因血管栓塞、坏死及结缔组织变性而发生钙化，以致长期压迫脑组织，促发癫痫，加重神经功能缺失。甚至有因再次出血内膜破裂，形成皮质下血肿的报道。

（五）预后影响因素

慢性硬脑膜下血肿术后血肿复发是影响患者预后的主要因素，据文献报道，术后血肿复发率为 3.7%~38%。常见的复发原因有：老年患者脑萎缩，术后脑膨起困难；血肿包膜坚厚，硬脑膜下腔不能闭合；血肿腔内有血凝块未能彻底清除；新鲜出血而致血肿复发。因此，须注意防范，术后宜采用头低位、卧向患侧，多饮水，不用强力脱水剂，必要时适当补充低渗液体；对包膜坚厚或有钙化者应施行开颅术予以切除；血肿腔内有固态凝血块时，或有新鲜出血时，应采用骨瓣或窗开颅，彻底清除。术后引流管高位排气，低位排液，均外接封闭式引流瓶（袋）；术后残腔积液、积气的吸收和脑组织膨起需 10~20 天，故应做动态的 CT 观察；如果临床症状明显好转，即使硬脑膜下仍有积液，亦不必急于再次手术。

二、临床表现

主要表现为慢性颅内压增高，神经功能障碍及精神症状，多数患者有头疼、乏力、智能减退、轻偏瘫及眼底水肿，偶有癫痫或卒中样发作。老年人以痴呆、精神异常和锥体束体征阳性为多，易与颅内肿瘤或正常颅压脑积水相混淆；小儿常有嗜睡、头颅增大、顶骨膨隆、囟门凸出、抽搐、痉挛及视网膜出血等特点，酷似脑积水。

国外有人将慢性硬脑膜下血肿的临床表现分为4级：Ⅰ级，意识清楚，轻微头疼，有轻度神经功能缺失或无。Ⅱ级，定向力差或意识模糊，有轻偏瘫等神经功能缺失。Ⅲ级，木僵，对痛刺激适当反应，有偏瘫等严重神经功能障碍。Ⅳ级，昏迷，对痛刺激无反应，去大脑强直或去皮质状态。

三、辅助检查

CT的临床应用有助于慢性硬脑膜下血肿的早期发现和双侧慢性硬脑膜下血肿的诊断，慢性硬脑膜下血肿的CT表现较复杂，随出血时间长短，CT扫描可见高、低、等密度影像。一般从新月形血肿演变到双凸形血肿，需3~8周，血肿的期龄平均在3.7周时呈高密度，6.3周时呈等密度，至8.2周时则为低密度。CT扫描还可见脑室受压占位效应，并有中线移位等间接征象；个别显影欠清晰，等密度慢性硬脑膜下血肿CT平扫因血肿密度与脑质相同，不能直接显示血肿本身征象，只能显示一些由血肿占位所产生的间接征象，常见的间接征象为同侧脑室受压移位，中线结构移位越过中线，病变区脑沟消失及脑沟、脑回内移聚拢，脑灰白质界面内移，CT增强扫描显示血肿包膜弧形强化（图6-4）。

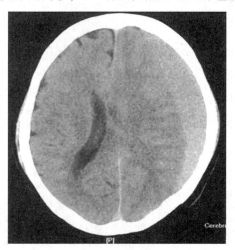

图6-4　慢性硬脑膜下血肿CT图像

双侧慢性等密度慢性硬脑膜下血肿CT诊断比较困难，可行MRI检查。T_1加权像和T_2加权像，血肿均为高信号（图6-5）。

四、诊断与鉴别诊断

（一）诊断

由于这类患者的头部创伤往往轻微，出血缓慢，加以老年人颅腔容积的代偿间隙较大，故常有短至数周、长至数月的中间缓解期，期间可以没有明显症状。然后，当血肿增大引起脑压迫及颅内压升高症状时，患者早已忘记头部创伤的历史或因已有精神症状、痴呆或理解能力下降，不能提供可靠的病史，所以容易误诊。因此，在临床上怀疑此症时，应尽早施行辅助检查，明确诊断。以往多采用脑超声波、脑电图、同位素脑扫描或脑血管造影等方法辅助诊断。近年来临床都采用CT扫描，不但能提供准确诊断，而且能从血肿的形态上估计其形成时间，以及从密度上推测血肿的期龄。但对某些无占位效应或双侧等密度慢性硬脑膜下血肿的患者，MRI 更具优势。

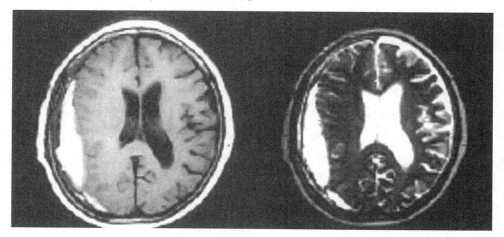

图 6-5　慢性硬脑膜下血肿 MRI 图像

（二）鉴别诊断

慢性硬脑膜下积液：又称硬脑膜下水瘤，多数与创伤有关，与慢性硬脑膜下血肿极为相似，甚至有学者认为硬脑膜下水瘤就是引起慢性血肿的原因。鉴别主要靠 CT 或 MRI，否则术前难以区别。

大脑半球占位病变：除血肿外其他尚有脑肿瘤、脑脓肿及肉芽肿等占位病变，均易与慢性硬脑膜下血肿发生混淆。区别主要在于大脑半球占位病变无头部创伤史及较为明显的局限性神经功能缺损体征。确诊亦须借助 CT、MRI 或脑血管造影。

正常颅压脑积水与脑萎缩：这两种病变彼此雷同又与慢性硬脑膜下血肿相似，均有智能减退和/或精神障碍。不过上述两种病变均无颅内压增高表现，且影像学检查都具有脑室扩大、脑池加宽及脑实质萎缩特征。

五、治疗

（一）手术治疗

1. **手术指征**　对慢性硬脑膜下血肿的治疗意见已基本一致，一旦出现颅内压增高症状，即应施行手术治疗。

2. **手术时机**　对于有手术指征的患者都应尽快手术治疗。

3. **手术方法**　慢性硬脑膜下血肿的治疗首选的方法是钻孔引流，疗效满意，如无其他并发症，预后多较良好。

（1）钻孔或锥孔冲洗引流术：根据血肿的部位和大小选择前后两孔（一高一低）。也有临床研究证明单孔钻孔冲洗引流术与双孔钻孔冲洗引流术的疗效基本相同，故不少临床医生采用单孔钻孔冲洗引流术。双孔钻孔冲洗引流步骤如下：于局部麻醉下，先于较高处（前份）行颅骨钻孔或采用颅锥锥孔，进入血肿腔后即有陈血及棕褐色碎血块流出，然后用硅胶管或 8 号导管小心放入囊腔，长度不能超过血肿腔半径，进一步引流液态血肿。同样方法于较低处（后份）再钻孔或锥孔引流，放入导管，继而通过两个导管，用生理盐水轻轻反复冲洗，直至冲洗液变清为止。术毕，将两引流管分别另行头皮刺孔引出颅外，接灭菌密封引流袋。高位的引流管排气，低位的排液，3～5 天拔除。有人采用单纯锥颅冲洗术，可在床旁直接清头皮锥颅，排出陈血，用生理盐水冲洗至清亮，每隔 3~4 天重复锥颅冲洗，一般 2~4 次，在 CT 监测下证实脑受压解除、中线结构复位后为止。

（2）前囟侧角硬脑膜下穿刺术：小儿慢性硬脑膜下血肿，前囟未闭者，可经前囟行硬脑膜下穿刺抽吸积血。选用针尖斜面较短的肌肉针头，经前囟外侧角采用 45°角斜行穿向额或顶硬脑膜下，进针 0.5~1.0 cm 即有棕褐色液体抽出，每次抽出量以 15~20 mL 为宜。若为双侧应左右交替穿刺，抽出血液常逐日变淡，血肿体积亦随之减小，如有鲜血抽出和/或血肿不见缩小，则需改行剖开术。

（3）骨瓣开颅慢性硬脑膜下血肿清除术：适用于包膜较肥厚或已有钙化的慢性硬脑膜下血肿。开颅方法已如前述，掀开骨瓣后，可见青紫增厚的硬脑膜。先切开一小孔，缓缓排出积血，待颅内压稍降后瓣状切开硬膜及紧贴其下的血肿外膜，一并翻开可以减少渗血。血肿内膜与蛛网膜多无愈着，易于分离，应予以切除，但不能用力牵拉，以免撕破内外膜交界缘，该处容易出血，可在近缘 0.5 cm 处剪断。术毕，妥善止血，分层缝合硬脑膜及头皮各层，血肿腔置管引流 3~5 天。对双侧血肿应分期分侧手术。

（二）保守治疗

随着老龄化社会的发展，大量心脑血管病患者长期服用阿司匹林或者支架植入后服用华法林预防血管堵塞，抗凝药物的广泛使用使慢性硬脑膜下血肿的发生率呈现上升趋势。对于全身状况差、凝血功能异常、颅高压、神经损害症状不明显的患者可采取保守治疗。对于高龄患者，术前一定要全面评估手术给患者带来的利弊再行决定。对于低龄患者，出血量较少的患者有自行吸收的可能。

（江　水）

第四节　急性和亚急性脑内血肿

一、概论

（一）定义

脑内血肿是指脑实质内的血肿，可发生在脑组织的任何部位，创伤性脑内血肿绝大多数均属急性，少数为亚急性。

（二）流行病学

在闭合性颅脑创伤中，脑内血肿发生率为 0.5%~1.0%，占颅内血肿的 5% 左右，好发于额叶及颞叶前端，占全数的 80%，其次是顶叶和枕叶约占 10%，其余则分别位于脑深部、脑基底节、脑干及小脑内等处。

（三）发病机制

位于额、颞前份和底部等浅层的脑内血肿，往往与脑挫裂伤及硬脑膜下血肿相伴发，多因直接冲击伤、对冲伤或凹陷性骨折使皮质组织及血管受外力破裂形成。深部血肿，多于脑白质内，系因脑受力变形或剪力作用致使深部血管撕裂出血而致。

（四）临床病理生理

脑内血肿形成的初期仅为血凝块，浅部者周围常与挫碎的脑组织相混杂，深部者周围亦有受压坏死、水肿的组织环绕。4~5 天之后血肿开始液化，变为棕褐色陈旧血液，周围有胶质细胞增生，此时，手术切除血肿可见周界清楚，几乎不出血，较为容易。至2~3周时，血肿表面有包膜形成，内贮黄色液体，并逐渐成为囊性病变，相邻脑组织可见含铁血黄素沉着，局部脑回变平、加宽、变软，有波动感。

脑内血肿多伴有脑挫裂伤，进行性颅内压增高显著。患者伤后意识障碍明显，常表现为持续性昏迷，并有进行性恶化，较少出现"中间清醒期"。额颞部脑内血肿易发生脑疝而致意识障碍突然加重。部分伤后意识障碍较轻患者如突发意识障碍加重，应考虑迟发血肿的可能。如病变累及某些脑功能区，伤后即有相应局灶体征。

（五）预后影响因素

影响脑内血肿预后的相关因素包括年龄，就诊时或复苏后的 GCS 评分，有无颅骨骨折、光反应或脑干反射，呼吸频率，ICP，基底池状态或三室形态。还有一些与预后相关的因素，包括病变位置、脑内血肿量、复查 CT 时的 GCS 评分、GCS 最低值、病灶周围水肿的严重程度、手术时间、术前是否已有神经损害症状出现，以及急性脑肿胀或是否伴有硬脑膜下血肿等。

对冲伤等复杂受力导致的颅内多发血肿病情多较严重，单侧手术后，临近部位及对侧病变因失去"填塞效应"而呈进展性扩大，处理起来较为棘手。颅内占优势的病灶直接影响到创伤后多发性颅内病灶患者的预后，因此，临床处理这类患者及判断预后时，应重点考虑颅内占优势的血肿或病灶的类型。

二、临床表现

脑内血肿的临床表现，依血肿的部位而定，位于额、颞前端及底部的血肿与对冲性脑挫裂伤、硬脑膜下血肿相似，除颅内压增高外，多无明显定位症状或体征。若血肿累及重要功能区，则可出现偏瘫、失语、偏盲、偏身感觉障碍以及局灶性癫痫等征象。因对冲性脑挫裂伤所致脑内血肿患者，伤后意识障碍多较持久，且呈进行性加重，多无中间意识好转期，病情转变较快，容易引起脑疝。因冲击伤或凹陷骨折所引起的局部血肿，病情发展较缓者，除表现局部脑功能损害症状外，常有头疼、呕吐、眼底水肿等颅内压增高的征象，尤其是老年患者因血管脆性增加，较易发生脑内血肿。

三、辅助检查

CT 是颅脑创伤最常用的检查手段，急性、亚急性脑内血肿 CT 表现为脑内类圆形、不规则形高密度影，边界较清，周围有环形低密度影围绕，有一定占位效应，破入脑室系统，可见脑室内高密度影。伴有脑挫裂伤患者可见脑内点片状高密度影（图6-6）。

四、诊断

急性及亚急性脑内血肿与脑挫裂伤硬脑膜下血肿相似，患者于颅脑创伤后，随即出现进行性颅内压增高及脑受压征象时，即应进行 CT 扫描，以明确诊断。紧急情况下亦可根据致伤机制的分析或采用脑超声波测定，尽早在颞部或可疑的部位钻孔检查，并行额叶及颞叶穿刺，以免遗漏脑内血肿。由于这类血肿多属复合性血肿，且常为多发性，故而根据受伤机制分析判断血肿的部位，及时进行影像学的检查十分重要，否则，于术中容易遗漏血肿，应予以注意。急性期90%以上的脑内血肿均可在 CT 平扫上显示高密度团块，周围有低密度水肿带；但2~4周时血肿变为等密度，易于漏诊；至4周以上时则呈低密度，又复可见。此外，迟发性脑内血肿是迟发性血肿较多见者，应提高警惕，必要时应做 CT 复查。

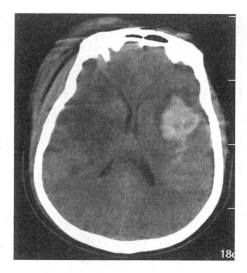

图 6-6　创伤性脑内血肿 CT 图像

五、治疗

（一）手术治疗

1. 手术指征

（1）脑内血肿的患者如果有进行性的神经功能损害，药物控制高颅压无效，CT 可见明显占位效应，应行手术治疗。

（2）在颅内压监护下，如果药物治疗后 ICP≥25 mmHg，CPP≤65 mmHg，应手术治疗。

2. 手术时机　有手术指征的患者应尽快开颅手术治疗。

3. 手术方法　对急性脑内血肿的治疗与急性硬脑膜下血肿相同，均属脑挫裂伤复合血肿，两者还时常相伴发。手术方法多采用骨窗或骨瓣开颅术，在清除硬脑膜下血肿及挫碎糜烂脑组织后，应随即探查额、颞叶脑内血肿，予以清除。如遇有清除血肿后颅内压缓解不明显，或仍有其他可疑之处，如脑表面挫伤、脑回膨隆变宽，扪之有波动时，应行穿刺。对疑有脑室穿破者，尚应行脑室穿刺引流，必要时须采用术中脑超声波探测，以排除脑深部血肿。病情发展较急的患者预后较差，死亡率高达 50%。对单纯性脑内血肿，发展较缓的亚急性患者，则应视颅内压增高的情况而定，如为进行性加重，有形成脑疝之趋势者，仍以手术治疗为宜。至于手术方法是采用开颅或是钻孔冲洗引流，则应根据血肿的液态部分多寡而定，如果固态成分为多时，仍以手术切开彻底排出血肿为妥。有少部分脑内血肿虽属急性，但脑挫裂伤不重，年龄大，血肿较小，不足 20 mL，临床症状轻，神志清楚，病情稳定，或颅内压测定不超过 3.33 kPa（25 mmHg）者，亦可采用非手术治疗。对少数慢性脑内血肿，已有囊变者，颅内压正常，则无需特殊处理，除非有难治性癫痫外，一般不考虑手术治疗。

（二）保守治疗

患者有脑实质损伤但无神经损害表现，药物控制高颅压有效，或 CT 未显示明显占位的患者可严密观察病情变化。

（江　水）

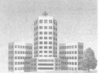

第七章　颅脑损伤

第一节　颅脑损伤的概述

一、认识的发展

颅脑损伤在平时和战时均常见，仅次于四肢伤，平时主要因交通事故、坠落、跌倒等所致，战时则多因火器伤造成。多年来，尽管在颅脑损伤的临床诊治及相关基础研究方面取得了许多进展，但其死亡率和致残率依然高居身体各部位损伤之首。颅脑损伤导致头部软组织损伤、颅骨变形、颅骨骨折，进而造成脑膜、脑血管、脑组织以及脑神经等损伤，有时合并颈椎、颈髓、耳等有关器官的损伤。

因颅脑损伤造成颅内出血或严重脑挫裂伤等，可迅速招致脑水肿、脑血肿、颅内压增高和继发脑疝，这些都将造成严重的后果或致死。所以对颅脑损伤的防治、抢救工作，应引起高度重视。尤其随着城市人口的增加，交通高速化，房屋建造高层化等等，都会使颅脑损伤的发生率大幅度增加，损伤的程度和性质也越趋于严重和复杂。我国颅脑损伤与国内外大宗资料相似，颅脑损伤的发生率，有逐年增加的趋势，其致伤者和死亡者，均以 20～40 岁的青壮年最多，以交通事故及高空作业的坠落伤为主要的原因。

早期对颅脑损伤的临床表现和病情发展机制的理解，是以外伤的局部机械作用的因素为基础的，提出了脑脊液冲击的理论和脑脊液循环障碍等液体力学改变的理论。随着对颅脑损伤患者的治疗和观察，发现患者多有脑缺氧的现象，继之出现脑水肿、脑肿胀等一系列症状，又提出了物理化学变化的理论。近年来，一些学者在临床工作和实验工作中，证明颅脑损伤的急性期或于危笃状态时，周围血流速度明显降低，脑血流有明显障碍，继之出现脑血管痉挛、脑水肿，故又提出了血液动力学理论和血管运动的理论。更有人注意到重症颅脑损伤患者，在出现意识、体温、呼吸、血压等明显改变的同时，心、肺、胃肠、泌尿系统等常发生严重并发症，认为这些变化是垂体下丘脑的功能紊乱，导致神经体液营养障碍的结果，故主张努力改善自主神经的功能，以降低颅脑损伤的病死率和提高其治愈率。颅脑损伤的病理生理的变化是多方面的，复杂的，它的机制当前尚不能用某一种理论作出全面的解释，而只能彼此相互补充，这也正是严重颅脑损伤的治疗至今仍不能取得满意效果的主要原因。

二、颅脑损伤伤情分类

颅脑损伤包括原发性脑损伤和继发性脑损伤。原发性脑损伤是指直接暴力作用于颅脑，引起脑损伤，包括脑震荡伤、脑挫裂伤和原发性脑干损伤。继发性脑损伤是指受伤一定时间后出现的脑受损病变，主要有脑水肿和颅内血肿，继发性脑损伤因产生颅内压增高或脑压迫而造成危害，控制继发性脑损伤是颅脑损伤临床治疗的主要目标。结合临床实际及其病理变化特征的颅脑损伤分类，对其治疗和预后判定有着重要意义。各国学者，多年来一直在试图结合临床表现和病理的统一，提出更加完善的分类方法，以指导抢救治疗工作。现将临床常用伤情分类方法介绍如下。

（一）"急性闭合性颅脑损伤的分型"标准

1960 年我国神经外科专家首次制定了"急性闭合性颅脑损伤的分型"标准，按昏迷时间、阳性体征和生命体征将病情分为轻、中、重 3 型，制订出了我国对急性颅脑损伤的分类，已在我国各地广泛地使用。

1. 轻型

（1）伤后昏迷时间 0~30 分钟。

（2）有轻微头痛、头晕等自觉症状。

（3）神经系统和 CSF 检查无明显改变。主要包括单纯性脑震荡，可伴有或无颅骨骨折。

2. 中型

（1）伤后昏迷时间 12 小时以内。

（2）有轻微的神经系统阳性体征。

（3）体温、呼吸、血压、脉搏有轻微改变。主要包括轻度脑挫裂伤，伴有或无颅骨骨折及蛛网膜下腔出血，无脑受压者。

3. 重型

（1）伤后昏迷 12 小时以上，意识障碍逐渐加重或再次出现昏迷。

（2）有明显神经系统阳性体征。

（3）体温、呼吸、血压、脉搏有明显改变。主要包括广泛颅骨骨折、广泛脑挫裂伤及脑干损伤或颅内血肿。

4. 特重型

（1）脑原发损伤重，伤后昏迷深，有去大脑强直或伴有其他部位的脏器伤、休克等。

（2）已有晚期脑疝，包括双侧瞳孔散大，生命体征严重紊乱或呼吸已近停止。

以上分类用于颅脑开放性创伤时，尚须在诊断上注明有开放性创伤。颅底骨折合并脑脊液漏者又称之为内开放性损伤。

（二）格拉斯哥昏迷评分

1974 年格拉斯哥大学的两位神经外科教授 Graham Teasdale 与 Bryan J. Jennett 发表了格拉斯哥昏迷评分（GCS），是医学上评估颅脑损伤患者昏迷程度的指标，目前在国内外被广泛用于评估颅脑损伤伤情。具体评分体系如下。

睁眼反应：

4　自发睁眼

3　语言吩咐睁眼

2　疼痛刺激睁眼

1　无睁眼

语言反应：

5 正常交谈

4 言语错乱

3 只能说出（不适当）单词

2 只能发声

1 无发声

肢体运动：

6 按吩咐动作

5 对疼痛刺激定位反应

4 对疼痛刺激屈曲反应

3 异常屈曲（去皮层状态）

2 异常伸展（去脑状态）

1 无反应

昏迷程度以三者分数加总来评估，正常人的昏迷评分是满分 15 分，昏迷评分越低，昏迷程度越重。用于判定颅脑伤情时，轻型伤：13 分到 15 分，中型伤：9 分到 12 分，重型伤：3 分到 8 分。常将评分为 3 分到 5 分的患者判断为特重型颅脑损伤。因插管气切无法发声的重度昏迷者其语言评分以 T 表示。选评判时的最好反应计分。注意运动评分左侧右侧可能不同，用较高的分数进行评分。GCS 评分是现行应用最为广泛、为国际认可的伤情分类体系。

（三）影像学分类方法

1991 年，Marshall 等根据美国创伤昏迷资料库资料总结颅脑伤患者的 CT 影像学特征提出重型脑外伤 CT 分类方法，简述如下。

弥漫性损伤 I 型：CT 检查未见明显颅内病变。

弥漫性损伤 II 型：脑池可见，中线移位小于 5 mm，无大于 25 cm³ 的高密度占位。

弥漫性损伤 III 型：脑池受压或消失，中线移位小于 5 mm，无大于 25 cm³ 的高密度占位。

弥漫性损伤 IV 型：中线移位大于 5 mm，无大于 25 cm³ 的高密度占位。

Andrew Maas 等介绍了鹿特丹脑外伤 CT 分类法。

基底池：

0 正常

1 受压

2 消失

中线移位：

0 无移位或移位小于 5 mm

1 移位大于 5 mm

硬脑膜外血肿：

0 有

1 无

脑室出血或外伤性蛛网膜下腔出血：

0　无

1　有

计算方法：在各项积分结果上加 1，根据最终得分预测患者伤后 6 个月的死亡率。1 分：0%，2 分：7%，3 分：16%，4 分：26%，5 分：53%，6：61%。

上述各种颅脑损伤分类方法为颅脑损伤的伤情判断、治疗选择、预后评估提供了可行手段，现行的颅脑损伤分类方法的出发点是对临床症状的主观测评结合客观影像学依据，都存在其局限性，尤其在颅脑伤预后测评过程中，其实际价值往往受到局限。根据大型颅脑伤数据库资源和生物标志物特征进行颅脑伤分类工作逐渐得到重视，是颅脑损伤研究的重点之一。

三、颅脑损伤临床表现

（一）意识变化

意识是人对自身和外界事物的认识，与网状结构的生理功能有密切关系。颅脑损伤造成网状结构功能障碍时，将出现意识障碍。意识障碍的程度，常用来判断颅脑损伤程度。意识障碍的分类各家不完全一致，多认为由轻到重作如下描述。

嗜睡：是最轻的意识障碍，患者陷入持续的睡眠状态，可被唤醒，并能正确回答和做出各种反应，但当刺激去除后很快又再入睡。

意识模糊：意识水平轻度下降，较嗜睡更深的一种意识障碍。患者能保持简单的精神活动，但对时间、地点、人物的定向能力发生障碍。

昏睡：接近于人事不省的意识状态。患者处于熟睡状态，不易唤醒，虽在强烈刺激下（如压迫眶上神经，摇动患者身体等）可被唤醒，但很快又再入睡。醒时答话含糊或答非所问。

严重的意识障碍，表现为意识持续的中断或完全丧失。可分为三个阶段。

轻度昏迷：对疼痛刺激尚可出现痛苦的表情或肢体退缩等防御反应。角膜反射、瞳孔对光反射、眼球运动、吞咽反射等可存在。

中度昏迷：对剧烈刺激可出现防御反射。瞳孔对光反射迟钝。

深度昏迷：全身肌肉松弛，对各种刺激全无反应。深、浅反射均消失。

（二）瞳孔变化

颅脑损伤发生意识障碍时，观察瞳孔的形态、大小、反应有无伴随的神经症状，是了解和判断病情程度和变化的主要方法。正常人瞳孔呈圆形，双侧等大，直径在 2.5~4.5 mm 之间，虽有个体差异，如女性、近视和成人稍大些。但无论双侧或单侧，瞳孔直径大于 6.0 mm 或小于 2.0 mm 者均为病态。如一侧瞳孔直径大于 4.0 mm，并有该侧对光反应障碍，而无眼部直接外伤者，则表示该侧动眼神经麻痹，可为颅内血肿诊断的有力参考。但应注意，伴有颈椎损伤时，应排除颈髓损伤刺激交感神经惹起的痉挛性瞳孔散大的可能，后者一般并不多见。颅脑损伤伴有脑桥或脑底出血时，可出现副交感神经瞳孔收缩中枢的刺激，表现为瞳孔缩小，可至 2.0 mm 以下，应加以注意。

（三）其他生命体征变化

重症颅脑损伤出现轻微意识障碍时，其呼吸变化常表现为过度换气后出现短暂的无呼吸状态，严重脑挫裂伤发生颅内血肿和出现脑水肿时，则颅内压明显增高，这时呼吸表现深而且慢，每分钟可只有

10次左右。颅内压增高进一步发展，出现小脑幕切迹疝时，则表现为过度呼吸与无呼吸规律地交替出现，即所谓潮式呼吸。如损伤已波及脑干呼吸中枢时，则失去其规律性，成为呼吸失调，呼吸将很快停止，陷入死亡。

颅脑损伤后，血压及脉搏常有一短时间内变动，血压呈一过性升高，脉搏有时增加或减少。脑水肿颅内压增高时，又将反射地出现血压上升、压差增加、脉搏数减少。如颅脑损伤后，即出现明显的血压下降，而且对症治疗无效，则应首先注意有无内脏损伤，尤其是实质性脏器的损伤或四肢、骨盆等骨折引起的大出血性休克。

如脑干、下丘脑等受到损伤时，则由于体温调节功能失调，常立即出现持续性高热，可达40℃以上，同时伴有意识障碍，如伤后3~5天体温仍高，则要注意有无肺部并发症或其他感染等。小儿颅脑损伤后1~2小时之内，由于迷走神经刺激而出现呕吐者居多，常为一过性反应。如呕吐频繁，持续时间较长，并伴有头痛时，应考虑有蛛网膜下腔出血、颅内血肿或颅内压增高的可能。外伤后出现局限性癫痫者，常标志脑局部损伤，一般少见。伤后数日始出现癫痫者，多考虑为颅内血肿、脓肿或颅内感染等。

脑挫裂伤后，常出现肢体乏力、单瘫、偏瘫或运动性失语等大脑半球局部功能障碍。如出现共济失调、去大脑强直等症状，多说明损伤位于中脑或小脑。下丘脑损伤多表现为尿崩症、中枢性高热、血压的异常变动等。视力障碍、视野缺损、听力障碍等常表示为脑神经的局部损伤。用这些局灶症状和一般症状相结合，来分析颅脑损伤的程度和范围，判断病情变化和预后是十分重要的。

四、颅脑损伤临床检查

（一）体格检查

为了明确地判断伤情，迅速有效地确定处理方针，必须首先查明所受外力的种类，外力作用的部位和方向，受伤者在受到外力打击时所处的状态。这对分析伤情的轻重和所能涉及的范围等有很大关系。检查急性开放性颅脑损伤伴有大出血的患者时，应首先检查伤口，控制住出血。对闭合性颅脑损伤，应首先检查患者的意识状态，根据意识情况来初步判断外伤的程度。患者如有意识障碍，则必须及时详细地检查瞳孔、血压、脉搏、呼吸、体温等生命体征的变化，进行伤情的分析，以便及时准确地进行抢救。

（二）辅助检查

除病情危急或脑受压症状明显，需要立即手术抢救外，一般均应作头颅X线平片摄像，包括前后位、后前位、左及右侧位。如枕部受伤时应照Towne位相，以观察有无骨折及骨折线所通过的部位，以协助诊断。对疑有脊柱、四肢等骨折者，尚应作脊椎和四肢X线摄片，供诊断和治疗参考。CT检查可以发现颅内小血肿和轻度的脑挫裂伤，并可了解其具体部位、形态、大小、范围和所影响周围组织的情况。脑血管造影不作为颅脑损伤检查的常规，只有当患者处于昏迷状态，神经系统检查疑有"偏侧症状"，头颅平片显示有骨折线经过硬脑膜血管或静脉窦时，又无脑CT扫描等特殊检查条件者，应积极地进行脑血管造影检查，以排除颅内血肿。脑放射性核素扫描和脑电图检查对亚急性和慢性颅内血肿诊断颇有帮助，但对急性颅脑损伤，尤其对意识障碍患者难于实行。专家们对腰椎穿刺的意见尚不一致，有人认为有诊断价值，有人则持否定态度。因急性颅脑损伤并发脑水肿时有出现脑疝的危险，故不必过分强调腰椎穿刺。如急性期平稳后，仍有头痛、头晕或发热时，可行腰椎穿刺以了解蛛网膜下腔出血的恢复情况和脑脊液压力的变化情况，为进一步治疗提供有价值的参考。

五、颅脑损伤一般治疗

一般治疗也可称为全身治疗，其目的是要及时治疗由于外伤引起的全身脏器的功能障碍，防止由于全身因素引起脑障碍的加重。即早期将原发性损伤限制在最小范围内和积极防止发生继发性损伤。这对颅脑损伤的预后有密切关系。这种处理必须争分夺秒地进行。首先是维护呼吸及循环系统的正常功能，保持呼吸道的通畅和氧的正常交换，与此同时，必须维持静脉补液、输血的通路，以便满足补给水、电解质、营养以及药物治疗的需要。对头部、胸腹部、四肢等大量出血引起的出血性休克，应迅速查明原因及时处理。积极给以输液、输血、给氧和适当地注射升压药。休克状态纠正后，对输液量和浓度应加注意，勿因输液不当造成严重的脑水肿。

1. 抗脑水肿疗法　当前最普遍应用的药物为 20% 甘露醇，在脑损伤的急性期常在以下情况使用：①血肿诊断已明确，在开颅手术前为减轻脑受压，可在手术开始同时使用。②当颅内血肿诊断尚未明确，有颅内压增高症状时，可在密切观察下使用。如有颅内血肿，可因脱水疗法，症状一时有所缓解，但很快血肿体积增大，症状迅速恶化，便应及时手术开颅，清除血肿。如为脑水肿，则症状可以逐渐缓解。故在诊断不清而简单地为降低外伤后颅内压增高，而快速滴注甘露醇（20%，500 mL 在 30 分钟内滴完），急剧降低颅内压的情况下，不密切观察患者的病情变化是十分危险的。

2. 输液　颅脑损伤伴有意识障碍者必须输液，一般以 5% 葡萄糖盐水溶液 500 mL 及 10% 葡萄糖液 1 000 mL 为一昼夜量，静脉滴注。输液量和速度应根据患者的具体情况而加减。输液 48～72 小时后意识仍不恢复，不能进食，并证明无胃肠道出血时，可以应用胃管人工鼻饲。

3. 脑营养疗法　辅酶 A、ATP、能量合剂等，虽用于神经外科临床已多年，但在实践中尚未见到能促使意识恢复等明显有效的病例。近年来，协和医院曾辅以某些中药治疗，如牛黄、麝香等制剂，对高热昏迷患者的治疗似有一定帮助。

4. 抗感染疗法　对于昏迷患者，为防止肺炎及尿路感染，应及时给以抗感染治疗，尤其对开放性损伤或合并脑脊液漏等，为预防颅内或伤口感染应立即使用广谱抗生素治疗。

六、颅脑损伤手术指征及方法

目前国内外有关颅脑损伤患者，特别是急性颅脑损伤患者外科手术治疗的指征、时机和方法存在争议。鉴于外科手术无法进行双盲临床对照研究和伦理学问题，至今尚无有关颅脑损伤患者外科手术疗效的一级循证医学证据。2006 年，美国神经外科专家在收集国际医学刊物发表的 800 多篇（二级或三级证据）有关颅脑损伤外科手术方面论著的基础上，编写了美国《颅脑损伤外科治疗指南》，在《Neurosurgery》杂志上全文刊登。对美国和全世界神经外科医师外科手术治疗颅脑损伤患者发挥了良好指导作用。

鉴于我国神经外科医师在颅脑损伤外科手术治疗方面积累了丰富临床经验，再结合我国颅脑损伤患者伤情特点和医疗条件，中国神经外科医师协会和中国神经损伤专家委员会，编写了适合中国国情的颅脑损伤患者外科手术专家共识，以指导我国从事颅脑损伤诊治医师的临床医疗实践，提高我国颅脑损伤患者救治水平。

七、颅脑损伤脑保护药物治疗研究进展

1. **激素** 国内外多个临床医学中心曾开展类固醇激素治疗颅脑损伤患者的临床研究，其疗效存在较大争议，大多数临床研究结果令人失望。2004 年英国《柳叶刀》杂志发表大剂量激素治疗 10 008 例急性颅脑损伤患者前瞻性随机双盲临床对照研究结果让人震惊。5 007 例急性颅脑损伤病人（GCS<14 分）伤后 8 小时内给予大剂量甲基强的松龙治疗（48 小时甲基强的松龙总剂量 21.2 g），另 5 001 例同样伤情患者给予安慰剂作为对照组，结果表明甲基强的松龙组患者死亡率 21.1%，对照组死亡率为 17.9%，显著增加了患者死亡率（P=0.000 1）。导致死亡率增加的主要原因是感染和消化道出血。研究结果呼吁急性颅脑损伤患者不应该使用大剂量激素。有关常规剂量激素治疗急性颅脑损伤患者的疗效争议很大，目前尚无确切结论。

2. **钙离子拮抗剂** 欧洲和国际多中心对钙离子拮抗剂——尼莫地平（尼莫同）治疗颅脑损伤和外伤性蛛网膜下腔出血（tSAH）进行了为期 12 年、共四期的前瞻性随机双盲临床对照研究。Ⅰ期对 351 例急性颅脑损伤患者进行了前瞻性随机双盲临床对照研究，结果发现无效。随后进行了Ⅱ期对 852 例急性颅脑损伤患者前瞻性随机双盲临床对照研究，同样证明对颅脑损伤病人无效，但在分析临床资料后发现，尼莫同对外伤性蛛网膜下腔出血患者有效。为了证明它对 tSAH 患者的确切疗效，欧洲又进行了Ⅲ期尼莫同治疗 123 例 tSAH 患者的前瞻性随机双盲临床对照研究，结果也表明有效。随后，又开展了Ⅳ期大样本前瞻性随机双盲临床对照研究，研究在 13 个国家 35 个医院进行，592 例 tSAH 患者的前瞻性随机双盲临床对照研究，结果令人失望，尼莫同无任何治疗作用。由于尼莫同的临床效果争议很大，故国际上已经不把尼莫地平列为治疗急性颅脑损伤患者和 tSAH 患者的药物。

3. **白蛋白** 白蛋白是目前临床治疗急性颅脑损伤脑水肿的常用药物。但是，国际多中心临床研究结果得出相反的结论。2007 年《新英格兰医学》杂志发表了有关白蛋白与生理盐水治疗急性颅脑损伤患者前瞻性随机双盲对照研究结果。460 例患者的入选标准：急性颅脑损伤、GCS≤13、CT 扫描证实有颅脑损伤。

4. **镁离子** 2007 年英国《柳叶刀神经病学》杂志发表了一组美国 7 个医学中心采用硫酸镁治疗 499 例急性颅脑损伤患者的前瞻性随机双盲临床对照研究结果。研究分组：低剂量组（血浆镁离子浓度 1.0~1.85 mmol/L），高剂量组（1.25~2.5 mmol/L）和对照组。研究结果发现患者死亡率：对照组（48%）、低剂量组（54%）（P=0.007）、高剂量组（52%）（P=0.7）。研究表明硫酸镁对急性颅脑损伤患者无效，甚至有害。

5. **谷氨酸拮抗剂** Selfotel 是于 1988 年合成的世界上第 1 种谷氨酸受体拮抗剂。Ⅰ期志愿者试验时，发现它会引起精神/心理疾病的副作用；Ⅱ期 108 例急性颅脑损伤患者的临床研究显示它具有降低颅内压作用；Ⅲ期临床试验对 860 例重型颅脑损伤患者进行了大规模前瞻性随机双盲临床对照研究，研究结果证明无效。Cerestat 是谷氨酸的非竞争性拮抗剂，它结合在谷氨酸受体通道上镁的结合位点，并且只有当受体被高浓度谷氨酸激活时才发挥药理作用。Ⅲ期临床试验共有欧洲和美国的 70 个中心对 340 例颅脑损伤患者进行了前瞻性随机双盲临床对照研究，研究结果显示无效。谷氨酸拮抗剂 CP101-606 比前两者的副作用少，它在脑组织的浓度是血浆中的 4 倍，可以很快达到治疗浓度。Ⅲ期临床试验对 400 例颅脑损伤患者进行了前瞻性随机双盲临床对照研究，研究结果显示无效。针对谷氨酸拮抗剂 D-CPP-ene，欧洲 51 个中心进行了前瞻性随机双盲临床对照研究，920 例急性颅脑损伤病人伤后 6 个月的随访结果显示，治疗组患者预后比安慰剂组差，但无统计学意义。Dexanabinol 不但是非竞争性

NMDA 抑制剂，还是自由基清除剂、抗氧化剂和抗 α 肿瘤坏死因子致炎作用的抑制剂。以色列的 6 个神经外科中心对 101 例急性颅脑损伤患者进行了前瞻性随机双盲临床对照研究。101 个患者随机接受了不同剂量 Dexanabinol 或安慰剂的治疗。结果显示它能降低颅脑损伤患者低血压和死亡率，但无统计学差异。

6. 自由基清除剂　Tirilazad 是一种很强的自由基清除剂。它被认为比传统类固醇的更有抗脑水肿的效果，并且没有糖皮质激素的副作用。通过全世界对 1 700 例重型颅脑伤患者的前瞻性随机双盲临床对照研究，结果表明它对急性颅脑损伤患者无显著疗效。聚乙烯包裹超氧化物歧化酶（PEG-SOD）是另一种强大的自由基清除剂。美国弗吉利亚医学院 Muizelaar 报道了 PEG-SOD 治疗颅脑损伤患者有效的 II 期临床研究结果。但随后美国的 29 个中心对 463 例重型颅脑损伤患者进行的前瞻性随机双盲临床对照研究显示：伤后 3 个月时，10 000 U/kg PEG-SOD 治疗组患者 GOS 评分提高 7.9%，伤后 6 个月时提高 6%，但都未达到统计学意义。其他剂量治疗与对照组无差异。目前还有其他类型自由基清除剂正在临床试验中，疗效有待评价。

7. 缓激肽拮抗剂　Bradycor 的前瞻性随机双盲临床对照研究在美国的 39 个中心进行，以 ICP 作为主要观察目标，共治疗 139 个病例。结果表明治疗组和对照组之间没有显著差异。由于该药物的安全性差，该项目的临床研究已中止。

8. 线粒体功能保护剂　SNX-111 用于治疗 160 例急性颅脑损伤患者的临床多中心研究结果令人失望，治疗组患者死亡率为 25%，安慰剂组死亡率为 15%。由于给药组的死亡率高于安慰剂组，这个试验被停止。

9. 其他神经营养药物　神经生长因子、脑活素等多肽类营养药物都未行严格随机双盲多中心前瞻性对照研究，疗效尚无法判断。

八、药物治疗的专家指导意见

1. 超大剂量激素、镁制剂和超大剂量白蛋白存在增加急性颅脑损伤患者死亡率的风险，强烈不推荐使用。

2. 钙拮抗剂（尼莫地平）、谷氨酸受体拮抗剂、自由基清除剂、缓激肽拮抗剂和线粒体功能保护剂（SNX-111）治疗急性颅脑损伤患者无效，不推荐使用。

3. 多种肽类脑神经营养药物在治疗颅脑损伤患者疗效方面，缺乏 I 级临床循证医学证据，建议慎用。

4. 尽管 ATP、CoA、维生素 B_6 和维生素 C 治疗急性颅脑损伤患者也缺乏 I 级临床循证医学证据，但经过长期临床应用实践证明它们无毒副作用、价格便宜、药理作用明确，推荐使用。

中国神经外科医师应该结合颅脑损伤患者实际情况，依据《中国药典》，合理选择使用脑保护药物，为不断提高颅脑损伤救治水平而努力。

九、结语

颅脑损伤是涉及创伤学、神经外科学、重症监护医学、急诊医学的多学科交叉临床难治性疾病之一，重型颅脑损伤救治是世界范围的难题，近年来，其死亡率呈逐渐下降趋势，我国在颅脑伤救治领域也经过了漫长的发展历程，在颅脑伤手术治疗、亚低温治疗、神经康复治疗等方面取得了多项与世界水平接轨的临床研究成果。但是，如何建立合乎中国国情颅脑伤救治规范化体系，推进覆盖面较广的颅脑伤药物、手术、重症监护治疗和并发症防治技术路线，仍然是神经外科医师必须面对的重大课题。

（陈 鹏）

第二节 原发性颅脑损伤

一、开放性颅脑损伤

开放性颅脑损伤是指致伤物所造成头皮、颅骨、硬脑膜和脑组织均向外界开放的损伤。如硬脑膜未破裂、颅腔与外界不相通，则脑损伤仍为闭合性。开放性颅脑损伤一般分为锐器或钝器所造成的非火器性颅脑开放伤和枪弹或弹片造成的火器性颅脑损伤两大类。本节介绍非火器所致开放性脑损伤。

1. 临床表现

（1）局部体征：开放性颅脑损伤创伤局部头皮创缘多不整齐，掺杂有头发、布片、泥沙、玻璃碎片和碎骨片等异物，有时可见脑脊液及坏死液化脑组织从伤口溢出，或脑组织由硬脑膜和颅骨缺损处向外膨出。

（2）全身症状

1）意识改变：局限性穿刺伤、切割伤，如未伤及脑功能区，不发生颅内血肿、脑受压，则可无意识障碍或仅有短暂意识障碍。钝器伤、坠落伤常合并有较广泛的脑损伤，可出现不同程度的意识障碍。

2）生命体征改变：局限性穿透伤多无生命体征变化。脑损伤严重伴有颅内出血、急性脑水肿或肿胀，急性颅内压增高时，可表现为血压升高、脉缓和呼吸频率改变。

3）局灶神经系统症状：损伤累及脑功能区，可出现相应的神经系统症状，如肢体瘫痪、失语、意识障碍、偏盲、外伤性癫痫等。如伤及脑神经，则出现相应神经损伤症状。

4）颅内感染症状：致伤物穿入颅腔，往往将头皮、头发、布片和颅骨等碎片带入脑组织内，如清创时间延迟或清创不彻底，容易发生化脓性脑膜炎、脑炎或脑脓肿。表现为头痛、恶心、呕吐，体温升高，心率快，颈项强直，血象升高等。

2. 诊断要点 开放性颅脑损伤可见头部伤口易诊断，但对颅内损伤情况则需仔细检查。

（1）检查伤口：注意伤口部位、大小、形态，有无脑脊液和脑组织外溢，有无活动性出血。在未做好手术准备之前，严禁探查伤口深部，以防大出血。

（2）颅骨X线平片：颅骨正、侧位及切线位片可了解颅骨骨折部位、类型、程度，颅内异物数目、位置、性质，插入物位置，有利于指导清创。

（3）CT和MRI扫描：CT扫描可了解脑伤的性质、位置和范围以及颅内出血和血肿的大小，有助于确定碎骨片和显示异物的存留，但对脑内分散的碎骨片数目和形态不如颅骨平片确切。MRI一般不用于急性期检查，但对后期判定脑损伤程度、脑水肿、慢性血肿等有一定意义。

（4）脑血管造影：当患者有颈内动脉颅内段和海绵窦的损伤征象时，脑血管造影可以证实血管损伤部位和性质，作为治疗依据。

（5）腰椎穿刺：一般不用于创伤性质诊断，多于手术后或创伤晚期确定有无颅内感染和蛛网膜下腔出血。

· 113 ·

3. 治疗

（1）维持呼吸、循环稳定。

（2）急救时尽量少扰动伤口，尽快用敷料包扎，减少出血和继发损伤、污染；伤口内留置有致伤物者不可拔出或摇动。

（3）手术清创：开放性脑损伤原则上需尽早行清创缝合术，使之闭合。清创缝合应争取在伤后 6 小时内进行；在使用抗生素前提下，72 小时内尚可行清创缝合，清创从头皮到脑伤道逐层进行，去除失去活力的头皮组织和异物，修齐创缘；去除游离的碎骨片，于邻近损伤部位钻孔，咬除污染区碎骨片；最小限度的切除硬脑膜边缘，最后彻底清除血凝块、异物及嵌入的骨碎片。清创后若脑组织塌陷、脑搏动良好，缝合或修补硬脑膜；脑挫裂伤严重，清创后颅内压仍高者，可不缝合硬脑膜减压，分层严密缝合头皮。对于感染的开放性颅脑损伤，先行抗感染、伤口引流等处理，待感染控制后行晚期清创。

（4）异物处理：有致伤物嵌入者不可贸然拔除，应明确检查伤道走行后再清创处理。以头皮伤口为中心，做一"S"形切口，绕颅骨穿孔周围钻孔形成骨瓣，将嵌入物连同骨瓣沿其纵轴方向缓慢拔出，发现活动性出血时立即剪开硬脑膜，寻找出血点止血，清除失活脑组织和凝血块后逐层缝合。

二、闭合性颅脑损伤

闭合性颅脑损伤是指头部致伤时，头皮、颅骨和脑膜中有一层保持完整，颅腔与外界互不相通。致伤原因主要是头部受到冲撞或受钝性物体打击所致。暴力作用于头部时立即发生脑损伤，主要有脑震荡、弥漫性轴索损伤、脑挫裂伤、原发性脑干损伤和丘脑下部损伤。

1. 脑震荡　是原发性脑损伤中最轻的一种，表现为受伤后出现一过性的脑功能障碍，经过短暂的时间后可自行恢复，无肉眼可见的神经病理改变，显微镜下可见神经组织结构紊乱。

（1）临床表现与诊断要点

1）脑震荡患者有明确的头部外伤史。

2）轻度意识障碍，昏迷不超过 30 分钟。

3）有的患者出现近事遗忘或称逆行性遗忘。

4）不同程度的头痛、头晕、疲劳等，有时可合并呕吐。还可表现为一定程度的精神状态改变，如情绪不稳定，易激动、欣快等，部分患者表现为忧郁、淡漠。

5）神经系统查体多无阳性表现。

6）腰椎穿刺和 CT 检查无异常发现。

（2）治疗：脑震荡患者一般无需特殊治疗，伤后密切观察，避免发生颅内血肿。伤后卧床休息 1 ～ 2 周，可给予安神、镇静、止痛治疗，自觉症状明显者可早期行高压氧治疗。

2. 弥漫性轴索损伤（DAI）　是一种特殊的颅脑损伤类型，可导致患者死亡、植物生存或严重神经功能障碍。致伤机制是外伤使头部产生旋转加速度或角加速度，脑组织内部发生剪应力作用，脑组织受压及回位过程中神经轴索和小血管损伤。多见于车祸，也可见于坠落伤，锐器颅脑损伤患者较少见。

（1）临床表现与诊断要点

1）头部有加速性损伤病史。

2）伤后大多即刻昏迷，昏迷程度深，持续时间长，极少出现中间清醒期，这是弥漫性轴索损伤的典型临床特点。

3）无明确的神经系统定位体征，部分患者出现瞳孔变化，可表现为双侧瞳孔不等大，单侧或双侧散大，对光反射消失，以及同向斜视、眼球分离或强迫下视。

4）CT 和 MRI 扫描可见大脑皮质的髓质交界处、神经核团和白质交界处、胼胝体、脑干有单发或多发无占位效应出血灶及脑弥漫性肿胀、蛛网膜下腔出血，中线结构无明显移位。

5）严重弥漫性轴索损伤患者脑干诱发电位潜伏期有明显延长。

（2）分型：根据患者昏迷的时间和程度，将弥漫性轴索损伤分为三种类型。

1）轻型：伤后昏迷 6~24 小时，清醒后有记忆力减退和逆行性遗忘，无肢体运动障碍，少数患者出现短期的去皮质状态。

2）中型：最为常见，伤后昏迷数天至数周，常伴有颅底骨折，伤后偶尔出现脑干体征和去皮质状态，清醒后有明显的记忆力减退、逆行性遗忘和轻度肢体运动障碍。

3）重型：为最严重的一种类型，伤后昏迷数周或更长，出现明显的脑干体征、去皮质状态和去大脑强直。

（3）治疗

1）严密观察患者的生命体征、瞳孔、颅内压、氧饱和度，病情变化时，复查头颅 CT。

2）保持呼吸道通畅，必要时做气管切开和呼吸机辅助呼吸。

3）使用止血剂、抗生素，维持水电解质平衡；使用甘露醇、呋塞米和白蛋白等药物控制脑水肿；尼莫地平、纳洛酮以及神经营养剂保护神经元。

4）冬眠低温治疗降低脑组织氧耗量，减轻脑水肿。

5）高压氧治疗增加血氧含量，改善缺血、缺氧。

6）治疗并发症。

7）手术治疗：对于一侧大脑半球肿胀和水肿引起脑中线结构移位，出现一侧瞳孔散大时应及时去骨瓣减压。

3. 脑挫裂伤　是脑挫伤和脑裂伤总称，多呈点片状出血。脑挫伤指脑组织遭受破坏较轻，软脑膜尚完整者；脑裂伤指软脑膜、血管和脑组织同时有破裂，伴有外伤性蛛网膜下腔出血。

（1）临床表现与诊断要点

1）检查患者时应详细询问头部受伤经过，特别注意受伤机制和严重程度。

2）意识障碍是脑挫裂伤最突出临床表现，严重程度是衡量伤情轻重指标。轻者伤后立即昏迷的时间可为数十分钟或数小时，重者可持续数日、数周或更长时间，有的甚至长期昏迷。

3）神经系统定位体征依损伤的部位和程度而不同。若未伤及脑功能区可无明显神经系统功能障碍；功能区受损时可出现瘫痪、失语、视野障碍、感觉障碍、局灶性癫痫、脑神经损伤以及脑膜刺激征等神经系统阳性体征。

4）脑挫裂伤同时伴有不同程度脑水肿和外伤性蛛网膜下腔出血，头痛常较严重，患者可因头痛躁动不安。伤后早期恶心呕吐可能与第Ⅳ脑室底部呕吐中枢受脑脊液冲击、蛛网膜下腔出血脑膜刺激或前庭系统受刺激有关，若脑挫裂伤急性期已过仍呕吐不止，需警惕继发性颅内出血。

5）腰椎穿刺脑脊液呈血性，含血量与损伤程度有关；颅内压增高者应高度怀疑有颅内血肿或严重脑水肿。颅内压明显增高或脑疝迹象时禁忌腰椎穿刺。

6）头颅 X 线平片：可发现有无骨折及发生部位、类型。

7）头部 CT 和 MRI 扫描：CT 扫描脑挫裂伤表现为低密度和高、低密度混杂影像，挫裂伤区呈点片状高密度区，严重者可伴有脑水肿和脑肿胀。MRI 扫描对诊断脑挫裂伤敏感性优于 CT，表现为脑挫裂

伤灶长 T_1、长 T_2 水肿信号及不同时期出血信号。

（2）非手术治疗措施

1）密切观察病情变化，动态复查 CT。

2）保持呼吸道通畅。

3）减轻脑水肿，降低颅内压：脱水、激素、亚低温治疗。

4）对症处理：高热、躁动、癫痫等。

（3）手术指征

1）患者意识障碍逐渐加深，保守治疗无效。

2）CT 提示脑水肿严重，中线移位明显。

3）脑挫裂伤合并颅内血肿容量超过 30 mL。

4）颅内压监测压力持续升高，药物难以控制。

脑挫裂伤手术方式：开颅探查、去骨瓣减压、碎化坏死脑组织清除等。

4. 原发性脑干损伤　是指伤后立即出现脑干症状，可分为脑干震荡、脑干挫伤及出血等。单纯原发性脑干损伤较少见，一般多伴有严重脑挫裂伤。

（1）临床表现与诊断要点

1）有严重颅脑损伤病史。

2）伤后立即出现深昏迷，持续时间长，恢复慢，很少出现中间好转期或中间清醒期。

3）中脑损伤患者眼球固定，瞳孔大小、形态变化无常，对光反应消失；脑桥损伤时双侧瞳孔极度缩小，眼球同向偏斜；延髓损伤时患者呼吸、循环功能紊乱；脑干损伤患者早期即出现去大脑强直或交叉性瘫痪、锥体束征阳性、脑神经功能障碍等体征。

4）生命体征与自主神经功能紊乱，出现顽固性呃逆、呼吸衰竭或消化道出血等。

5）原发性脑干损伤脑挫裂伤或颅内出血不严重时，腰椎穿刺颅内压力不增高，脑脊液红细胞数可偏多或者正常。

6）CT 和 MRI 扫描显示脑干呈点状出血区、脑干肿胀，周围脑池受压或闭塞。

7）脑干听觉诱发电位表现为损伤平面下各波正常，而损伤水平及其上各波则异常或消失。

（2）治疗：轻度脑干损伤可按照脑挫裂伤治疗；重症患者死亡率高，救治困难，常采用以下措施。

1）昏迷时间较长，应早期气管切开。

2）早期冬眠低温疗法。

3）吞咽困难患者应采用鼻饲。

4）肾上腺皮质激素治疗脑干水肿。

5）早期高压氧治疗。

6）积极防治并发症。

5. 丘脑下部损伤　丘脑下部是自主神经系统重要的皮质下中枢，与机体内脏活动、内分泌、物质代谢、体温调节以及维持意识和睡眠有重要关系。因此丘脑下部损伤后多较严重。单纯丘脑下部损伤较少，大多与严重脑挫裂伤或脑干损伤伴发。

（1）临床表现与诊断要点

1）严重颅脑外伤病史。

2）患者可出现嗜睡症状；虽可唤醒，但旋即入睡，严重时可表现为昏睡不醒。

3）丘脑下部损伤后心血管功能可有各种不同变化，血压时高时低、脉搏可快可慢，以低血压、脉速较多见，波动性大，如果低血压合并低体温预后不良。呼吸节律紊乱与下丘脑呼吸中枢受损有关，表现为呼吸减慢甚至停止。视前区损伤时可发生急性中枢性肺水肿。

4）因丘脑下部损伤所致中枢性高热，可达 41℃甚至以上，但皮肤干燥少汗，皮肤温度分布不均，四肢低于躯干，解热剂无效。有时体温不升，或高热后转为低温，若经物理升温亦无效则预后极差。

5）水代谢紊乱：丘脑下部视上核和室旁核损伤，或垂体柄内视上-垂体束受累致使抗利尿素分泌不足而引起尿崩症，每日尿量达 4 000~10 000 mL 以上，尿比重低于 1.005。

6）糖代谢紊乱：常与水代谢紊乱同时存在，表现为持续血糖升高，血液渗透压增高，而尿中无酮体出现，患者严重失水，血液浓缩、休克、死亡率极高，即"高渗高糖非酮性昏迷"。

7）严重脑外伤累及丘脑下部时，易致胃、十二指肠黏膜糜烂、坏死、溃疡及出血。可能是上消化道血管收缩、缺血；或迷走神经过度兴奋；或促胃液素分泌亢进、胃酸过高。患者常发生顽固性呃逆、呕吐及腹胀等症状。

8）CT 和 MRI 检查：MRI 能够显示细小的散在斑点状出血，急性期 T_2 加权像为低信号，T_1 加权像则呈等信号。亚急性和慢性期 T_1 加权像出血灶为清晰的高信号。

（2）治疗：丘脑下部损伤治疗与原发性脑干损伤基本相同，因丘脑下部损伤所引起神经-内分泌紊乱和机体代谢障碍较多，治疗更为困难，必须严密观察、颅内压监护、血液生化检测和水电解质平衡。

（陈　鹏）

第三节　继发性颅脑损伤

一、创伤性颅内血肿

颅内血肿在闭合性颅脑损伤占 10% 左右，占重型颅脑损伤的 40%~50%。一般幕上血肿超过 20~30 mL，幕下血肿超过 10 mL，即可引起脑受压和颅内压增高，甚至发生脑疝。创伤性颅内血肿的分类详见第六章。

二、继发性脑损伤与防治策略

2010 年，Stein 等系统综述了 150 年来颅脑损伤的死亡率的变化情况，19 世纪，随着近代医学的发展，颅脑损伤患者死亡率下降约 50%，自 1885 年到 1930 年，每 10 年下降约 3%，可能与手术方法和技术的普及有关，自 1970 年到 1990 年，每 10 年死亡率下降约 9%，与 CT、现代颅脑监测技术及各类颅脑损伤救治指南的应用及普及相关，但自 1990 年以后，重症颅脑损伤死亡率下降却不明显。在"后 CT 时代"，在诊断、监护与手术技术不断完善的情况下，如何进一步提高颅脑损伤救治成功率成了人们最关注的问题。

颅脑损伤后脑挫伤、颅内血肿、低血压、通气障碍等均可导致脑组织缺血、缺氧，立即启动继发性脑损伤（SBI）的级联反应，包括：兴奋性神经递质的释放、炎症反应、氧化应激反应、神经细胞代谢功能障碍、激活细胞死亡通路等，这一系列级联反应又会加重脑水肿，导致颅内压升高、脑灌注压下降，进一步加重脑缺血缺氧，形成恶性循环（图 7-1），最终导致不可逆的神经损伤。因此，针对继发性损伤发生与发展的环节，阻断恶性循环，防治神经元损伤，可能是进一步提高颅脑损伤救治成功率的重要策略。

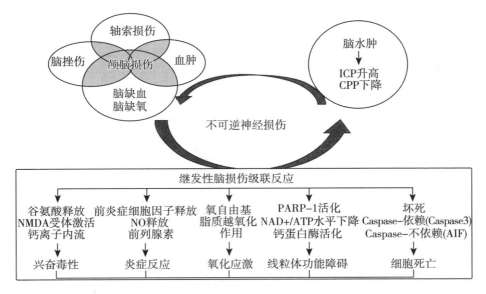

图 7-1　继发性颅脑损伤发生与发展的恶性循环

1. 继发性脑损伤的病理生理研究进展　颅脑损伤后脑组织缺血、缺氧可立即导致神经细胞能量代谢衰竭、细胞膜去极化，且膜内、外离子平衡失调，继而兴奋性氨基酸和神经递质释放，通过各种渠道导致细胞内钙离子超载，激活细胞的蛋白酶、磷脂酶和过氧化物酶，产生蛋白水解和各种自由基，从而引起神经组织的损伤。随着脑缺血时间的延长，能量代谢逐渐衰竭，促使钙离子内流，而内流的钙离子又可引发突触释放谷氨酸，过度的钙内流还可激活脂肪酶和一氧化氮合酶，前者的激活可能通过白三烯的作用引起炎症反应，而后者的激活则可致一氧化氮（NO）和自由基的产生，从而最终造成细胞膜的破坏和神经元的死亡。

（1）氧自由基介导的损伤：颅脑损伤后脑组织发生缺氧，正常的氧化通路发生障碍，次黄嘌呤、黄嘌呤酶和黄嘌呤氧化酶过剩，形成大量的氧自由基；同时线粒体的三羧酸循环障碍，电子传递呼吸链的传递体失去控制，分子氧还原为超氧阴离子，漏出线粒体，氧自由基生成增加；而且缺氧时 ATP 生成减少，机体防护机制减弱，超氧化物歧化酶、过氧化氢酶以及谷胱甘肽过氧化酶合成减少，活性降低，不能清除增多的自由基，导致氧自由基过多。增多的自由基与细胞膜不饱和脂肪酸发生反应，通过细胞内很多中间环节，产生血管毒性物质、脂过氧化基和脂过氧化物，导致微循环障碍，又使组织细胞进一步缺血缺氧，通过链式反应，不断产生更多的自由基，形成恶性循环。

（2）一氧化氮介导的损伤：一氧化氮（NO）作为一种不稳定的高度弥散性活性分子，其主要生理作用是作为信号传递物而扩张血管、抑制血小板聚集以及作为神经元之间的信号传递物等。适量产生的NO可以满足生理功能需要，但产生过多或过少都会引起脑组织的病理性损伤。颅脑损伤后兴奋性氨基酸、炎症因子等的释放，通过活化一氧化氮合酶（NOS），使 NO 生成增多。当 NO 过量产生时，将导致多巴胺大量释放，产生强烈的神经毒性，引起神经元坏死。另外，NO 与超氧化物结合产生过氧化硝基，是一种强氧化剂，能氧化蛋白质的巯基，使多种酶失活，并且可使脂质过氧化，从而严重影响生物膜的功能。NO 还能引起 DNA 损伤，并可使呼吸链中重要酶的铁硫中心失活，使线粒体电子传递受阻，导致细胞能量代谢障碍，引起细胞死亡。

（3）兴奋性氨基酸介导的损伤：兴奋性氨基酸广泛性存在于哺乳动物的中枢神经系统，起着传递兴奋性信息的作用，以谷氨酸和天门冬氨酸为代表。其中谷氨酸是中枢神经系统中含量最多的氨基酸，以大脑皮质和海马中含量最高。在颅脑损伤神经系统缺血缺氧时，脑内谷氨酸能突触囊泡和其余各突触体胞浆中谷氨酸大量释放，神经元胞体和胶质细胞代谢池也释放出谷氨酸，使得细胞间隙中谷氨酸浓度过高，产生神经毒性。谷氨酸产生神经毒性的机制主要有两种：第一种为 Ca^{2+} 相关性损伤，NMDA 受体激活后引起 Ca^{2+} 内流，使细胞内 Ca^{2+} 持续升高，导致 Ca^{2+} 超载；第二种为渗透性损伤，NMDA 受体激活后，受体门控性离子通道开放，使 Ca^{2+}、Na^+、Cl^-、水进入细胞内，而 K^+ 大量流出细胞膜，细胞内水、Na^+ 潴留，导致急性神经元肿胀、坏死。

（4）钙超载介导的损伤：Ca^{2+} 广泛分布于人体的细胞和体液中，在细胞活动的各种生理、生化反应和疾病的发生、发展中扮演着重要角色。近年来的研究发现，Ca^{2+} 不但在调节正常细胞生理活动过程中起十分重要的作用，而且参与了许多病理情况下细胞损害过程，被认为是细胞死亡的"最后共同通道"。Ca^{2+} 进入细胞内能启动内源性杀伤机制，激活磷脂酶、阻断能量产生、形成自由基等，最终引起细胞崩解坏死。颅脑损伤后：①电压依赖性钙通道开放。脑损伤时脑干和下丘脑受到强烈刺激，通过脑干、下丘脑和大脑半球的广泛投射联系，使神经细胞电兴奋性发生瞬间变化，开启膜上电压依赖性钙通道，Ca^{2+} 内流增加。②受体门控钙通道开放。脑损伤时脑组织内兴奋性氨基酸大量释放，作用于细胞膜上 NMDA 受体，开启受体门控钙通道，大量 Ca^{2+} 内流。③钙泵衰竭。脑损伤后脑组织缺血缺氧，能量合成障碍，ATP 缺乏，神经细胞膜上 $Ca^{2+}-Mg^{2+}-ATP$ 酶活性受抑制，钙泵向细胞外排钙的作用减弱，同时细胞内钙库主动摄存储存 Ca^{2+} 减少，加剧细胞内 Ca^{2+} 超载。④Na^+/Ca^{2+} 交换增加。脑损伤时脑组织缺血缺氧，无氧酵解增强，乳酸产生增多，局部脑组织酸中毒，细胞内氢离子增加，促使 Na^+ 排出增多，通过 Na^+/Ca^{2+} 交换，使 Ca^{2+} 内流增加。神经元内钙超载引起的病理效应：①钙内流促使乙酰胆碱和谷氨酸释放增加，加重乙酰胆碱和谷氨酸对神经元的毒性作用。②神经元内钙对细胞膜 Ca^{2+} 通透性调节功能丧失。正常生理情况下，钾平衡电位较膜静息电位低，神经元膜 K^+ 通道开放会导致神经元超级化。但在受伤脑组织，受损神经元外 K^+ 含量明显升高，而神经元内 K^+ 明显降低，这时若增加细胞膜对 K^+ 通透性，会进一步导致神经元除极产生神经元过度兴奋性损害作用，而钙内流则进一步加重 K^+ 对神经元兴奋性毒性损害。③神经元内钙含量升高能明显抑制细胞能量代谢，钙与线粒体膜结合后，能阻断线粒体电子转移，引起依赖 ATP 能量参与的所有细胞活动停止以及乳酸堆积；同时细胞内钙含量还能破坏糖酵解过程中的酶系统，进一步加重能量代谢障碍。④神经元内钙含量升高，能激活细胞内多种降解酶系统。如：无活性蛋白 calpain 被激活后，能使神经丝、髓磷脂、微管以及其他结构蛋白降解，导致神经元结构破坏。⑤钙还能激活磷脂系统，使神经元膜脂质崩解，释放出无机磷酸盐和游离花生四烯酸，后者又分解为前列腺素和白三烯，最终形成大量氧自由基，导致脂质过氧化反应，破坏细胞膜结构。另外，神经元膜结构崩解还能释放出溶酶体，形成大量蛋白酶和磷酸酯酶，进一步导致神经元结构蛋白和膜磷脂崩解，最终导致神经元死亡。⑥细胞膜通透性增高。神经元内 Ca^{2+} 增加，激活细胞内中性蛋白质酶及磷脂酶，或通过 Ca^{2+}-钙调蛋白复合物的介导，使神经元膜蛋白质及脂质分解代谢增加，细胞膜流动性降低，完整性受到破坏。Ca^{2+} 使氧自由基产生增加，攻击神经细胞膜脂质，亦造成膜的流动性和完整性破坏。细胞膜通透性增加，细胞外 Na^+ 和水等小分子物质进入细胞内，导致细胞毒性脑水肿形成。⑦细胞内酸中毒。Ca^{2+} 沉积于线粒体内，使线粒体氧化磷酸化电子传递脱偶联，无氧代谢增强，大量乳酸和氢离子产生，细胞内 pH 值下降，细胞内酸中毒，不利于细胞代谢正常进行。⑧血-脑屏障破坏。脑损伤后 Ca^{2+} 尚可进入微血管壁，直接或通过钙调蛋白作用于内皮细胞，造成内皮细胞损伤和通透性增高，Ca^{2+}促发氧自由基反应，亦可引起微血管内皮细胞损伤，产生血管源性脑水肿。⑨脑血管痉挛。脑损伤时脑组织内聚积的大量Ca^{2+}可进入脑血管壁，血管平滑肌细胞内Ca^{2+}浓度升高，使脑血管痉挛，加重脑缺血缺氧和神经损伤。另外，Ca^{2+}使损伤脑组织血栓素A_4和血栓素B_2生成减少，导致微血管痉挛，加重脑缺血性损伤。⑩神经细胞死亡。细胞内Ca^{2+}增加，激活神经细胞某些早期快反应基因，如c-Fos、c-Jun和c-Myc表达，后者作用于目的基因，影响细胞核的DNA结构，造成神经元凋亡和坏死。

（5）炎症反应介导的损伤：炎症是机体对损伤刺激的一种反应，是一个复杂的病理生理过程，是具有血管系统的活体组织对各种致炎因素引起组织损伤的反应，凡是对组织、器官造成损害的因素都可以引起炎症反应。

1）组胺：是最早发现的一种炎性反应物质，它是在细胞受到刺激后，组氨酸羟化酶活性增高，左旋组氨酸脱羧而形成的。颅脑损伤后组胺释放增强，作用于血管平滑肌上的HR2或抑制交感神经末梢释放去甲肾上腺素，使组织血管扩张；作用于血管内皮细胞上的HR1，使血管内皮细胞收缩，内皮细胞间紧密连接开放，血管通透性增加，导致血浆内蛋白质、红细胞和血小板渗出；脑外伤患者血浆和脑脊液中组胺水平明显增高，与脑损害及脑水肿程度相关。

2）5-羟色胺（5-HT）：色氨酸在色胺酸羟化酶作用下先形成5-羟色氨酸，再经脱羧酶作用形成5-羟色胺。脑损伤后在损伤部位及邻近区域皮质可见5-羟色胺浓度升高，说明它不仅是一种神经递质，而且是一种重要的炎性介质。脑外伤后脑干5-HT神经元受损伤性刺激引起5-HT释放增加；脑损伤时血-脑屏障受损，外周5-HT进入脑内；脑损伤时钙通道开放，钙调素活性增加，5-羟化酶和酪氨酸羟化酶活性增强，导致5-HT合成增多。5-HT的致炎作用与组胺基本相同，主要是：改变血管的收缩状态、增加血管通透性。它的作用机制与组织细胞内氧自由基产生和细胞钙离子跨膜转运有关。

3）前列腺素（PG）：它是花生四烯酸的代谢产物，炎症时细胞膜磷脂在磷脂酶A和磷脂酶C作用下水解生成花生四烯酸（AA），AA在环氧化酶作用下生成PGG_2，在谷胱甘肽酶作用下生成PGH_2，PGH_2是多种PGs的前体。颅脑损伤后P前列腺素生成增多，作用于神经细胞及胶质细胞，破坏其膜结构，抑制Na^+-K^+泵，并使神经递质GABA等吸收或释放增加，细胞内钠离子（Na^+）主动转运功能丧失，大量Na^+蓄积于细胞内，使细胞内渗透压升高，致使细胞毒性脑水肿的发生；还可作用于血管内皮细胞，使血管通透性增高，血浆成分外渗，造成血管源性脑水肿。

4）白三烯（LTs）：它是由花生四烯酸在5-脂加氧酶作用下生成的，在炎症性刺激和免疫性刺激下，多种细胞可产生LTs。LTs通过其趋化炎性细胞、增加血管通透性、对平滑肌的收缩作用，参与急、慢性炎症反应。颅脑损伤后LTs作为第二信使介导和加重IL-1激发的损伤后炎症反应；LTs作用于磷脂酶而使前列腺素产生增加，加重脑微循环障碍；增加血-脑屏障通透性，并激活白细胞，使白细胞内钙离子增加；增加白细胞表面黏附整合素表达，促使白细胞聚集并黏附于血管内皮细胞；使白细胞释放溶酶体酶及自由基，导致内皮细胞损伤。另外，LTs直接收缩内皮细胞，使内皮细胞间隙增加，也可以造成血-脑屏障通透性增高，致使血浆外渗和脑水肿形成。

5）激肽：系炎症时由血浆激肽原在激肽释放酶作用下降解而成。目前已知，至少三种激肽与炎症有关，它们是缓激肽（BK）、胰激肽（KD）和蛋氨酰赖氨酰缓激肽。三种激肽均可舒张血管，并与内皮细胞上β_2受体结合收缩内皮细胞，使内皮细胞间隙增大，增加血管通透性；可刺激感觉神经末梢引起痛觉。

6）细胞因子（CK）：是指活化细胞产生和分泌的能影响其他细胞或分泌细胞自身生长、分化和繁殖，并且与免疫活化和炎症反应具有重要关系的一类可溶性多肽递质。在正常情况下其含量极微，但在各种因素刺激下可急剧增加。细胞因子是一个庞大的家族，它包括白细胞介素（IL）、趋化因子、肿瘤坏死因子（TNF）、干扰素（IFN）、集落刺激因子（CSF）、生长激素（GH）、神经营养因子（NTF）、神经生成素等。细胞因子在颅脑损伤后具有多种病理生理作用，包括脑水肿的形成、脑间质炎症及脑胶质细胞增生和修复中起重要作用。细胞因子特别是 IL-1β、TNF-α 上调对继发性颅脑损伤有明显的加重作用，而抑制其活性可明显延缓或减轻外伤后病理过程，并可起到一定的治疗效果。颅脑损伤后中枢神经系统中细胞因子的来源主要有：脑组织微血管破裂、通透性增高、淋巴细胞浸润脑组织产生细胞因子；血-脑屏障破坏后脑组织外细胞因子进入脑内；外周产生的细胞因子通过刺激迷走神经后的释放递质作用于中枢神经系统；脑内星形胶质细胞和小胶质细胞是中枢神经系统细胞因子的主要来源。细胞因子在中枢神经系统可以引起以下损伤：脑微循环功能改变，导致血管通透性增高、血-脑屏障破坏，形成脑水肿；促进血管内皮细胞表达黏附分子-1，增加白细胞与内皮细胞黏附，促进炎症细胞向血管外浸润；激活损伤部位脑胶质细胞的增生和修复作用；在颅脑损伤后细胞间信号转导和细胞级联反应中起作用；引起脑外伤后并发症甚至多器官功能衰竭；引起发热和局部物质代谢障碍；引起胶质细胞 β-淀粉样物质前体蛋白的产生并导致神经退变的发生；有些细胞因子如神经生长因子具有细胞保护作用。

2. 继发性脑损伤的防治策略进展

（1）纠正缺血缺氧、控制颅内压

1）去骨瓣减压：去骨瓣减压治疗颅脑损伤后脑水肿和 ICP 升高已经应用了一个多世纪，报道的文献近 500 篇，但由于并不是所有的临床研究结果均提示其可改善预后，并且具有一定的并发症和后遗症，因此，去骨瓣减压的应用时机、指征等仍有争议。我国组织的两项 RCT 中，一项提示大骨瓣减压可提高伤后 6 个月的预后，一项提示小骨窗减压的死亡率更低；2011 年，Cooper 等报道 155 例重型弥漫性脑损伤的患者，比较了去骨瓣减压与不行减压的预后，结果显示：行去骨瓣减压者 GOS 评分更低（OR = 1.84；95%CI 1.05 ~ 3.24）且 6 个月的预后更差（OR = 2.21；95%CI 1.14 ~ 4.26）。目前为人所接受的是去骨瓣减压的含义应该是大骨瓣减压，减压窗应足够大（15 cm×15 cm 左右），减压需及时且应进行硬脑膜扩大成形。

2）院前急救：据报道，颅脑损伤伤员约 44% ~ 55% 院前氧饱和度低于 90%，20% ~ 30% 出现低血压，缺氧和低血压与伤员预后密切相关，因此院前急救的主要目的是防止缺氧和低血压。Bernard 等的一项 RCT 研究提示，院前插管通气比入院后插管能提高伤员 6 个月时的 GOS（RR = 1.28；95%CI 1.00 ~ 1.64）。及时输入等渗晶体或胶体可纠正低血压，但是院前使用高渗液体或白蛋白却不能提高颅脑损伤救治成功率。

3）过度通气治疗：通过气管插管和机械通气治疗脑损伤可维持呼吸状态，并可根据患者的需要调整 $PaCO_2$ 和 PaO_2，1970 年发现过度换气可调节 CBF 和 CBV 并间接调节颅内压，从而用过度换气控制急性脑外伤患者的急性颅内压增高，但如今认为这个措施可能有害。Muizelaar 等的一项 RCT 将患者分为：正常通气组（$PaCO_2$，35±2 mmHg）、过度通气组（$PaCO_2$，25±2 mmHg）、过度通气并碱化脑脊液组。3 个月、6 个月时，过度通气 5 天的患者情况较差，GCS 为 4 ~ 5 分，12 个月时正常通气组死亡率比过度通气组高，但无统计学意义。

4）高渗脱水治疗：高渗脱水治疗是控制 ICP 的主要方法之一，有两项 RCT 研究了院前使用高渗盐水，结果显示并不能改善伤员 6 个月的预后。三项 RCT 研究了甘露醇的效果。两项结果显示甘露醇治疗可明显改善预后并降低死亡率（颞叶血肿恢复良好率 61.1% vs. 33.3%，死亡率 19.4% vs. 36.2%；

硬膜下血肿恢复良好率 69.2% vs. 46.0%，死亡率 14.3% vs. 25.3%），另一项研究结果认为高 ICP 时甘露醇治疗与无论 ICP 是否增高均行甘露醇治疗效果无明显差别。

5）亚低温治疗：关于亚低温治疗颅脑损伤的 RCT 有 9 项，四项来自美国、四项来自中国、一项来自日本。三项中国的研究结果提示亚低温治疗可降低伤后 3 天内的 ICP，改善远期预后并降低死亡率，一项中国的研究结果显示亚低温治疗后 6 个月的预后更差。四项来自美国和一项来自日本的研究未能证实亚低温治疗可改善患者的预后和降低死亡率。进一步分析认为，亚低温治疗对于年龄大于 45 岁或 GCS 为 5~7 分的患者有效。

6）维持有效灌注压：颅脑损伤后有效缓解患者脑水肿，控制颅内压，保持充足的脑灌注压（CPP）是防治继发性损害的关键。Rosner 等提出了控制脑灌注压的治疗方法，强调通过提高平均动脉压而不是降低颅内压来维持脑灌注压。他认为系统的、自发的或医源性高血压不需控制，否则会加重颅内高压、降低 CPP。他还强调了保持 CPP 和 CBF 的重要性，包括使用药物提高平均动脉压（MAP）和 CPP 改善 CBF。在这些治疗中，通过血管内注射缩血管药物和（或）升压药物（肾上腺素和去甲肾上腺素）提高 MAP 和 CPP。"Lund"治疗法强调降低微血管压力来最大限度减少脑水肿的形成，这种治疗方法通过控制颅内压（脑灌注压＝平均动脉压－颅内压）来维持脑灌流。"Lund"治疗法的倡导者认为脑灌注压应以满足大脑足够的灌流为宜，过高的脑灌注压不仅不会改善脑灌流反而会增加脑水肿。而控制脑灌注压治疗法则认为脑灌注压应维持在自主调节下限之上，包括保持正常的胶体渗透压、通过降低全身血压降低毛细血管流体静力学压、通过毛细血管前阻力血管的收缩降低脑血容量。在一项采用这种方法治疗 53 例患者的报道中，死亡率仅为 8%，并且有 79% 的患者伤后 6 个月 GOS 为良好或者中度功能障碍。为了明确脑外伤后最小脑灌注压的安全值，有些前瞻性临床研究分析了脑灌注压与脑血流量之间的关系，或脑灌注压与颈静脉氧饱和度或脑组织氧分压之间的关系。这些研究发现随着脑灌注压增加脑血流量或者脑氧供增加，提示提高脑灌注压可以改善脑灌注，但存在一个范围：60~70 mmHg，需要注意的是，尽管脑组织整体有充足的氧供，但仍可能发生局部缺血，甚至在脑灌注压正常的情况下也可能发生局灶性灌流不足。现有资料表明：颅脑损伤后必须维持适宜的脑灌注，大多数成年患者脑灌注压维持在 60 mmHg 较合适；存在局部脑缺血等情况的特殊患者才考虑将脑灌注压维持在 70 mmHg 以上。

（2）多模态神经监测、指导临床治疗：神经系统监测的目的是控制继发性脑损伤，包括颅内高压、脑水肿、脑缺血、代谢异常、癫痫等。近年来，多模态的神经监测（BMM）发展迅速，包括：颅内结构、颅内压力、脑组织血供与氧供、脑组织代谢、神经功能等各方面，其目的是精确了解每例伤者的病理生理变化过程并指导临床治疗。

1）颅脑 CT 动态监测：患者入院做 CT 时，往往病变处于早期状态，并没有出现最明显的创伤性脑缺血表现。需要根据上一次 CT 检查的时间和 CT 表现来确定 CT 复查以观察脑缺血发生的程度与时间。一般而言，脑损伤患者应该在伤后 24 小时内行 CT 复查。如果患者出现神经功能恶化或 ICP 增高则应该尽快复查；行手术治疗的 TBI 患者应该在术后立即复查头颅 CT。

2）ICP 动态监测：ICP 超过 20 mmHg 的时间是影响重型颅脑损伤患者预后的重要指标，尤其是 ICP 维持 20 mmHg 以上的时间越长，预后不良的可能性越大。另外，对脑灌注压的研究也支持 ICP 监测，脑灌注压是脑平均动脉压减去 ICP，若不行持续血压和 ICP 监测，便不可能针对性地进行降 ICP 治疗以维持足够灌注压。

3）脑组织血流与氧代谢情况监测：创伤性颅脑损伤患者的治疗主要集中在防治继发性损伤，因此避免大脑缺血非常重要，而且有必要行 CBF 监测。直接测量 CBF 的方法有经颅多普勒（TCD）、放射性氙-133法、大脑氙计算机断层扫描法（XeCT）、正电子发射断层扫描法以及激光多普勒血流仪法。其他间接方法包括：脑组织脑氧监测、颈内静脉血氧测量、脑电图及其他的大脑功能监测、近红外光谱等（表7-4）。TBI急性期，35%的患者在受伤后12小时内可能发生大脑局部缺血。早期对TBI患者循环的维持和外科手术治疗可能避免缺血状况的发生，研究表明如果不通过CBF测量进行指导，尽管保持平均动脉压>80 mmHg（Ⅲ类证据），仍旧有可能发生缺血。因此临床CBF监测应伤后24小时内进行，有条件者在12小时内开始监测。

表7-4　脑组织血流与氧代谢情况监测的方法

监测方法	优势	劣势
PET	CBF，CBV，CMRO$_2$，CMRglu 可定量	需要计算与转换 不可连续监测 具有放射性物质
MRI-PWI	CBF，CBV，MTT，TTP 无放射性	需钆类增强剂 扫描时间长 设备要求 半定量
Xe-CT	CBF 定量	需要计算与转换 不可连续监测 当肺部受损时测量不准确
SPECT	CBF	需要计算与转换不可连续监测 具有放射性物质 半定量
CT灌注成像	CBF，CBV，MTT，TTP 经济、快速、可定量	需碘类增强剂 需要计算与转换
TDF	直接床旁监测 绝对CBF	有创 仅能监测局部脑血流
LDF	局部脑血流	通过红细胞间接检测 相对脑血流
TCD	无创 实时检测 局部脑血流	相对脑血流量 存在5%~10%的检测操作失败
SjvO$_2$	持续监测 可观察血流和代谢	仅能检测全脑、敏感性差 有创、可能致血栓
PbtO$_2$	可床旁实时监测 可观察血流和代谢	有创、仅反映局部氧分压 探头可能漂移
NIRS	无创实时床旁监测	颅外血流状态干扰 探头位置局限 探测深度有限 须计算转换

注：CBF，cerebral blood flow，脑血流量；CBV，cerebral blood volume，脑血流容积；MTT，mean transit time，平均通过时间；TTP，time to peak，达峰时间；TDF，Thermal Diffusion Flowmetry，热扩散血流仪；LDF，Laser Doppler Flowmetry，激光多普勒血流仪；TCD，Transcranial Doppler Ultrasonography，经颅多普勒超声；SjvO$_2$，Jugular Venous Oximetry，颈静脉氧饱和度；PbtO$_2$，Brain Tissue Oxygen Tension，脑组织氧分压；NIRS，Near-infrared Spectroscopy，近红外光谱。

PET：PET 在发病后不到 1 小时即可测定 CBF、OEF、$CMRO_2$ 和脑葡萄糖利用率（CMRglu）及脑血流容积（CBV）等参数，并可通过对这些参数的处理而获得受累缺血脑组织的各种生理学图形。PET 判定缺血脑组织中半暗带的标准为：局部 CBF 降低、OEF 增高而 $CMRO_2$ 无变化的脑组织。PET 可以在发病后很短时间内测定低灌注区和坏死中心区的 CBF，以准确地了解有无缺血半暗带存在及其大小，观察 IP 内受累脑组织的生存状况，并通过对 OEF、$CMRO_2$ 和 CMRglu 的测定预测 IP 的转归情况。

DWI 和 PWI：DWI 对脑缺血的早期改变非常敏感，脑缺血早期分子弥散运动减慢，Na^+-K^+-ATP 酶泵功能下降而引起细胞毒性脑水肿，表面弥散系数（ADC）下降，DWI 表现为脑缺血区高信号，这与正常脑组织有明显区别，故可进行缺血区的早期定性及定位诊断。PWI 主要可以显示脑组织的血流灌注，通过注射对比增强剂钆喷酸葡胺注射液（Gd-DTPA），根据增强剂通过脑组织的时间-浓度曲线，应用公式推导出 CBF、CBV、平均通过时间（MTT）与峰值时间（TTP）等多种 PWI 参数。血供正常的脑组织由于血流相对较快，磁共振信号衰减迅速；缺血脑组织由于血供较差、血流缓慢而脑组织的磁共振信号不衰减或减弱不明显，呈现持续的高信号。根据这些信号的变化，可以估算 CBV，通过对转运时间的处理，构建一个局部血流灌注图像。

Xe-CT 灌注成像：Xe 是一种小分子物质，无生物学活性，既有脂溶性又有水溶性，并能自由弥散。1977 年 Winkler 等首先报道利用稳定的 Xe 测量 CBF。Xe 被吸入后能够很快在血液内达到饱和状态，并通过血-脑屏障弥散入脑组织，然后再从脑组织中迅速反弥散回到血液中并被血液带走。这个摄取和清除的过程被 CT 检测出来，表现为 CT 值的改变，故可以利用 Xe 作为一种理想的 CBF 测量示踪剂。吸入 Xe 后测得各部位的时间—密度曲线即 Xe 摄取和清除曲线，根据曲线的摄取或清除速率，应用一定的生理数学模型计算出各部位的 CBF 变化情况。

单光子发射断层扫描（SPECT）：SPECT 反映局部 CBF 的改变，其发生机制是利用放射性核素标记物（^{133}Xe、^{99m}Tc-HMP-AO、^{123}I-M　P、^{15}O-H_2O）等自由通过正常的血-脑屏障，在脑组织中稳定停留一定时间内，随时间延长无明显再分布等特点，而且在脑组织中的分布与 rCBF 成正比。只要 CBF 发生改变，SPECT 检测的 CBF 显像就有相应改变，且对脑皮质 CBF 变化尤为敏感。SPECT、不仅能显示脑缺血灶中心的坏死区，而且还能显示脑缺血灶周围的半暗带区。SPECT 脑显像可将病变区脑组织分为 4 种亚型：不可逆性损伤组织、严重低灌注区、轻度低灌注区、再灌注（高灌注）区。

CT 灌注成像：CT 灌注成像（CTP）是分析碘增强剂在脑组织内聚集的时间-浓度曲线来计算脑组织的血供，可形成血流分布图和定量脑组织血液灌注，可定量 CBF、CBV、MTT 和 TTP。可测量局部和全脑的 CBF。

颈静脉氧饱和度监测：正常成年人的平均脑血流量（CBF）约 $50 \sim 60$ mL/（100 g·min），正常的动脉-颈内静脉血氧含量差（$AJDO_2$）约为 6.3 ± 2.4 mL/dL。$AJDO_2$ 和脑氧代谢率（$GMRO_2$）成正比，与 CBF 成反比。正常情况下，$AJDO_2$ 保持稳定，如果 CBF 降低或 $GMRO_2$ 升高，$AJDO_2$ 便会增加，表明大脑摄取更多的氧气。颅脑损伤后早期需要监测动脉-颈内静脉血氧含量差（$AJDO_2$）是否增高，虽然脑氧代谢率（$GMRO_2$）在这个阶段有可能很低，但脑血流量（CBF）降低幅度更大。

脑组织氧分压监测：脑组织氧分压的改变可以准确地监测脑组织代谢紊乱的发展变化。目前主要的脑组织氧分压（$PbtO_2$）监测系统有两种：Licox 和 Neurotrend。Neurotrend 系统是一种可监测大脑二氧化碳分压（PCO_2）、pH、温度以及脑组织氧分压（$PbtO_2$）的多参数传感器，Licox 只能用来监测脑组织氧分压（$PbtO_2$）。在不同的创伤性脑损伤脑组织氧分压（$PbtO_2$）监测探头的理想放置位置尚无统一意见。脑受损严重部位的脑组织氧分压（$PbtO_2$）比 CT 扫描无损伤部位要低得多。当双侧均存在损伤时，很多人倾向于在损伤害轻的一侧进行脑组织氧分压（PbtO$_2$）监测，也有人建议在脑损伤重的部位行脑组织氧分压（PbtO$_2$）监测更好。

热扩散血流仪：热扩散血流仪（TDF）检测是将探头经颅骨钻孔置入皮层表面或脑室质内，通过探测热量的分布来反映局部的脑血流。这种方法不能检测全脑的 CBF，但脑组织温度的变化有利于判断抗缺血治疗的效果，并能监测到早期神经功能恶化。

激光多普勒血流仪：激光多普勒血流仪（LDF）可持续、实时地监测局部 CBF 的变化，尤其是对了解局部微循环的改变，评估局部血管对 CO$_2$ 的反应和自我调节能力，监测治疗对局部缺血的改善情况作用较大。

经颅多普勒超声：经颅多普勒超声（TCD）可用于检测创伤后脑部大血管痉挛、评估大血管的自我调节能力、探测脑内血流是否停滞，可用于间接评估颅内压与脑灌注压。

近红外光谱：近红外光谱（NIRS）监测可反映血氧含量，与脑静脉氧饱和度相关，可实时监测脑组织的血氧含量，但监测值易受颅外血流状态干扰、探测深度有限、计算的理论方法的限制。

脑组织生化代谢情况监测：微透析可通过检测局部脑组织间液内生化标志物反映组织的血流和代谢状态，可用于监测缺血早期的继发性脑损害和评价治疗的效果；可监测能量代谢、lactate/pyruvate 比值、兴奋性氨基酸、组织损伤标志物等的改变。创伤性脑缺血后，组织内糖含量下降、LPR 升高，Glutamate 和 Aspartate 水平升高，发生实质性损害时，Glycerol 水平升高。

神经电生理监测：脑电图检测发现颅脑损伤后出现癫痫波则预后不良，早期密切 EEG 监测下应用抗癫痫药物是否可提高救治效果有待进一步研究。一项研究提示双侧脑皮层体感诱发电位（SSEP）消失对 2 个月和 3 年预后不良的预测价值达 98.7%，重型颅脑损伤 3 天时 SSEP 消失也提示 1 年预后不良、功能障碍等。

（3）多靶点神经保护药物

1）神经保护药物临床试验效果不佳：针对继发性颅脑损伤的各种机制，人们研究了多种药物，试图阻断继发性损害，保护神经。但是，大多数基础研究有效的药物止步于临床前研究，而临床前研究中确认有效的药物，在临床应用中也发现无明确效果。到 2012 年，经过 RCT 研究的 32 项颅脑损伤救治的药物试验中，24 项显示无明显效果，4 项显示有害，仅 4 项显示具有一定神经保护作用。所有的 6 项针对兴奋性毒性神经损伤的药物实验均未发现明确的神经保护作用；两项胰岛素治疗中重度颅脑损伤的 RCT 研究也发现该治疗对远期神经功能恢复和死亡率无明显影响；一项应用镁剂、一项应用地塞比诺的 RCT 也认为其对颅脑损伤患者恢复无明显影响；四项应用钙离子拮抗剂治疗颅脑损伤的 RCT 中，仅一项结果提示药物或提高了伤者 6 个月时的 GOS，6 项 RCT 研究了应用类固醇激素的颅脑损伤患者的预后，5 项结果提示无效，1 项认为应用激素者伤后两周内死亡率更高；一项应用哌甲酯的研究发现其可减少患者在 ICU（6.9±4.4 vs9.4±4.0）和住院的时间（11.1±5.4 vs. 13.7±7.8）；两个研究黄体酮对中重度颅脑损伤的 RCT 研究发现其可降低患者死亡率和改善预后；两项应用自由基清除剂替拉扎特研究结果提示未改善预后，两项应用 PEG-SOD 治疗的研究也未能明确其对颅脑损伤 3 个月后患者 GOS 和死亡率的作用。一项研究缓激肽拮抗剂 Bradycor 的 RCT 未证实其有效后终止；另一项应用大剂量巴比妥药物治疗高颅压的研究发现药物或有效降低颅内压。

2）神经保护药物临床研究的教训与注意事项：对继发性脑损害的机制认识仍不充分；临床前研究时应用的损伤模型、物种、性别和年龄不充分；缺乏完整的药代动力学和脑组织内药物浓度的研究；对药物作用的时间窗与治疗结果的关系研究不够；病例数量不足；对功能预后判断的指标及生物标记物的应用不够。因此，神经保护药物的临床前研究须注意以下问题：需要明确药物的量—效关系并在不同程度颅脑损伤评估其效果；仔细分析试验所需样本量，手术与药物治疗随机分组，采用盲法进行组织学和功能预后评估；应用不同结构药物、基因敲除技术和药物拮抗剂确认药物的特异靶点；药物的治疗时间窗应切合临床实际（如受伤 8 小时后用药）；应用生物标志物和功能恢复程度来共同评估远期治疗效果；完整的药代动力学和脑组织内药物浓度研究；结合临床各种监测技术进行药物评价；需在不同性别和不同年龄阶段验证药物有效性；应用不同的颅脑损伤模型和物种（尤其是灵长类）研究药物效果；在实验阶段应反复确认药物的治疗效果。

3. 颅脑损伤伤情评估与预后指标的研究

（1）IMPACT 和 CRASH 预测模型：一直以来，人们都在寻找准确判断颅脑损伤患者预后的指标，早期一些基于小量病例研究的预测模型并未广泛推广和应用，2008 年至 2012 年，Steyerberg、lPerel、Roozenbeek 等基于近 4 万例病例数据分析，建立了 IMPACT 和 CRASH 模型。两者均采用多变量的 log 回归模型对颅脑损伤后 2 周和 6 个月的死亡率及不良预后（GOS 1～3 分）进行预测。预测指标包括年龄、GCS 评分、CT 检查结果等。对不同指标进行赋值，然后计算分值与不良预后的线性相关性，两种预测模型的 AUC 达到 0.6～0.8。尽管两种模型都比较复杂，而人们希望获得确切而且简单易行的一种模型，并且研究者自己也未确定哪种模型更好，但这种基于大量病例分析的预测模型仍被认为是颅脑损伤预后预测的里程碑。

（2）基因预测：载脂蛋白 ε4（APOEε4）等位基因与颅脑损伤后患者预后密切相关。研究发现，APOEε4 等位基因表达提示患者预后不良、血肿更大、昏迷时间长、癫痫发生率高、术后恢复不良。其他报道的与颅脑损伤预后相关的基因还有儿茶酚-O-甲基转移酶、多巴胺 D_2 受体（DRD_2）、白介素、p53、PARP-1、CACNA1A 基因等。但研究的病例较少，基于大样本的基因组学分析可能才能获得更有意义的结果。

（3）意识障碍评分：1974 年由苏格兰格拉斯哥大学神经科学研究所的 Teasdale 等提出的 Glasgow 昏迷指数（GCS）是目前临床应用最广的用于意识评估的指标，但 GCS 评分也存在一定局限，不能直接反映脑干功能，对于失语、失聪或插管的患者以及面部或视神经、动眼神经损伤的患者难以评估。2005 年明尼苏达罗彻斯特 Mayo 临床医学院的 Wijdicks 等，制定了 GCS 的候选量表 FOUR，FOUR 评估四个项目，包括睁眼、运动、脑干反射和呼吸功能，每个项目最大评分为 4 分。该表以手部运动替代 GCS 中的言语反应，这对于气管切开或插管的患者的评估非常有效。

（4）影像学预后指标：颅脑损伤后 CT 检查是最常用的预后指标，包括中线移位、基底池受压、脑缺血、蛛网膜下腔出血、脑室内出血、弥漫性损伤及硬膜外血肿等，不过 CT 对白质纤维的损伤程度难以评估。MRI 的弥散加权成像（DWI）和磁敏感加权成像（SWI）对弥漫性轴索损伤更敏感，也提高了颅脑损伤预后的准确性。近年来，应用弥散张量成像（DTI）检查白质纤维的完整性，可用于评估患者远期的功能恢复，磁共振波谱分析（MRS）可测量神经元丢失（比值下降）和髓鞘皱缩的增加（比值升高），出现此类变化可能提示远期预后不良。

（5）病理生理与代谢指标：颅脑损伤后颅内压（ICP）持续高于 20 mmHg 或脑灌注压（CPP）持续低于 50～60 mmHg 时提示患者预后不良，尽管许多颅脑损伤救治指南均推荐颅脑损伤后常规应用 ICP 监测，但是否能给患者带来受益仍有争议。有研究显示，颅脑损伤救治过程中，即使 ICP 和 CPP 维持正常，仍会出现脑组织氧分压明显下降，并出现预后不良。脑微透析研究显示细胞外葡萄糖和乳酸/丙酮酸比值（L/P）升高预示患者 6 个月死亡率升高。另外，脑微透析中淀粉样蛋白、Tau 蛋白和神经纤维蛋白重链等的水平也有重要预后作用。

（6）血浆与脑脊液标志物预测

1）生物标志物：理想的颅脑损伤伤情评估和预后估计的生物标志物须具备以下特性。一是特异性，是中枢神经系统独有的，可准确反映损伤的程度；二是敏感性，含量丰富且易于探测。目前研究较多的血浆与脑脊液中的生物标志物包括：S100β蛋白水平反映神经胶质损伤水平、神经元特异性烯醇化酶（NSE）反映神经元损伤水平，有些研究认为两者须与神经影像结合才有预测价值，有的研究则认为两者均可以评估伤情的严重程度并对预后作出预测。胶质纤维酸性蛋白（GFAP）是神经胶质细胞特异性蛋白，血浆中GFAP水平也是伤情评估和预后的指标。其他的标志物包括：Tau蛋白、神经纤维丝（NFs）、微管结合蛋白（MAP2）、髓鞘碱性蛋白（MBP）、泛素C端水解酶L1（UCHL1）和SBDP、脂肪酸结合蛋白（FABPs）等。

2）炎症标志物：炎症反应在颅脑损伤后继发性损伤发生发展及神经修复过程中起重要作用，血浆或脑脊液中前炎症性细胞因子（如：IL-1、TNF-α、IL-6）、抗炎因子（IL-10、TGF-β）、趋化因子（ICAM-1、MIP-1、MIP-2）和急性期反应蛋白（C反应蛋白、amyloid A）等的水平也可不同程度反映损伤的程度并预后。

3）小分子标志物：包括神经递质、第二信使、离子和糖代谢中间产物等，如cAMP，去甲肾上腺素，多巴胺，5-羟色胺，CSF中葡萄糖、乳酸、丙酮酸、甘油、谷氨酸以及NAA/creatine和choline/creatine的比值等与颅脑损伤后患者伤情及预后的关系也是重要研究方向。

（陈 鹏）

第四节 颅脑损伤并发症和后遗症

颅脑损伤并发症和后遗症包括脑脊液漏、颈内动脉海绵窦瘘、外伤性颈动脉闭塞、外伤性脑动脉瘤、颅神经损伤、外伤性癫痫、外伤性颅内感染、外伤性低颅压综合征、颅内积气、脑脂肪栓塞、脑积水、脑膨出、颅骨缺损、脑外伤后综合征及迁延性昏迷等。下面介绍几种临床较常见的并发症和后遗症。

一、外伤性脑脊液

当颅骨骨折后脑穿透伤时，蛛网膜和硬脑膜同时撕破，即可导致脑脊液漏。其发生率在颅脑损伤中患者中为2%~3%。与颅骨骨折的部位关系密切，在前颅底骨折患者中发生率为25%~50%。发生时间多数为伤后立即出现或数日内发生，也有少数患者于术后数月至数年内发生。

1. 脑脊液鼻漏 多见于前颅底骨折，患者表现为单鼻或双鼻有血性脑脊液流出，常伴有"熊猫眼"、嗅觉丧失或减退，也可以伴有视神经或动眼神经损伤。

2. 脑脊液耳漏 常为中颅底骨折累及鼓室所致，当鼓膜也有破裂时即出现脑脊液耳漏，而鼓膜完整时脑脊液可经耳咽管流向咽部。当流出液为清亮的脑脊液时，对漏出液进行术后定量测定即可确定是否为脑脊液。治疗：大部分患者经采用头高位、避免擤鼻、咳嗽、用力屏气、保持大便通畅适当脱水或服用减少脑脊液分泌药物如乙酰唑胺等处理，1~2周后漏口闭合，脑脊液停止。约有2%~3%患者经上述治疗后经久不愈，若超过1个月则需要手术治疗。

二、脑外伤后脑积水

重型颅脑损伤后继发脑积水者相当多见，发生率为 10%～34%。可分为急性和慢性两类。急性者是由于血块阻塞脑脊液循环通路及蛛网膜绒毛被红细胞阻塞影响脑脊液吸收所致，多为梗阻性，表现为伤后持续昏迷不醒或病情稳定后意识状况又进行性恶化，伴有颅内压增高表现；慢性者发生于伤后 3～6周或 6～12 个月，为脑脊液吸收障碍所致，多为交通性，典型者出现痴呆（智能低下）、步态不稳、尿失禁三联征。头颅 CT 扫描可见脑室扩大，额角周围有低密度区即"戴帽现象"，脑沟正常或消失。但要注意与脑萎缩鉴别，后者脑室扩大的同时伴有脑沟、脑池增宽，脑室周围无透亮区。治疗一般采用脑室-腹腔分流术。

三、颅骨缺损

脑外伤后的颅骨缺损大多是由于治疗需要所造成的，如凹陷粉碎性骨折摘除颅骨片后或为缓解颅内压行去骨瓣减压等。颅骨缺损小，而硬脑膜完整者，很少出现症状。较大面积的颅骨缺损破坏了颅腔完整性，使得颅内压不能维持正常的平衡和稳定，易受颅内外环境变化的影响。另一方面，还影响美观。因此，缺损直径在 3 cm 以上者应行颅骨修补术。修补的时间：一般在伤后 3～6 个月修补；感染伤口完全愈合后 1 年以上修补；小儿的颅骨缺损不宜在 5 岁以前修补，常待 10 岁以后修补。修补材料常用的有：医用有机玻璃、钛板、硅橡胶板、仿生人造颅骨等。直径小于 3 cm 及位于颞肌、枕肌下的颅骨缺损不必修补。

四、迁延性昏迷

是脑外伤后长期昏迷不醒，对外界失去反应的状态，也称为植物状态（植物人），一般指昏迷持续 3 个月以上。患者多在伤后最初 1～2 个月呈深昏迷，以后 1～2 个月刺痛时可出现睁眼反应。继而有本能的自发睁眼，或漫无目的眼球运动，不能按吩咐动作，对语言无反应；逐渐对痛刺激有缓慢的肢体回缩反应，肌张力高，常有强握、吸吮、磨牙和咀嚼动作，患者终日处于似睡非睡状态，有时眼球随人或物移动，但缺乏有目的动作，不能主动调节整体位、不主动索食。四肢肌张力高，双上肢屈曲紧抱在胸前，被动强伸时可有痛苦表情，偶尔呻吟，双下肢内收、内旋，角膜反射、咳嗽反射均存在。目前无有效的治疗方法。药物方面可用脑代谢赋活剂，改善脑血液循环药物，高压氧治疗，加强护理，维持营养，防治各种并发症。

五、外伤性癫痫

可分为早期和晚期发作两类，前者为伤后一个月内发作，约占 16%，其中伤后 24 小时发作者称为即刻发作。早期发作主要是由于凹陷骨折、脑挫裂伤、蛛网膜下腔出血、脑水肿、血肿等引起。晚期癫痫指损伤后一个月以上发作者，占 84%，主要由于脑挫裂伤、脑膜脑瘢痕、脑萎缩、脑内囊肿、蛛网膜炎、异物感染等因素引起。早期发作 70% 为局限性发作，晚期以大发作为主。外伤性癫痫的治疗，以药物治疗为主，大多能控制，一般服药至少 2 年，完全控制后仍需继续服药 1～2 年，而后逐渐减量、停药。常用的药物有苯妥英钠、苯巴比妥、卡马西平、丙戊酸钠、地西泮等。对药物治疗无效的难治性癫痫可行癫痫灶切除、胼胝体切开等。

（陈　鹏）

第八章

脊髓损伤

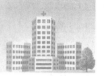

第一节　脊髓损伤的概述

脊髓损伤（SCI）是一种严重危害人类健康的疾病，多指损伤暴力直接作用于脊柱，造成脊柱损伤继而累及脊髓引起的脊髓神经损伤，多数源于交通伤、坠落伤、暴力或运动伤，其发生率约为（20～40）/10万。尽管20世纪初Allen等就开始对脊髓损伤开始研究，但直至20世纪80年代，对脊髓损伤的治疗前景仍是悲观的。近20～30年来随着基础和临床研究的深入，对脊髓损伤有了新的认识。脊髓损伤产生有两种机制：原发性损伤机制和继发性损伤机制。原发性损伤是指受伤时由于脊柱骨折的移位、脱位引起脊髓压迫、冲击、撕裂，在受伤的一瞬间由外力产生的不可逆损伤；继发性损伤是脊髓原发性损伤之后，由于各种因素引起的脊髓再损伤，即脊髓损伤后发生局部出血、炎性反应、微循环障碍、局部组织自由基产生等一系列继发损伤，这些继发性损害在某种程度上是可以干预的。针对继发性损害因素进行治疗是目前脊髓损伤基础和临床研究的热点。

一、分类

根据损伤后硬脊膜是否破裂可将脊髓损伤分为闭合性损伤和开放性损伤两种。急性闭合性脊髓损伤指脊柱骨折或骨折、脱位造成的脊髓或马尾神经受压、毁损，不伴有与外界相通的通道，绝大多数为单节段伤。大多源于交通伤、坠落伤、暴力或运动伤。患者多数为健康的青壮年，损伤后严重者出现截瘫、功能障碍甚至死亡。除损伤引起的椎管连续性破坏，骨折或脱位压迫脊髓，后期的继发性损伤也是造成脊髓功能障碍的主要原因。开放性脊髓损伤因伴有硬脊膜破裂导致脊髓与外界沟通，多见与战时火器伤，偶见于刃器损伤。

1. 根据脊髓损伤程度分类

（1）完全性损伤：即损伤平面以下所有感觉、运动和括约肌功能均消失。

（2）不完全损伤：损伤平面以下尚有一些感觉和运动功能存在。

2. 根据脊髓损伤部位分类

分为上颈段、下颈段、胸段、胸腰段和腰骶段脊髓损伤，其中胸腰段最为多见，下颈段次之。上颈段、胸段和腰段则较少见。

二、脊髓损伤的病理改变

1. 脊髓震荡 系轻度的脊髓损伤，表现为完全或不完全性横贯脊髓功能障碍，能在伤后 24~48 小时内迅速恢复。病理检查无明显器质性损害，有时仅有少量渗液或出血。其机制尚不清楚，可能与脊髓细胞遭受强力震荡后产生的影响有关，或为椎间盘、黄韧带等一过性移位压迫所致。

2. 脊髓挫裂伤 病理改变程度不一，可从脊髓挫伤到脊髓完全横断。临床上比较多见，表现为功能不可逆损害。一般脊髓实质损伤而软脊膜完整者为脊髓挫伤。在急性期脊髓直接损伤处肿胀、出血和坏死者为脊髓裂伤。在脊髓创伤局限化数月甚至数年后，原损伤处上方节段脊髓内可形成囊肿，这些囊肿称为创伤性脊髓空洞症，它可能是原损伤部上方出现脊髓节段性神经症状的原因。

3. 脊髓受压 导致受压的原因有：①骨性压迫，即压缩或脱位的椎体和粉碎性骨折片等压迫脊髓。②软组织压迫，椎间盘和韧带的压迫。③椎管内硬脑膜外或硬脑膜下血肿。④脊髓水肿或肿胀等。

4. 脊髓休克 脊髓休克的机制尚不清楚，但有人认为，损伤平面上方神经系统的易化作用突然中断，使脊髓运动神经元和中间神经元兴奋性降低。在最接近损伤处的数段脊髓中，抑制过程最深，持续的时间也最长。此外，损伤区上方的数段脊髓可见暂时性反射抑制。脊髓休克一般持续 8 日~8 周。较年轻的患者创伤后反射期一般较短，在脊髓休克后几天内可恢复反射。无反射期延长者，应考虑同时存在严重的纵向脊髓损伤的可能性。

（贾　莉）

第二节　脊髓损伤的临床表现及诊断

一、临床表现

脊髓损伤，在结构上无论是否完全横断，在急性期都可表现为损伤平面以下运动、感觉和括约肌功能障碍。因此，在临床上都应注意患者的损伤平面。脊柱骨折的部位可有后突畸形，伴有胸腹脏器伤者，可有休克等表现。

1. 脊髓震荡 表现为损伤平面以下感觉、运动和括约肌功能不完全神经功能障碍，持续数分钟至数小时后恢复正常。

2. 脊髓休克 损伤平面以下感觉完全消失、肢体弛缓性瘫痪、尿潴留、大便失禁，各种深浅反射消失。这是损伤平面以下脊髓失去高级中枢控制的结果。一般 24 小时后开始恢复，完全度过休克期需 2~8 周。

3. 完全损伤 休克期过后，脊髓损伤平面呈下运动神经元损伤表现，而损伤平面以下为上运动神经元损伤表现，肌张力增高、肌反射亢进、出现病理反射、无自主运动、感觉完全消失和括约肌障碍。脊髓各节段完全性损伤临床表现如下。

（1）上颈段脊髓损伤：四肢瘫痪，由于膈肌和肋间肌瘫痪，可出现呼吸困难、咳嗽无力，死亡率较高。

（2）下颈段脊髓损伤：双上肢表现为下运动神经元瘫痪，肌肉萎缩、腱反射低下，可有麻木，下肢呈痉挛性瘫痪。

（3）胸段脊髓损伤：有明确的感觉障碍平面（脊髓休克后消失），双下肢呈痉挛性瘫痪，两侧对称。

（4）胸腰段脊髓损伤：感觉障碍在腹股沟的上方和下方，双下肢呈痉挛性瘫痪，膀胱及肛门括约肌失控，大小便失禁。

（5）马尾神经损伤：腰椎 3~5 损伤时，造成马尾神经功能障碍大多为不完全性的，双下肢大腿呈弛缓性瘫痪，大小便失禁。

4. 不完全性损伤　可在休克期过后，亦可在伤后立即表现为感觉、运动和括约肌功能的部分丧失，病理征可阳性。常见以下几种特殊类型的不完全损伤。

（1）脊髓半侧损伤综合征（Brown-sequard 综合征）：表现同侧瘫痪及本体感觉、振动觉、两点分辨觉障碍，损伤平面皮肤感觉节段性缺失，而对侧在平面几个节段以下的痛、温觉丧失。

（2）脊髓前综合征：损伤平面以下运动障碍，痛觉和温觉丧失，但本体觉、触觉正常。多见于屈曲性楔形或泪滴骨折以及椎前动脉受损和阻塞。

（3）脊髓中央损伤综合征：通常上肢瘫痪重于下肢，损伤平面以下表现为分离性感觉障碍，即痛觉和冷热觉消失，触觉和深感觉保存，并多伴有括约肌功能障碍。

（4）脊髓后部损伤综合征：表现为损伤平面以下深部感觉消失，两侧运动障碍，但痛觉，触觉和冷热觉保留。

二、诊断

对脊髓损伤的诊断，根据损伤病史、体征，进行局部和神经系统检查做出正确诊断并不困难。同时作好全身检查，及时发现休克及胸、腹腔脏器合并损伤，掌握病情变化做出及时而正确的处理。

1. X 线平片　应拍正位、侧位和双侧斜位片，观察：①脊柱的整体对线、排位。②椎体骨折，脱位的类型。③附件有无骨折。④椎间隙有无狭窄和增宽（分别提示椎间盘突出和前纵韧带断裂）。

2. 脊髓造影　可以发现 X 线平片不能发现的脊髓压迫因素，可显示蛛网下腔有无梗阻，脊髓受压迫的程度和方向，神经根有无受损。

3. CT　轴位 CT 可显示椎管的形态，确定脊髓有无受压及受压的程度，对骨折和椎管狭窄情况提供准确的诊断依据。腰椎穿刺注水溶性造影剂后再行扫描，可清楚地显示突出的椎间盘及脊髓受压移位的情况，当脊髓水肿增粗时，环形蛛网膜下腔可变窄或消失。

4. 体感诱发电位　刺激周围神经（上肢为正中神经或尺神经；下肢为胫神经或腓总神经），经过脊髓传导，在大脑皮质相应的感觉区可记录到电位变化，受伤 24 小时以后检查，不能引出诱发电位，且经数周内连续检查似无恢复者，表明为完全性损伤；受伤后即能引出诱发电位，或者经过一段时间能够引出异常电位波者，表明为不完全性损伤。此项检查对脊髓损伤的诊断和预后估计均有帮助。

5. MRI　有助于了解脊髓受损的性质、程度、范围，发现出血的部位及外伤性脊髓空洞，脊柱矢状面成像可直接观察到脊髓损伤全貌和周围结构受损程度，脊髓震荡多无阳性发现。脊髓挫伤在 T_1 加权图像脊髓外形增大，可见脊髓内信号不均匀及局限的低信号水肿区。在 T_2 加权脊髓中心和周围为高信号。

（贾　莉）

第三节　脊髓损伤的治疗

脊柱创伤既可以引起脊椎椎管连续性遭到破坏、骨折块或椎间盘损伤向后突出，造成脊髓或脊髓血管的机械性压迫，也可以造成脊髓直接牵拉伤、挫裂伤甚至离断伤。除早期的直接损伤外，后期的继发性损伤是引起脊髓神经功能障碍的主要原因。脊髓损伤患者的治疗包括急救、搬运及脊柱骨折、脱位的处理。治疗原则是在保证生命安全下，防止病情加重，力争恢复或改善脊髓功能，并积极预防和治疗并发症。

在现场急救和搬运脊柱脊髓损伤患者过程中，掌握正确的搬运方法对防止加重损伤有极其重要意义。据统计，继发于脊柱损伤的神经功能损害中，25%是搬运不当引起的。通过正确的现场急救，可预防脊髓损伤进一步加重继发瘫痪，预防不全性瘫转变为完全性瘫，为后继治疗和康复奠定良好基础。正确的搬运截瘫患者的方法，应由3人位于患者的一侧，同时将患者水平抬起，放在木板上，尽快送到专科医院。在有条件的地区，可由救护车或直升机运送。再根据X光片或MRI检查情况决定是否可以去除固定，或需要使用颅骨牵引等。

1. 非手术治疗　①颅骨牵引：适用于颈椎骨折脊髓损伤，争取在住院后2~5小时内完成。应用克氏Crutchfield颅骨牵引钳，牵引重量由4 kg开始，每10分钟增加2 kg，最多不超过20 kg。并将床头垫高，借患者体重进行反牵引，经X线片证实复位后，若不需进一步手术治疗，则以5~8 kg维持1~2周，待纤维愈合后改用其他支具制约，如颈圈、颈胸支架固定3个月。②手法整复：适用于胸椎骨折和脱位。前后脱位者，取俯卧位，两下肢各由一人牵引，并逐渐抬高，使脊柱后伸，然后按压背部使之复位。经摄片证实复位后，再轻轻翻身仰卧，局部垫一软枕使之呈过伸位。如伴有侧方脱位，取侧卧位（上位椎体移向的一侧在下），下方垫枕，由两人各牵一下肢向上方弯曲脊柱，术者按压下位脊椎，可以复位，然后改俯卧，按前述方法整复前后脱位，最后仰卧保持过伸位。③逐步垫高法：适用于胸腰段脊柱骨折和脱位。患者仰卧，背部骨折处垫以软枕，使脊柱呈过伸姿势，并逐步垫高，增加过伸，达到复位。一般需要2个月才能使复位稳定。在此期间要定时翻身并维持过伸位。上述②、③点不适用于椎板和棘突骨折。

2. 药物治疗

（1）甲基强的松龙是一种合成的中效糖皮质激素，其抗炎作用是氢化可的松的5倍，是美国FDA唯一批准的治疗急性脊髓损伤的药物。其治疗机制尚不完全清楚，可能与下列因素有关：①对抗继发性炎症反应。②减轻脂质过氧化反应，减轻自由基合成。③减轻局部水肿。④抑制细胞内Ca^{2+}蓄积，抑制细胞凋亡。⑤使脊髓损伤后自身神经保护因子、营养因子、促再生因子增加。1990年美国第二次全国急性脊髓损伤研究（NASCIS Ⅱ）确认：早期大剂量使用甲基强的松龙是治疗人类急性脊髓损伤的有效方法，建议在损伤后8小时内开始应用，首剂30 mg/kg，继之5.4 mg/（kg·h），维持23小时。最近NASCIS Ⅲ工作显示，患者在创伤3小时内应用甲基强的松龙维持24小时；在创伤后3~8小时内接受甲基强的松龙治疗应维持48小时；效果会有明显提高。大剂量使用后应注意其肺部和胃肠道的并发症。

（2）神经节苷脂（GM-1）是一种含唾液酸糖鞘脂，其作用机制可能是对抗兴奋性氨基酸毒性，减少脂质过氧化反应，减少自由基生成等。有研究认为早期大剂量甲基强的松龙冲击联合神经节苷脂治疗急性脊髓损伤，对于抑制脊髓继发性损伤的发生、发展及促进患者神经功能的恢复有积极意义。但关于

GM-1 的应用时机、给药时间、与甲基强的松龙的最佳配伍剂量仍需进一步研究。

（3）脱水治疗：此类药物主要是排除损伤组织中的细胞外液，减轻脊髓水肿，但对血-脑屏障无明显改变，作用效果短暂。主要的脱水药物：①20% 甘露醇静脉给药每次 1~3 g/kg，每 4~6 个小时一次，切忌加大剂量。②30% 呋塞米静脉给药 1.0~1.5 mg/kg，每 2~3 小时一次，数日后改口服。

（4）神经生长因子（NGF）：神经生长因子是神经营养因子家族中的一员，广泛存在于神经系统中，它能够促进发育中的交感和感觉神经细胞的分化与成熟，维持神经元的正常功能，促进神经元突起的生长，并对突起向神经纤维的生长有诱导性，对交感和周围感觉神经纤维的发育有重要作用。通过刺激 bcl-2 的表达和 bax 蛋白抑制神经细胞的凋亡来保护受损的神经组织，其中胶质细胞源性神经生长因子（GDNF）是近几年来发现的机体产生的具有调节神经细胞生长、分化、凋亡的一类可溶性蛋白质，是目前特异性最强的多巴胺（DA）能神经营养因子，分布于大部分的脊髓组织。近年来有学者将外源性的神经生长因子注射在 SCI 模型中，发现其主要能够通过减轻周围神经的髓鞘肿胀发生率以及降低变性神经纤维的数量等来促进脊髓损伤的恢复。

（5）一氧化氮合酶（NOS）抑制剂：NO 具有细胞毒性，能扩张血管、传递神经信息等。最近有研究表明 NO 与细胞 DNA 的损伤有密切关系，脊髓损伤后脊髓组织中 NO 浓度升高，一方面能够直接损伤细胞，另一方面通过加重组织水肿，使有髓神经纤维脱髓鞘，导致神经元坏死。一氧化氮合酶（NOS）抑制剂通过抑制 NOS 合成途径从而降低神经系统内 NO 的浓度来发挥作用。此类药物如亚硝基左旋精氨酸甲酯，将其在蛛网膜下腔适量注射，可减少神经元的死亡；而大剂量则影响 NO 释放，加重组织缺血，致使脊髓进一步损伤。

（6）抗去甲肾上腺素类药物：减轻脊髓内微血管痉挛、抑制脊髓中央灰质出血坏死的形成与扩散，从而减少继发性脊髓中央出血坏死。利血平（具有阻止多巴胺转换成去甲肾上腺的作用），左旋多巴在临床使用中发现也有抗去甲肾上腺素的作用。

（7）兴奋性氨基酸受体拮抗剂：已经有实验证明发生 SCI 后，脊髓组织产生的兴奋性氨基酸浓度升高，而高浓度的兴奋性氨基酸具有毒性效应，可以引起继发性的生理病理变化，对脊髓继发性损伤有重要影响，原因是在脊髓损伤后神经系统起主要作用的兴奋性受体是 N-甲基-D 天门冬氨酸（NMDA）受体。已有相关实验证明 N-甲基-D 天门冬氨酸的竞争性受体拮抗剂 D-APT 和非竞争性受体拮抗剂 GK-11、MK801 等在实验性脊髓损伤中能减轻组织水肿，对脊髓起到保护作用，防止脊髓进一步损害。

（8）自由基清除剂：体内的自由基主要是氧自由基，体内活性氧自由基在免疫和信号传导等过程中具有一定功能。但过多的活性氧自由基就会有破坏行为，导致人体正常细胞和组织的损坏，从而引起多种疾病。脊髓损伤时会产生大量的自由基，对脊髓神经细胞产生破坏作用，利用褪黑素（MT）、谷胱甘肽、SOD、维生素 C、维生素 E 等可以清除体内多余自由基，减轻其对脊髓神经细胞的破坏作用。

（9）丙戊酸（VPA）：VPA 是一种分子量很小的短链脂肪酸，有快速通过血-脑屏障的特性。作为临床抗惊厥抗癫痫一线药物，已经被广泛应用 40 多年，安全可靠。近几年的动物实验研究还表明大鼠脑组织损伤后，丙戊酸具有保护神经元、降低炎症反应、减少胶质细胞增生等作用。有实验表明 VPA 在体外细胞培养中有抗细胞凋亡、促进神经干细胞（NSCs）向神经元分化、抑制 NSCs 向神经胶质细胞分化的作用。脊髓损伤后神经元不能再生的一个重要原因是胶质瘢痕的形成，研究发现 VPA 还能减少胶质瘢痕的形成。

3. 高压氧治疗　高压氧可以使脑血管收缩，减少脑组织水肿和脑疝，对脊髓也有一定效果，防止脊髓水肿，增加组织内氧含量，改善局部细胞的缺氧作用，促进损伤部位新生成的纤维细胞的胶原合成，调整酶系统因缺氧导致的破坏。脊髓损伤后 4~6 小时即可开始使用，以 2~2.5 kPa 的高压氧治疗，2 h/d，每天两三次，持续 10~14 天可有一定效果。注意出现耳鸣、恶心、头痛等氧中毒征象时，应及时停止。

4. 物理治疗　基础研究表明，早期应用电针治疗脊髓损伤可上调 bcl-2 mRNA 及蛋白的表达，从而抑制细胞凋亡，保护神经细胞；动物实验表明针灸能减轻损伤脊髓神经元内线粒体肿胀变性，维持线粒体有效功能面积及有效个数，促进线粒体进行能量代谢，促进神经恢复，对抗激发损伤，加快恢复。电刺激将外置电场的二极置于脊髓损伤处的上下端或周围，或将脉冲电磁场二极置入硬膜外，均可起到治疗脊髓损伤的作用，并且早用比晚用好，不全瘫比全瘫效果好。但电刺激的作用机制，如何有效地提高脊髓再生速度和临床疗效，以及其最佳刺激电流量和最佳时间等需待深入研究。

5. 细胞移植

（1）传统观点认为中枢神经系统是终末分化组织，神经细胞死亡后不能再生。但近年来的研究成果表明，成体神经组织内仍然存在可分裂增殖的神经干细胞，神经系统损伤具有修复的潜能。神经干细胞移植是最具发展前途、最有可能取得脊髓损伤治疗成果的研究。但存在中枢神经系统中的神经干细胞数量极少，不能直接用于移植；故自体骨髓基质源性神经干细胞概念的提出，为脊髓损伤的治疗增加了一个新的途径和希望。但目前神经干细胞的应用研究中还存在体外扩增速度、分化神经元的比例控制、功能性神经元的定向分化、移植方法、途径、细胞状态、支架、佐剂、适应证等问题，有待进一步深入研究和解决。

（2）嗅鞘细胞移植：嗅鞘细胞是由胚胎嗅球分离、培养、纯化出来的一种细胞，能分泌大量不同种类的神经营养因子和支持因子，膜上有与细胞粘附和轴突生长有关的分子。近年来，嗅鞘细胞移植治疗脊髓损伤取得了一定效果，被认为是最有前景的治疗方法之一。

6. 基因治疗　基因治疗脊髓损伤的研究尚处于实验探索阶段，但随着生命科学的发展，基因工程技术的前进，我们有理由相信基因治疗脊髓损伤在今后会有广阔的前景。

7. 手术治疗　手术治疗的目的主要是为了维持脊柱的稳定性，解除压迫脊髓的各种原因，避免脊髓继发性损伤。

（1）手术适应证：①脊髓不完全损伤，症状进行性加重。②影像学显示椎板骨折，椎管内有碎骨片，椎体后缘突入椎管压迫脊髓。③脊髓损伤功能部分恢复后又停顿。④脊髓损伤伴小关节交锁，经闭合复位失败。⑤腰以下骨折脱位，马尾损伤严重。

（2）手术禁忌证：①伤势严重有生命危险或合并有颅脑损伤、胸腹脏器伤伴有休克，在休克没有得到纠正之前不宜手术。②X 线片、CT 等检查无明显骨折脱位压迫，且症状逐渐好转。③当骨折脱位严重，超过前后径 1/2 以上，临床表现为完全截瘫者。

（3）手术方法：①切开复位和固定。对于不稳定性骨折和脱位或由于关节交锁，行闭合复位困难，需行手术复位。整复关节交锁仍有困难，可切除上关节突使之复位。脊柱固定方法和固定材料有多种，用钢丝固定骨折上下方的棘突两侧，此法多用于胸椎或胸椎骨折，亦可采用骨片行椎板融合固定。②脊髓后减压术即椎板切除术在传统上试图用来迫使脊髓后移，减缓前方的压迫，结果是无效的。此外广泛切除椎板会增加脊柱的不稳定性。但遇到下列情况，可行椎板切除术：A. 棘突、椎板骨折压迫脊髓。B. 合并有椎管内血肿。C. 需行脊髓切开术。D. 需行马尾神经移植、缝合术。为保持脊柱的稳定性，防止晚期出现脊柱后突畸形，可行内固定或采用连接片对切除的椎板进行复位成形。③脊髓前方减压术。脊柱骨折引起的脊髓损伤，大多数来自压缩和脱位的椎体或其后上角、粉碎骨折块、突出的椎间盘，有效的方法是解除脊髓前方的压迫。A. 颈髓前入路：做右侧胸锁乳突肌前缘切口或做锁骨上缘 2～3 cm 一侧颈前横切口，将气管、食管、甲状腺向内牵开，而胸锁乳突肌和颈动脉鞘则牵向外，达到椎体前面，从椎体前面椎体前中线向两侧推开颈长肌，以充分显露前纵韧带、椎体和椎间盘。一般在骨折椎体和上方椎体间的椎间隙，用高速小头钻磨除压迫物，减压后取髂骨行椎体间融合术。术前、术中和术后需行颅骨牵引。B. 胸段或胸腰段前路减压术：胸腰基本入路有两种，胸段目前国外采用较多的是切除左侧第 10 肋，经胸腔打开膈肌，再将腹膜向前下推开，即可显露胸腰段椎体及腹主动脉等。而单纯胸段可采用中线旁切口，切除相应肋骨近端，包括肋骨头。胸腰段另一入路是国内常采用的大肾切口，亦可采用中线旁切口。切除第 12 肋近侧一段骨头及第 12 胸椎横突，再切除椎弓根，显露硬脊膜，将胸腹膜由椎体侧面向前推，显露胸椎体，找出损伤椎体的骨性突出物及突入椎管的椎间盘，将其切除。早期患者用髂骨镶嵌融合或哈氏棒固定，手术不影响其稳定性，故可不必做植骨术。C. 腰椎前方减压术：采用中线旁垂直切口，将骶棘肌劈开，切断其外段，其他手术操作步骤与胸段相同。减压手术的疗效与手术时机密切相关，多数的学者认为早手术较晚手术效果要好。

8. 并发症及处理

（1）压疮的防治：压疮是外伤性截瘫的严重并发症之一，严重者可以引起感染，甚至死亡。预防关键在于早期护理，每 2 小时翻身 1 次，保持皮肤干燥，骨突出部位垫以气圈和海绵。一旦发生压疮，应予积极护理，3、4 度压疮久治不愈者，必要时采用转移皮瓣覆盖疮面。

（2）尿路感染：患者入院后一般均予以留导尿管，尿管每周更换 1 次，并进行膀胱冲洗。

（3）肺部感染：肺部感染是截瘫患者，特别是颈以上脊髓损伤，常导致呼吸困难，排痰不畅，较容易引发肺部感染。预防的方法是勤翻身，鼓励患者多做深呼吸运动及咳嗽，加强吸痰、雾化吸入等治疗。排痰困难和呼吸困难时应做气管切开。

（4）深静脉血栓形成（DVT）：DVT 的发生可能与下列因素有关，缺乏大组肌群产生的静脉泵作用，静脉血液淤滞；创伤后纤维蛋白原增多，血液黏滞度高，脱水，血浆蛋白原激活抑制因子释放增多，使纤溶障碍；下肢不活动，受压导致血管内皮损伤等。DVT 常发生在伤后头几个月，表现为下肢水肿、疼痛、皮肤颜色改变、局部或全身发热，最严重的并发症为肺部梗死。诊断方法有多普勒超声、静脉造影等。预防措施主要是活动下肢和应用抗血栓药物。一旦出现 DVT，应行抗凝治疗。

9. 预后　高位完全截瘫患者死亡率为 49%～68.8%，死亡原因主要为呼吸衰竭、呼吸道梗阻、肺炎。脊髓功能的恢复程度主要取决于受损的严重程度和治疗情况。脊髓完全横断者，神经功能不能恢复。

马尾神经受压解除后恢复最好。对完全截瘫的脊柱骨折脱位采用闭合复位，其功能有 10% 恢复，采用手术方法治疗者有 10%～24% 恢复，对不完全截瘫者治疗后功能恢复率为 80%～95%。

（贾　莉）

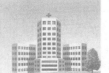

第九章　上肢神经损伤

第一节　臂丛神经损伤

一、总论

　　臂丛神经损伤多由强力过度牵拉上肢造成，也可由其他原因造成，如头颈部过度弯向对侧或强力下压肩部（如重物撞击或产伤）等间接原因，以及颈部、锁骨上窝或腋窝的刺伤、挫伤及第一肋骨骨折等直接原因。

二、臂丛神经解剖

（一）臂丛神经的组成及走行

　　臂丛神经由 $C_5 \sim C_8$ 神经以及 T_1 的前支组成。由 C_5、C_6 组成上干，C_7 独立成中干，C_8、T_1 组成下干，每干都分为前后股。上干和中干的前股组成外侧束，下干前股组成内侧束，上中下干的后股组成后束。各束在喙突平面分成上肢的主要神经支（图9-1）。

　　臂丛外侧束发出肌皮神经及正中神经外侧根；臂丛内侧束的内侧面分出上臂内侧皮神经，前臂内侧皮神经和尺神经；内侧束的外侧面发出正中神经内侧根；臂丛后侧束的内侧面分出胸背神经和肩胛下神经；外侧面分出腋神经。臂丛后侧束的向下延伸部分为桡神经。正中神经内外两根分别行走在腋神经的内外侧 $2 \sim 3 \, cm$ 后，在腋动脉前方组成正中神经主干。

　　臂丛各神经根发出后走行于前中斜角肌间隙，下干位于第1肋骨表面，横跨第一肋。每干的长度平均约 $1 \, cm$，其分出前后股处一般位于肋锁间隙，臂丛神经与锁骨下动静脉以及锁骨下肌共同通过肋锁间隙。各股均位于锁骨平面，长约 $1 \, cm$，之后分为内外侧及后束，束的长度约 $3 \, cm$。通过肋锁间隙后臂丛各束及其分支即进入腋部，进入腋部首先通过胸小肌间隙，该间隙为胸小肌从第三至第五肋肌肉起点到喙突止点与胸壁所构成的间隙；之后臂丛即进入腋窝。

（二）臂丛分支

1. 臂丛神经根的分支

（1）肩胛背神经：为 C_5 神经根的分支，分支部位较高，支配提肩胛肌。由于提肩胛肌尚受 C_3、C_4 神经根支配，因此 C_5 神经根自椎孔处断伤也不影响提肩胛肌功能。

（2）膈神经支：膈神经主要由颈丛（$C_2 \sim C_4$）发出，C_5 神经根常发出细支参加膈神经组成。

（3）胸长神经：为 $C_5 \sim C_7$ 神经根分支，支配前锯肌。一般认为若 $C_5 \sim C_7$ 神经根自椎孔断裂，会产生胸长神经损伤，前锯肌麻痹；由于肩胛骨下角失去支持稳定力量，而出现翼状肩胛。但复旦大学附属华山医院 284 例 $C_5 \sim C_7$ 根性撕脱伤（椎孔内断伤）病例中无 1 例发生翼状肩胛。认为前锯肌除主要接受胸长神经支配外，还受部分肋间神经支配；当臂丛 $C_5 \sim C_7$ 受损时，不但损伤了胸长神经，还同时伴有上肢肌瘫痪，故减轻了肩胛骨脊柱缘向后翘起的力量，因而在臂丛根性损伤中不出现翼状肩胛。

（4）斜角肌肌支及颈长肌肌支：为 $C_5 \sim C_8$ 神经根分支，支配邻近的肌肉。由于颈椎间盘突出压迫或刺激这些肌支可引起斜角肌痉挛，致斜角肌间隙狭窄及第 1 肋抬高，故颈椎病患者临床可同时出现臂丛神经血管受压的症状。

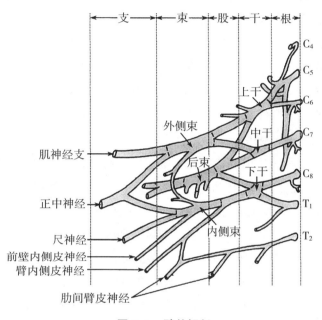

图 9-1　臂丛解剖

2. 臂丛神经干的分支

（1）肩胛上神经：是上干的分支，其纤维主要来自 C_5，支配冈上下肌。冈上下肌是否萎缩可作为鉴别 C_5、C_6 与上干损伤的重要定位依据。冈上下肌正常者为干以下损伤，而有肌萎缩者为根性损伤。

（2）锁骨下肌支：常由上干的前股发出。胸廓出口综合征臂丛神经血管受压在手术时应将此神经支切断，锁骨下肌的萎缩有利于肋锁间隙的增宽。

3. 臂丛神经束的分支

（1）胸前外侧神经：主要由 $C_5 \sim C_7$ 外侧束纤维组成，支配胸大肌锁骨部。

（2）胸前内侧神经：主要由 $C_7 \sim T_1$ 内侧束纤维组成，在腋动静脉之间前行，经胸小肌进入胸大肌胸肋部，常发出 1~2 细支与胸前外侧神经交通。胸大肌有无萎缩是鉴别锁骨上下臂丛神经损伤的重要依据，胸大肌萎缩意味着臂丛损伤平面在束以上。其中锁骨部胸大肌萎缩，表示上干或 $C_5 \sim C_6$ 根损伤；胸肋部胸大肌萎缩，表示下干或 $C_6 \sim T_1$ 损伤，损伤位于锁骨以上。而胸大肌正常者表示臂丛损伤部位在束支部，损伤位于锁骨以下。

（3）上肩胛下神经：支配肩胛下肌。

（4）胸背神经：支配背阔肌，背阔肌有无萎缩是鉴别臂丛锁骨上下损伤的又一重要依据，当背阔肌健存在萎缩时则提示臂丛在锁骨以下损伤。在各类损伤中是否合并中干损伤，主要依据是背阔肌有无萎缩，有背阔肌萎缩者表示合并有中干损伤。

（5）下肩胛下神经：支配肩胛下肌和大圆肌。

4. 臂丛神经终末支

（1）腋神经：由 $C_5 \sim C_6$ 神经根纤维组成，于喙突水平从后束上缘发出，经上干后支进入后束上缘。腋神经在腋动脉后方、肩胛下肌前方下行，经四边孔后发出分支支配小圆肌，并经三角肌后缘分出皮支与肌支进入三角肌，支配三角肌及肩外侧皮肤。

（2）桡神经：由 $C_5 \sim T_1$ 神经根纤维组成，是后束的延续，行于腋动脉之后，肩胛下肌、大圆肌、背阔肌之前，在背阔肌下缘自腋部沿桡神经沟进入上臂。肱三头肌功能完全丧失提示全臂丛神经损伤或桡神经在腋部肱三头肌分支以上部位完全性损伤。

（3）肌皮神经：由 $C_5 \sim C_6$ 神经根纤维组成，沿上干前支进入外侧束，是外侧束外侧的终末支，在喙突下发出喙肱肌肌支，由肱二头肌内侧进入该肌。但肌皮神经发出部位常有变异。

（4）正中神经：外侧根由外侧束发出，由 $C_5 \sim C_7$ 神经根纤维组成，是外侧束内侧的终末支，主要支配旋前圆肌及桡侧腕屈肌，多数纤维传导手部感觉。外侧根下行 $2 \sim 3$ cm 后，在腋动脉前面与内侧根合并为正中神经主干。内侧根由内侧束发出，由 $C_8 \sim T_1$ 神经纤维组成，是内侧束外侧的终末支，主要支配掌长肌、全部屈指肌、鱼际肌群以及桡侧两块蚓状肌，此外，有少量感觉纤维传导手部感觉。在重建手术时，若重建手部感觉功能应以外侧根为主，若重建运动神功能应以内侧根为主。

（5）尺神经：由 $C_8 \sim T_1$ 神经根纤维组成，沿肱动脉的内侧下降，支配尺侧屈腕肌、屈指深肌尺侧半及小鱼际肌群、全部骨间肌、尺侧两块蚓状肌、拇内收肌及拇短屈肌尺侧半。

（6）臂内侧皮神经：由 $C_8 \sim T_1$ 神经纤维组成，沿腋动脉、肱动脉的内侧下降，传导臂内侧皮肤感觉。由于臂内侧皮肤尚接受来自 T_2 的肋臂神经支配，故即使臂丛完全损伤，臂内侧皮肤感觉仍然存在。

（7）前臂内侧皮神经：由 $C_8 \sim T_1$ 神经纤维组成，于腋动脉及肱动脉内侧下降，传导前臂内侧皮肤感觉。该神经支配区无其他神经代偿，在神经通道上又无骨纤维结构，因此该神经支配区感觉异常常提示其起始部 $C_8 \sim T_1$ 神经纤维在第 1 肋处受压。

（三）臂丛神经的交感纤维

臂丛神经内的交感神经纤维是从椎旁神经链发出的节后纤维，神经根在出椎间孔后即接受椎旁的交感神经节的灰交通支。

$C_5 \sim C_6$ 由颈中神经节供应；$C_7 \sim C_8$ 由颈下神经节供应，T_1 接受相应神经节。一般每个神经根接受 $2 \sim 3$ 个交通支。但 C_8 和 T_1 接受交感神经纤维较多，约占 60%。因此，正中神经、尺神经及桡浅神经，含感觉神经纤维较多，损伤后容易出现交感神经紊乱。这些感觉神经纤维加入臂丛后分布在神经干周围，沿神经外膜、束膜及内膜进入末梢。

瞳孔开大肌交感神经通道：在脊髓下颈上胸段平面的灰质侧角处，存在睫状交感神经脊髓中枢，其行经脊髓前根（主要是 $C_8 \sim T_3$）进入颈胸交界处 C_7 与 T_1 组成星状神经节，并上行至上交感神经节。由此发出交感神经节后纤维止于瞳孔扩大肌，眼睑提肌，眼球后脂肪组织及同侧颜面部汗腺。因此 C_8、T_1 损伤时，由于交感神经瞳孔线路的受损而出现瞳孔缩小、眼睑下垂、眼球内陷，及半侧面部无汗，称 Horner 综合征，常提示椎孔内节前损伤。

（四）臂丛神经的变异

臂丛神经变异常伴有先天性颈肋、第七颈椎横突过长或斜角肌束带等情况。常见变异如下。

1. 上移型臂丛　C_4 神经根参加臂丛组成。

2. 下移型臂丛　T_2 神经根参加臂丛组成。

3. 双干型　即 C_5、C_6、C_7 组成上干，C_8、T_1 组成下干。

4. 双束型　内外侧束合成前束和后束，有前束发出肌皮神经正中神经及尺神经，后束发出桡神经及腋神经。

5. 分支变异　如肌皮神经分支变异，有缺如型，交通型，混合型。

6. 走行变异　臂丛不由前中斜角肌间隙中发出，而在中后斜角肌间行走，或穿过前、中、后斜角肌肌腹间后，再组成臂丛神经。

7. 周径变异　通常 C_7、C_8 最粗，变异时可发生 C_5、C_6 最粗或 T_1 特细或特粗型。

（五）臂丛的血液供应

臂丛神经的血液供应主要来自锁骨下动脉及其分支。神经根的血供主要来自椎动脉。神经干的血供来自颈横动脉及上肋间动脉。神经束的血供来自锁骨下动脉、腋动脉和肩胛上动脉。由于颈肩部的血管网有大量的相互吻合，因此，任何一组动脉的阻断都不会造成臂丛神经的缺血损伤。

三、臂丛神经损伤的发病机制及病理类型

（一）发病机制

臂丛神经损伤包括直接损伤和间接损伤。直接损伤包括挤压伤、砸伤、切割伤、手术误伤等，受伤过程明确，病理过程直观。间接损伤常见有两种情况：一类为对撞性损伤，如车祸中高速运动的头部或肩部被撞击；快速降落的重物砸伤颈肩部，或是胎儿分娩时暴力使其头与肩部牵拉等。此种情况下，头部与肩部相对分离，导致臂丛神经受到过度牵拉，从而造成其自椎管内丝状结构至椎孔外神经根撕脱、神经断裂或神经轴束断裂，常引起臂丛神经上干损伤。若暴力较重或持续时间较长则可累及巾干，严重时可累及整个臂丛神经。另一类为水平或向上的肢体受到持续性牵拉，如患肢被皮带或运输带卷入等情况下，常可造成臂丛神经下干根性损伤，若暴力严重或持续存在，则造成中干甚至全臂丛根撕脱性损伤。当上臂在身体侧方，暴力持续向下牵引时，肢体又同时内旋致使腋神经和桡神经张力增加而撕裂。当上臂外展 90° 再外旋，肌皮神经受到牵拉而撕裂。因此，随着肢体位置、所受暴力的方向以及持续时间的不同，可造成不同部位的神经撕脱断裂或挫伤。除直接暴力或间接暴力外，临床还常见混合暴力伤，如肩关节脱位或骨折，臂丛神经不仅受到牵拉，而且还可受到脱位的肱骨头或骨折片的直接压迫或损伤。

（二）臂丛神经损伤病理类型

临床上能够准确地判断臂丛神经损伤的病理特点，对于损伤的诊断、治疗方法的选择以及预后具有重要意义。目前神经损伤的病理分类和分度仍然按照 Seddon 提出的 3 种类型。

1. 神经失用　神经传导功能障碍为暂时性的生理阻断，神经纤维不出现明显的解剖和形态上的改变，远段神经纤维不出现退行性变，神经的传导功能一般可于数日到数周内自行恢复。

2. 轴突断裂　轴突在鞘内发生断裂，神经鞘膜完整，远段神经纤维发生退行性变，经过一段时间后可自行恢复。

3. 神经断裂　神经束或神经干完全断裂，或为瘢痕组织分隔，需通过手术进行神经吻合，吻合后可完全或部分恢复功能。

（三）神经损伤的五度分类法

1. Ⅰ度损伤　主要表现在神经膜血供或离子交换暂时性损伤而出现暂时性神经传导功能中断，而神经纤维及其胞体与末梢器官之间的连续性及其结构仍然保持完整，神经损伤的远段不出现沃勒变性，对电刺激的反应正常或稍减慢。神经功能一般于3~4周内获得完全恢复。

2. Ⅱ度损伤　主要表现为轴突中断，即轴突在损伤处发生变性和坏死，但轴突周围的结构仍保持完整，损伤的轴突远段出现沃勒变性，但不损伤神经。由于轴突中断，出现神经暂时性传导功能障碍，神经支配区的感觉消失，运动肌麻痹甚至萎缩。由于近端神经轴索可延原神经内膜管再生，故神经可自行恢复，预后良好，其恢复时间取决于轴突从损伤处至支配区感觉和运动末梢器官的距离，一般以每天1 mm的再生速度向远段生长。

3. Ⅲ度损伤　其病理特征不仅包括轴突断裂，损伤神经纤维的远段顺向变性，而且神经内膜管也受到损伤，但神经束的连续性仍保持完整。由于神经束内损伤，造成神经束内部出血、水肿、血流受阻；缺血造成神经束内蛋白质渗出，纤维瘢痕形成，影响神经再生和恢复。因此，神经虽可再生恢复，但恢复常不完全。

4. Ⅳ度损伤　神经束遭到严重的破坏或发生广泛的断裂，神经外膜有时亦受到影响，但神经干的连续性仍保持完整。神经损伤处由于神经纤维的缺血变性和坏死，大量蛋白质渗出，细胞浸润，结缔组织的增生最后变成以结缔组织代替的索条，近端与局部残存的施万细胞和再生轴突可以形成神经瘤。损伤神经的远段仍发生沃勒变性。由于神经束被破坏的程度比Ⅲ度损伤更为严重，再生轴突的数量相应地大大减少，再生轴突在神经束内可以自由进入束的间隙，以致许多再生轴突缺失或停止生长，结果只有很少的轴突能达到神经末梢区域，形成有用的连接。其支配区的运动肌功能和感觉，交感神经功能基本丧失。因此需要通过手术切除瘢痕段神经，进行神经修复。

5. Ⅴ度损伤　整个神经干完全断裂，断裂的两端完全分离，或仅以细小的纤维化组织组成的瘢痕索条相连。其结果是损伤神经所支配的运动肌、感觉和交感神经的功能完全丧失。需通过手术修复。

四、臂丛神经损伤分类及临床表现

臂丛神经不同部位损伤后的临床表现不同，定位症状的差异有助于临床中对损伤部位作出准确的诊断。臂丛神经损伤首先应该分为节前损伤和节后损伤，节后损伤又根据损伤部位的不同分为臂丛神经根损伤、臂丛神经干损伤、臂丛神经束损伤以及全臂丛神经损伤。节前损伤性质往往比较严重，常伴有昏迷史或多发性骨折，往往有灼性神经痛。查体多有耸肩活动受限、斜方肌萎缩、Horner征阳性，脊髓造影可见椎间孔处有袖口样突出，CT、MRI可见椎间孔处有脑脊液漏。肌电图检查显示感觉神经活动电位正常（SNAP）而躯体感觉诱发电位消失（SEP）。节后损伤的损伤性质一般较轻，少数会伴有昏迷或多发性骨折，少见灼性神经痛。查体耸肩正常，斜方肌正，Horner征阴性。肌电图检查感觉神经活动电位及躯体感觉诱发电位均异常。

1. 节前损伤

（1）C_5~C_6节前损伤：临床表现为肩胛上神经、腋神经和肌皮神经麻痹，肩不能上举外展，肘关节不能屈曲，并出现斜方肌萎缩，不能耸肩。肌电生理检查，在刺激拇指、腕部正中神经时，可测出正中神经的感觉活动电位，但在头皮处测不出躯体感觉诱发电位。

（2）C_8~T_1节前损伤：临床主要表现为正中神经和尺神经麻痹，Horner征阳性。电生理检查，在刺激小指和腕部尺神经时，可测出尺神经的感觉神经活动电位，但在头皮处测不出躯体感觉诱发电位。

（3）全臂丛节前损伤：为 $C_5 \sim T_1$ 损伤，临床表现为上述两组症状及检查情况的综合。

2. 臂丛神经根损伤　由于上肢的周围神经都来自两个或两个以上臂丛的神经根，因此理论上单一神经根损伤甚至断裂可不出现相应的临床症状及体征。只有相邻两神经根同时损伤时才可见临床症状与体征，这种现象称单根代偿现象与双根组合现象。为了叙述方便，将臂丛神经根分为上臂丛及下臂丛。上臂丛包括 $C_5 \sim C_7$ 神经根；下臂丛包括 $C_8 \sim T_1$ 神经根。

（1）上臂丛神经损伤（Erb-Duchenne 麻痹）：上臂丛损伤比较多见，为 $C_5 \sim C_6$ 神经根在厄氏点（位于肩胛上神经近侧，胸长神经和肩胛背神经远侧）处损伤所致。上臂丛神经根损伤时，腋神经，肌皮神经，肩胛上、下、背神经出现麻痹，桡神经与正中神经部分麻痹，因此，三角肌、肱二头肌、肱肌、肩胛下肌、大圆肌、冈上肌、冈下肌，胸大肌锁骨头、桡侧腕伸肌、旋前圆肌、肱桡肌、旋后肌出现瘫痪或部分瘫痪。在临床上主要表现为肩关节不能外展与上举，肘关节不能屈曲，腕关节虽能屈伸但肌力减弱。上肢背侧感觉大部缺失，拇指感觉减退，$2 \sim 5$ 手指、手部及前臂内侧感觉完全正常。查体可以发现肩部肌肉萎缩，其中以冈上、下肌和三角肌为著，上臂肌肉萎缩以肱二头肌为著。长期损伤会出现"侍者手"畸形：腕部屈曲旋前，手指屈曲，伸肘、肩内旋（类似于索要小费动作）。

（2）下臂丛神经根损伤（Klumpke 麻痹）：下臂丛神经根损伤时，尺神经前臂及臂内侧皮神经正中神经内侧根出现麻痹，正中神经外侧根与桡神经出现部分麻痹，因此，尺侧腕屈肌，$1 \sim 5$ 指屈肌，大小鱼际肌群、全部蚓状肌、骨间肌出现瘫痪，而肱三头肌与指伸肌出现部分麻痹。临床主要表现为手的功能丧失或发生严重障碍，肩、肘、腕关节活动尚好，患侧常出现 Horner 征。检查时可发现手内部肌全部萎缩，其中以骨间肌为著，有爪形手、扁平手畸形，手指不能屈伸或有严重障碍，拇指不能掌侧外展。前臂及手部尺侧皮肤感觉缺失，臂内侧皮肤感觉也可能缺失。

3. 臂丛神经干损伤

（1）上干损伤：腋神经、肌皮神经与肩胛上神经出现麻痹，桡神经与正中神经出现部分麻痹。其临床症状和体征与上臂丛损伤相似。

（2）中干损伤：臂丛神经中干由 C_7 神经单独构成，其独立损伤临床上极为少见。若单独损伤除短暂时期（一般为 2 周）伸肌群肌力有影响外，无明显临床症状与体征。

（3）下干损伤：尺神经、正中神经内侧根、臂内侧皮神经与前臂内侧皮神经出现麻痹；正中神经外侧根与桡神经出现部分麻痹。其临床症状和体征与下臂丛损伤相似。

4. 臂丛神经束损伤　臂丛神经束损伤可出现相应的临床表现，根据臂丛神经的结构可以作出明确的诊断。

（1）臂丛神经外侧束损伤：损伤后出现肌皮神经、正中神经外侧根与胸前外侧神经麻痹。临床主要表现为肘关节不能屈曲，或虽在肱桡肌的代偿下能屈曲，但肱二头肌瘫痪；前臂能在旋前方肌的作用下旋转，但旋前圆肌瘫痪；桡侧腕屈肌瘫痪。前臂桡侧感觉缺失。

（2）臂丛神经内侧束损伤：损伤后出现尺神经、正中神经内侧根与胸前内侧神经麻痹，临床主要表现为手指不能屈伸，拇指不能掌侧外展，不能对掌、对指，这是由于手内在肌与指屈肌全部瘫痪。感觉缺失主要限于上肢内侧及手部尺侧。

（3）臂丛神经后束损伤：临床表现为肩胛下神经所支配的肩胛下肌与大圆肌、胸背神经支配的背阔肌、腋神经支配的三角肌和小圆肌以及桡神经支配的上臂与前臂背面的伸肌群出现瘫痪。

5. 全臂丛神经损伤　全臂丛神经损伤早期时，整个上肢呈迟缓性麻痹，各关节不能主动运动，但被动运动正常。由于斜方肌功能存在，耸肩运动依然存在。上肢感觉除上臂内侧尚有部分区域存在外，其余全部丧失。上肢腱反射全部消失，皮温略降低，肢体远端肿胀，可出现霍纳综合征。晚期将出现上肢肌肉萎缩，各关节常因关节囊挛缩而致被动运动受限。

五、臂丛神经损伤的诊断

对于臂丛神经损伤，虽然有电生理检查和影像学检查等辅助诊断方式，但是临床诊断对于定位和损伤性质的确定都极为重要。因此，在临床工作中应全面准确地检查上肢的每一个关节、每一根神经、每一块肌肉，进行综合的判断分析。要特别注意一个关节的运动有多种动力类型。例如拇指指间关节的屈曲功能的动力类型有：①主管肌拇长屈肌的屈曲功能。②拇长伸肌伸拇活动后反弹屈曲活动。③通过腕关节伸屈改变拇长屈肌张力的褪枷活动，或称代偿功能。因此，在检查拇长屈肌时检查者应将患拇固定在桡侧外展及掌指关节伸直位，并稳定腕关节，此时的拇指间关节的屈曲才是拇长屈肌的功能。

在对患肢进行详细全面地检查后，可以对神经损伤位置有一个初步判断。对于臂丛神经损伤的临床诊断需要按照下述的思路进行明确。

1. 首先应判断是否存在臂丛神经损伤　有下列情况之一则应考虑臂丛神经损伤：①上肢五大神经（腋神经、肌皮神经、正中神经、桡神经和尺神经）中任何两支的联合损伤（同一平面的切割伤除外）。②手部三大神经（正中神经、桡神经和尺神经）中任何一根损伤，合并肩关节或肘关节功能障碍。③手部三大神经中任何一根合并前臂内侧皮神经损伤（非切割伤）。

2. 如果合并臂丛神经损伤，则需进一步判断臂丛神经损伤的部位　临床上胸大肌锁骨部（C_5、C_6）、背阔肌（C_7）、胸大肌胸肋部（C_8、T_1）三块肌肉功能存在，表示臂丛损伤在锁骨以下，伤及臂丛束或分支；如果上述3块肌肉出现萎缩，表示损伤在锁骨以上，伤及臂丛干、根部。

3. 臂丛神经损伤部位的进一步定位　在确定损伤部位与锁骨关系后，需要进一步定位损伤平面在锁骨上的神经根或者神经干，还是在锁骨下的神经束或神经分支。临床往往根据上肢五大神经进行组合诊断。

（1）腋神经：损伤后表现为三角肌萎缩，肩关节外展受限。单纯腋神经损伤，则其损伤平面在支以下；腋神经合并桡神经损伤，其损伤平面在后侧束；腋神经合并肌皮神经损伤，其损伤平面在上干；腋神经合并正中神经损伤，其损伤平面在 C_5 根部。

（2）肌皮神经：损伤表现为肱二头肌萎缩，肘关节屈曲受限，单纯肌皮神经损伤，其损伤平面在支以下，肌皮神经合并腋神经损伤，其损伤平面在上干；肌皮神经合并正中神经损伤，其损伤平面在外侧束；肌皮神经合并桡神经损伤，其损伤平面在 C_6 神经根。

（3）桡神经：损伤表现为肱三头肌、肱桡肌及伸腕、伸拇、伸指肌萎缩和功能受限。单纯桡神经损伤，其损伤平面在支以下；桡神经合并腋神经损伤，其损伤平面在后侧束；桡神经合并肌皮神经损伤，其损伤平面在 C_6 神经根；桡神经合并正中神经损伤，其损伤平面在 C_8 神经根。

（4）正中神经：损伤表现为屈腕及屈指肌、鱼际肌萎缩，拇指及手指屈曲及拇首对掌功能受限，1~3 指感觉障碍。单纯正中神经损伤，其损伤平面在支以下；正中神经合并肌皮神经损伤，其损伤平面在外侧束；正中神经合并桡神经损伤，其损伤平面在 C_8 神经根；正中神经合并尺神经损伤，其损伤平面在下干或内侧束。

（5）尺神经：损伤表现为尺侧腕屈肌萎缩，小鱼际肌、手内在肌、拇内收肌萎缩，手指内收外展受限，指间关节伸直受限，手精细功能受限，4~5 指感觉障碍。单纯尺神经损伤，其损伤平面在支以下；尺神经合并正中神经损伤，其损伤平面在上干或内侧束；尺神经合并桡神经损伤，其损伤平面在 T_1 神经根。

六、臂丛神经损伤的电生理诊断

电生理诊断在臂丛神经损伤的诊断中起到非常重要的作用。其对臂丛神经损伤的范围、部位、性质与程度均有重要价值。

所测肌肉出现失神经电位提示神经损伤。一般如果无法测出神经传导速度，相应神经根或其分支支配肌群 EMC 检查有大量自发电活动，无运动单位，刺激无复合肌肉动作电位（CMAP），自发电位（MNCV）测不出，提示神经完全断伤；神经传导速度减慢在 50% 以上为神经大部损伤；传导速度减慢 50% 以下，提示部分损伤；传导速度在 30% 以下，提示神经粘连压迫；传导速度正常，提示功能性障碍或运动神经元病变。根据损伤神经的电生理检查结果以及臂丛神经的解剖，可对损伤部位和程度进行确切诊断。

神经损伤一般于 3 周后显著变性，此时肌电图检查，发现去神经纤维颤动电位。所以肌电图检查应在损伤 3 周后进行，隔 3 个月复查，观察有无神经功能复原。

七、臂丛神经损伤的影像学诊断

影像学检查主要包括 X 线、脊髓造影、CT，CTM、MRI。其中以 CT，CTM、MRM 显示效果较好，而 X 线片和脊髓造影则较差。

1. X 线　仅显示局部骨折表现，包括肋骨、横突、锁骨、上肢等部位的骨折。

2. 脊髓造影　可显示脊膜撕裂所致的神经根袖消失。脊膜损伤所致的囊腔则表现为椭圆形、圆柱形或不规则行囊袋影，囊袋与脊膜腔之间可见细线影，囊袋内神经根消失。脊髓造影可以为有无神经根撕脱及损伤位置提供有价值的信息。椎间孔处造影剂外溢，沿受累的神经根方向形成一个充满造影剂的圆形小囊；或形成一长条形的囊向腋窝延伸；或病变处脊髓旁碘柱外缘变直、凹陷或正常的线状透光影消失表示有神经根鞘膜囊破裂及神经根撕脱，往往预后较差。

3. CT　可显示骨折情况，硬膜囊受压变形，椎间孔低密度等。

4. CTM　可显示脊膜破裂所致的囊状影，呈类圆形、长条形、鹿角形高密度影，有时可见高密度影沿神经根向外延伸，甚至到椎间肌间隙内。节前损伤可显示神经根走行异常、神经根连续性中断或神经根缺如等征，也可通过脊髓移位、脊髓变形、"黑线"影等间接反映。

5. MRI　能清晰地显示脊髓局部、臂丛神经根及周围肌肉血管等结构，创伤性脊膜膨出和椎管内囊状脑脊液集聚在 T_1 像上为低信号，T_2 像上为高信号。

6. MRM　可清晰显示神经根袖、神经根等组织，对黑线征、脊髓移位、神经根损伤等情况亦可清晰显示。

八、臂丛神经损伤的治疗

（一）非手术治疗

对常见的牵拉性臂丛节后损伤，早期（3 个月内）以保守治疗为主，应用神经营养药物（维生素 B_1、B_6、B_{12}、甲钴胺等），对损伤部进行理疗，如电刺激超短波红外线、磁疗等，患肢进行功能锻炼，防治关节囊挛缩。保守治疗期间要注意对疼痛的治疗、防治肿胀以及积极的康复治疗。

（二）手术治疗

1. 开放性损伤　臂丛神经损伤多为闭合性，开放性损伤较少，是否合并有周围重要组织的损伤是探查修复的指征。对于锐器损伤，可以考虑一期修复神经。但是其他类型的损伤往往伴有撕脱伤或者挤压伤，神经损伤范围大，早期无法明确损伤范围。损伤 3 周后，损伤部位瘢痕形成，可切除损伤处神经，并进行神经移植术以修复缺损部位。

2. 闭合性损伤　闭合性损伤可先予保守治疗，对患者进行随访观察，随后进行临床检查和肌电图研究。如果 3 个月后临床上或电生理上没有肌肉功能恢复的迹象，则需要手术重建。臂丛损伤修复顺序：①屈肘功能恢复。②肩外展功能恢复。③前臂及手内侧感觉功能恢复。具体手术方法如下。

（1）锁骨上臂丛神经探查术：可显露臂丛神经根、干部。显露步骤为切开皮肤及颈阔肌，结扎切断颈外静脉，切断并两头牵开肩胛舌骨肌，切开斜角肌前脂肪层，结扎切断颈横血管。

（2）锁骨下臂丛神经探查术：可显露锁骨下臂丛（束）支部。取胸臂皮肤切口，上至锁骨中点，下至臂上端。显露步骤为切开皮肤、皮下组织，沿胸大肌、三角肌间隙进入，保护好头静脉，沿胸大肌下缘横行切开腋筋膜，锁胸筋膜，牵开或切断胸小肌，分开神经表面脂肪层。

（3）锁骨部臂丛神经探查术：可显露锁骨后的臂丛。采用锁、胸皮肤切口，长度以锁骨为中心，上下各延长 7 cm 切开皮肤、皮下组织，沿锁骨方向分离周围软组织，切开锁骨骨膜，并紧贴锁骨行骨膜剥离，锯断锁骨，切开锁骨下骨膜和锁骨下肌。

（三）手术处理

神经松解可以消除或减轻周围组织瘢痕对神经的卡压，也可以直接评估神经束的情况。如果臂丛连续性存在，但被周围组织压迫粘连，可在去除压迫粘连因素的同时行显微镜下神经鞘切开，以进行神经内外的减压。如果神经断裂或神经瘤巨大，术中需充分显露两断端，切除瘢痕或神经瘤，之后在无张力下行鞘膜缝合或多股神经移植。如果椎孔处神经根断裂则需行神经移位术。

1. 神经移植　如果神经损伤、断裂、神经瘤切除造成神经缺损，或神经移位时供体神经离受体神经距离过远，则应进行神经移植。切除所有神经损伤远、近端的瘢痕组织是手术成功的关键。臂丛神经损伤重建中，最常用的移位神经供体是臂内侧皮神经以及腓肠神经。对于 6 cm 以内的神经缺损移植效果非常好。

2. 神经移位　臂丛神经根性撕脱伤无法通过神经移植进行重建，只能进行神经移位进行修复。轴突数量多、靠近靶肌肉并且具有协同功能的运动神经是最佳的供体神经。臂丛撕脱性损伤在临床中较多见，常用的神经移位术如下。

（1）肋间神经移位术：可用于恢复肌皮神经、正中神经等功能，采用两根以上的间神经与受区神经相接，其中以肌皮神经恢复最好。

（2）副神经移位术：副神经移位到肌皮神经可有助于恢复屈肘功能。而移位于肩胛上神经，可以恢复冈上、冈下肌。后者可能相对更可靠，因为两者解剖位置更加接近。

（3）颈丛神经移位术：颈丛神经运动支与麻痹神经运动支缝接以治疗臂丛神经根性撕脱伤。但由于颈丛神经运动支因长度不够，常需要联合神经移植以桥接缺损。

（4）膈神经移位术：将膈神经移位到肌皮神经，以恢复屈肘功能。术前需要评估患者呼吸功能，对于呼吸功能正常的患者，单侧膈神经切断后可能并不会明显影响呼吸功能。但婴幼儿不可同时施行膈神经、肋间神经移位。

（5）正中、尺神经束支移位术：部分正中神经或尺神经束支移位与肌皮神经肱二头肌支吻接，以恢复屈时功能。

（杜晓晓）

第二节　其他上肢神经损伤

一、桡神经损伤

（一）桡神经解剖

桡神经为臂丛神经终末支之一，起自臂丛后束的神经纤维 $C_5 \sim C_8$ 及 T_1。桡神经在腋窝位于腋动脉后方，肩胛下肌、大圆肌、背阔肌肌腱的前方。桡神经在上臂位于肱骨的内侧、肱动脉的后面肱三头肌长头的前面。桡神经和肱深动脉一同通过肱三头肌长头与内侧头之间，在肱三头肌外侧头覆盖下到达肱骨后方的桡神经螺旋形沟，并伴随着动脉在桡神经沟内一同向外下行进（图9-2）。

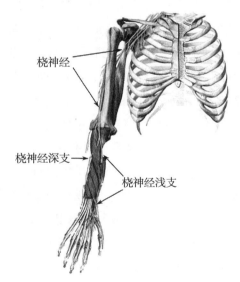

图9-2　桡神经解剖

在桡神经沟内，开始桡神经仅借肱三头肌内侧头的一些肌纤维与肱骨相隔，然后行于肱三头肌外侧头深面，沿肱骨后面的桡神经沟，在肱骨肌管（由肱骨、肱三头肌内侧头和外侧头所构成）内绕着肱骨呈螺旋形行走于骨表面达肱骨外侧缘。然后穿出外侧肌间隔，进入臂前间隔和肱肌外侧部的前面。在桡神经绕肱骨外侧缘处，神经恰好位于三角肌止点下方，在此神经位置较浅。然后进入肱肌与肱桡肌之间的肘前外侧沟。于肘前外侧沟内，有肱深动脉的分支——桡侧副动脉与神经伴行。神经继续在肱肌表面下降，其外侧依次与肱桡肌、桡侧伸腕长肌、桡侧伸腕短肌相邻。随后桡神经离开肱肌，穿过肘关节囊，达旋后肌。在该部桡神经分成两个终支，即骨间背神经和桡神经浅支。

骨间背神经为深支，是单纯的运动支。在肱桡肌深面斜向下，穿过旋后肌纤维深浅二头之间，绕过桡骨外侧以后，在前臂背面下降。行于伸侧肌群深浅两层之间，与骨间背侧动脉伴行。在前臂下端，通过拇长伸肌的深面，位于骨间膜上。深支在前臂先后发出肌支到桡侧腕短伸肌、旋后肌、指伸肌、小指伸肌、尺侧伸腕肌、拇长展肌、拇长、短伸肌、示指伸肌。

浅支在肱桡肌覆盖下沿前臂前外侧面下降，在旋后肌、旋前圆肌、指浅屈肌，拇长屈肌上。大部分通路有桡动脉伴行，在桡动脉外侧。在前臂的下 1/3 桡骨茎突上方 5 cm 处，神经离开动脉，在肱桡肌腱深面斜向背侧，穿过深筋膜后分布到腕背和手背外侧面以及桡侧两个半或一个半手指背侧皮肤。

（二）损伤病因及临床表现

桡神经损伤多见于肱骨干中下 1/3 骨折或桡骨上 1/3 骨折，桡神经被骨折端刺伤或嵌入骨折两端之间，或被骨痂绞窄致伤。桡骨头脱位可引起桡神经深支麻痹。此外可见于刀刺伤、枪伤、内固定物卡压伤及手术损伤。

桡神经损伤后根据损伤部位的不同而出现不同的功能障碍。损伤在肩部时（如使用拐杖而造成的压迫，即所谓的拐杖麻痹），伸肘、伸腕、伸指肌均麻痹，肱三头肌反射消失。桡神经在上臂损伤后，因支配肱三头肌的肌支早已发出，故而该肌不受影响，出现腕下垂，拇指及各手指均下垂，不能伸掌指关节，前臂不能旋后，有旋前畸形，拇指内收畸形。拇指失去外展作用后，不能稳定掌指关节，拇指功能严重障碍。因尺侧腕伸肌与桡侧腕长伸肌瘫痪，腕部向两侧活动困难。前臂背侧肌肉明显萎缩。桡神经在前臂损伤多为骨间背神经损伤，感觉及肱三头肌、肘后肌、桡侧腕长伸肌均不受影响。

桡神经损伤后典型的畸形是"垂腕"。即当前臂旋前肘关节屈曲时手悬于屈曲位。桡神经损伤后，首先应进行相关肌肉的检查。①肱三头肌：检查者手托肘关节前面，患者尺骨鹰嘴向上，令患者主动伸肘。由于肱三头肌肌支是由不同平面分出，神经在不同平面损伤时可出现三头肌不同部分的瘫痪，因此在检查肱三头肌功能时，应分别检查其各个头的功能情况。②肱桡肌：肱桡肌起于肱骨外上髁，止于桡骨粗隆。检查时，患者前臂置于中立位（注意旋后位查不出肱桡肌的功能），令其屈肘，即可见到或触到肱桡肌肌腹的收缩。③桡侧伸腕长短肌及尺侧伸腕肌：患者握拳，前臂旋前（目的是抵消伸指总肌的干扰）做伸脱动作。如果能中立位伸腕时，表示三条伸髋肌均正常。伸腕桡偏时，表示尺侧伸腕肌肌力不良，伸腕时尺偏，表示桡侧伸腕长肌肌力不足。尺侧伸腕肌较难触摸。当该肌肌力不足，需要使用触摸方法检查时，应将手指置于尺骨茎突的外下方仔细触摸。④旋后肌：患者伸直肘关节（目的：消除肱二头肌旋后作用干扰）作抗阻力旋后运动，可及旋后肌肌腹收缩。⑤伸指总肌：将患手置于握拳伸腕位，检查者手指放于被检查者近节指骨远端，令其伸指。⑥伸拇长肌：检查者固定患手拇指掌指关节，令患者伸拇。或检查者将手指置于患者鼻烟窝内侧界处，令患者伸拇。此时可及伸拇长肌腱收缩。⑦伸拇短肌：检查者将手指置于患者鼻烟窝外侧界处，令患者伸拇。此时检查者可及患者伸拇短肌腱收缩。⑧外展拇长肌：检查者以手指抵于第一掌骨基底部桡侧，令患者外展拇指即可触及此腱收缩。

（三）桡神经损伤的治疗

在开放性桡神经损伤中，如果伴有桡神经功能障碍，则应该立即手术探查，在探查骨折和创口的同时对桡神经进行检查。桡神经可以受肱骨压迫或被骨折端切割。如果桡神经断裂，可早期进行直接神经缝合。神经横断伤的平面距离运动终板越近，一期修复的效果越好。手术需要考虑患者的损伤的程度、缺损的长度、并发损伤、手术距损伤时间等。即使在开放性损伤中，牵拉伤也更为常见，但在手术选择中则应视其为闭合伤。

在闭合性桡神经损伤中，桡神经多为受到持续的牵拉或压迫而损伤，多数情况需做手术松解，去除压迫因素。在怀疑桡神经完全断离时，即使创口是闭合性的也要立即手术探查（如看到明显的骨折移位、高速度伤）。如果考虑桡神经未完全断裂，则可观察 3 个月。观察期间需要进行夹板固定，进行手部理疗，并且进行持续的功能锻炼。如果 3 个月内没有临床或者肌电图证据表明神经再生，则应进行手术探查。手术方法包括桡神经松解术、神经移位、神经移植和肌腱移位。

1. 桡神经松解术

（1）上臂桡神经的显露：自三角肌后缘起，沿肱三头肌长头与外侧头间沟向下切开，至上臂中部转向前外侧，终于肱肌与肱桡肌间沟。

（2）肘部及前臂上部桡神经的显露：以肘关节为中心，沿肱桡肌内侧前缘作 10~12 cm 的切口。

（3）桡神经深支（骨间背神经）的显露：起自肱骨外上髁前面，呈弧形向后下方，沿桡侧腕短伸肌与指总伸肌之间向下切开，长 8~10 cm。

2. 神经移位　神经移位多用于臂丛神经损伤，在桡神经损伤中近年来也有越来越多的应用。正中神经是神经移位非常好的供体，因为其解剖变异较小，与桡神经靠近，而且移位后能端端吻合而无须神经移植。

3. 肌腱移位　桡神经损伤后如神经缺损过多不能进行修复，或虽进行神经修复但功能仍未恢复，可转移前臂屈肌腱重建伸腕、伸拇和伸指功能。常用的方法是：将旋前圆肌转移至桡侧腕长伸肌腱及拇长展肌，以恢复伸腕及外展拇功能；尺侧腕屈肌腱转移至指总伸肌腱和示指、小指固有伸肌腱，以恢复伸指，桡侧腕屈肌腱或掌长肌腱转移至拇长伸肌腱以恢复伸拇指功能。

二、尺神经损伤

（一）尺神经解剖

尺神经由 C_8 与 T_1 神经根的纤维构成，是臂丛内侧束的主要延续支。在腋窝，尺神经位于腋动脉与静脉之间，并在前臂内侧皮神经后方。在臂的上端位于肱动脉的内侧、肱三头肌前方。在上臂中 1/3，尺神经穿过内侧肌间隔，在肱三头肌内侧头与肌间隔之间走行，与尺侧上副动脉伴行向下，经肘后内侧沟和肘管至前臂。在前臂，尺神经位于尺侧腕屈肌深层及指深屈肌表面，至前臂中部开始与尺动脉伴行。尺神经在前臂远侧较为表浅，位于尺动脉内侧、豌豆骨外侧、腕横韧带浅面，在腕部绕过豌豆骨桡侧与钩骨的钩部之间进入手掌（图 9-3）。

尺神经在腋窝和上臂无分支，在前臂上端分出关节支到肘关节；肌支到尺侧腕屈肌（一般 2~4 支，一般于肱骨内上髁上 1 cm 至肱骨内上髁下 4 cm 范围内发出）和指深屈肌的环指和小指部分（肱骨内上髁下 4 cm 发出）。尺神经主要支配手部的内在肌。其主干在豆状骨和钩状骨之间分为深浅两支。浅支包括指掌侧固有神经（分布于第五指掌侧的尺侧缘）和指掌侧总神经（分布于环指与小指掌侧的相对缘，并转至背侧，分布于该两指中节和末节背侧的皮肤）。深支与尺动脉的深支伴行。经小指展肌与小指短屈肌之间穿小指对掌肌，与掌深弓的经过一致，形成神经弓。此弓在掌深弓的近侧，在指屈肌腱及其腱鞘的深侧。自此弓的起始处，发出支配小鱼际的肌支，即小指展肌、小指短屈肌和小指对掌肌。在弓经过中发支至背侧四块骨间肌及掌侧三块骨间肌，第三、四蚓状肌。终末支分布于拇收肌和拇短屈肌深头。并发关节支至腕关节。尺神经在手部的肌支包括小鱼际支（支配小指外展肌、屈小指肌和小指对掌肌）、骨间肌肌支（支配全部骨间肌）、蚓状肌肌支（第三、四蚓状肌）和拇内收肌肌支。皮支包括尺神经掌支和手背支。

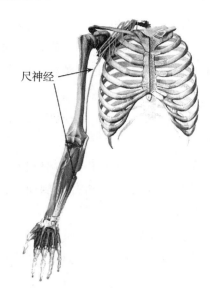

尺神经

图 9-3　尺神经解剖

（二）损伤病因及临床表现

尺神经高位损伤通常是由于臂丛神经损伤累及该神经，在上臂、肘部、前臂和腕部多为切割伤、刺伤、枪弹伤或肘部骨折造成，也可见于靠近肘管处的骨质增生、畸形造成的创伤性尺神经炎引起。挤压伤最常见，为直接暴力致伤，其神经损伤往往严重，常伴有神经缺损。牵拉伤如肘部肱骨内髁骨折、前臂尺桡骨双骨折、腕掌骨骨折都可直接牵拉尺神经致伤。腕部及肘部切割伤较常见。

尺神经损伤后，由于受伤部位不同，麻痹的肌肉不同，所产生的畸形也不同。肌力检查比较可靠的有尺侧腕屈肌、环、小指深屈肌，小指展肌及第一背侧骨间肌。

尺神经在肘上损伤时，前臂尺侧腕屈肌和指深屈肌尺侧半瘫痪。尺侧屈腕肌麻痹后，由于桡侧屈腕肌和掌长肌的作用，屈腕功能障碍不明显。但患者对抗阻力屈腕时，尺侧屈腕肌腱的收缩无法触及。指深屈肌可以借助对抗阻力时屈曲末节指间关节进行检查，但由于前臂部肌纤维的连带关系，有时中指屈曲也可带动环指屈曲，如将环指、小指及其他手指的近侧指关节固定于伸直位，再令患者屈曲环指或小指末节时，将发现其肌力明显减弱或消失。手内肌广泛瘫痪，小鱼际萎缩，掌骨间明显凹陷。由于小鱼际肌，第三、四蚓状肌和所有骨间肌发生麻痹，环指和小指因受正常的屈、伸指肌的牵拉，造成掌指关节过伸、指间关节屈曲，呈现典型的爪形手畸形，如果尺神经损伤在肘关节水平以上，因环指和小指的指深屈肌也发生麻痹，手部爪形畸形也较轻。

Froment 征阳性：在正常情况下，当拇指与示指做相捏动作时，因手部内、外在肌的协同作用下，拇指掌指关节稳定，指间关节略屈曲，与示指指腹相捏时呈"O"形。当尺神经损伤后，由于拇收肌、拇短屈肌深头和第 1 背侧骨间肌麻痹，使拇指屈掌指关节力量减弱，此时再做拇、示指用力相捏动作时，拇指会出现掌指关节过伸，指间关节过度屈曲的现象，即 Froment 征阳性。

夹纸试验：①骨间肌测试，让患者环指和小指夹一张纸，手指必须完全伸直，夹紧纸并予以逐渐加强的对抗力，若所以夹持纸片很易抽出，该试验为阳性。②测试拇收肌（omen 试验），要求患者由拇指和示指侧面捏紧张纸，检查者试图将纸抽出，如果患者拇收肌麻痹就会出现拇指在指间关节处弯曲，与健侧相比更易察觉。

肌电图检查有助于确定诊断。神经传导与肌电图检查在诊断尺神经病变时可以定位损伤部位，评估尺神经病变的严重程度和进展情况。

（三）尺神经损伤的治疗

手内在肌绝大多数由尺神经支配，尺神经损伤后引起手内在肌麻痹，将严重影响手的灵巧性，但由于这些肌肉体积小，其在神经再生过程中容易萎缩和纤维性变化，而不易恢复，因此尺神经损伤后修复效果往往较差，尤其是高位损伤。

对于闭合性尺神经损伤可先行保守治疗 3 个月。包括理疗、局部按摩、电针刺激、自我"意念性"训练以及神经营养治疗。开放性损伤或闭合但经保守治疗无效者，应手术探查。

尺神经的显露：①上臂尺神经的显露，仰卧体位，患肢手掌向外。手术切口：起肱骨内上髁稍后，向上直线延伸至需要的长度。之后切开深筋膜，在内侧肌间隔之后，肱三头肌沟内可游离出尺神经，其与尺侧上副动脉伴行。②肘部尺神经的显露，此显露可用于肘部尺神经松解术、吻合术及创伤性尺神经炎神经移位术等。体位同前。手术切口：以肱骨内上段与尺骨鹰嘴突间的尺神经沟为中心，做长 6~8 cm 的切口，向上沿肱三头肌内缘、向下沿尺侧腕屈肌外缘延伸。切开深筋膜，牵开皮肤和深筋膜，尺神经在肘上位于内侧肌间隔之后。切开内上髁与鹰嘴突间的深筋膜，其深部即为尺神经。

尺神经移位术：在肘部显露出尺神经后，切开内上髁前面的深筋膜，将已游离的尺神经转移至内上髁前面，屈曲约 70°位，指间关节完全伸直位，分别将各腱条与各指的伸指肌腱侧束，在适当张力下缝合固定，缝合各手指切口。术后用石膏托固定于上述位置 3~4 周，然后去除固定，开始功能训练。骨间掌侧神经修复尺神经深支：尺神经深、浅之间自然分束无损伤分离可达 6~7 cm，能与其最接近的旋前方肌肌支直接吻合，这种方法可以使相同功能束准确对位，有利于再生，使手内在肌短时间内重新获得神经支配。

在晚期，尺神经失去了修复的时机或虽经手术修复，其运动肌功能恢复不理想，可以根据不同的情况选择不同的功能重建手术。常用重建方式如：示指，小指固有伸肌腱转移重建骨间肌功能；移植掌长肌腱重建第 1 背侧骨间肌功能以及小指展肌转移重建小指内收功能等。

三、正中神经损伤

（一）正中神经解剖

正中神经为 $C_5 \sim C_8$ 和 T_1 脊髓节段相连的神经纤维所组成，主要来自 $C_7 \sim C_8$ 及 T_1 神经纤维。其由臂丛神经外侧束、内侧束组成，外侧头自外侧束沿腋动脉外侧下行；内侧头自内侧束斜越腋动脉的前方与外侧头汇合形成正中神经。正中神经在腋窝位于腋动脉外侧，在大圆肌下缘下行。然后从前方跨过肱动脉，沿其内侧走行于肱肌和内侧肌间隔之间。在肘关节，正中神经走行于肱二头肌腱膜下方，后者向尺侧呈扇形散开并跨越肘窝。通常从旋前圆肌浅头（肱骨头）和深头（尺骨头）之间穿过，有时也可能在浅、深两头的深层穿过。此时，正中神经与正中动脉伴行于正中沟，在前臂上 2/3 位于指浅屈肌和指深屈肌之间。至前臂的下 1/3 处，正中神经浅出，并立即转至指浅屈肌腱的尺侧缘。在前臂，骨间掌侧动脉的正中支与正中神经伴行，之后，于腕横韧带与屈指肌腱之间进入腕管。在腕横韧带的远侧，于掌腱膜深面入手掌。在腕管的远侧缘，正中神经有多条分支，包括支配拇指双侧和示指桡侧的指固有神经，以及第二、第三指总神经。鱼际肌支又称返支，其在屈肌支持带远侧缘从正中神经的桡侧发出，折返后支配拇短展肌、拇对掌肌和拇短屈肌的浅头。另外，正中神经在感觉神经束组间可能形成一些细小的神经丛（图 9-4）。

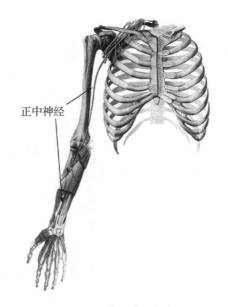

正中神经

图 9-4　正中神经解剖

正中神经在臂部分支极少，仅有极细的肱动脉支及肘关节支。在肘窝分支至肘关节，在前臂分出肌支支配旋前圆肌、桡侧腕屈肌、掌长肌、指浅屈肌及示、中指指深屈肌和旋前方肌。关节支至近侧桡尺关节、远侧桡尺关节、桡腕关节和腕骨间关节。皮支分布于鱼际区、掌中央部及皮肤。其终末支支配鱼际及桡侧两条蚓状肌。终末皮支分布到拇指、示指和中指达指端。

（二）损伤病因和临床表现

正中神经损伤以牵拉伤最常见，大部分是手臂被卷入机器所致。其次为挤压伤，以前臂部骨折或瘢痕挛缩为主，常伴严重广泛软组织损伤。另外有切割伤，如日常生活或工作中发生的玻璃割伤、刀伤，或在前臂手术时误伤。其他少见的原因包括枪弹伤、药物误注入神经干内致伤以及缺血性挛缩等。

不同损伤位置的表现不同。正中神经在肘部以上受伤害时，受其支配之旋前圆肌、旋前方肌、桡侧腕屈肌、指浅屈肌指深屈肌桡侧半、拇长屈肌、掌长肌皆可瘫痪。在手部鱼际及第一、第二蚓状肌亦瘫痪。故拇指和示指不能屈曲，握拳时拇指和示指仍伸直。有的中指能部分屈曲。在感觉方面，手桡侧 3 个半手指的皮肤感觉减退，实体感觉缺失，单一神经支配区的示指末节，其浅、深感觉均缺失。手部尚有营养改变、指骨萎缩、指腹萎缩、指端变细而尖等表现。自主神经功能紊乱主要表现为相应区皮肤发冷、皮肤干燥、不出汗，指甲起嵴变脆。

腕部正中神经损伤 3 个鱼际肌，即拇对掌肌、拇短展肌及拇短屈肌浅头瘫痪，故呈现拇指不能做掌侧外展，鱼际肌萎缩形成猿手畸形。掌侧拇指、示指、中指及环指桡侧半，在背侧示指、中指远节感觉丧失。单一神经支配区的示指末节其浅、深感觉缺失。手部皮肤、指甲均有显著营养改变，指骨萎缩，指端变得小而尖等表现。

（三）正中神经损伤的治疗

正中神经是手部运动和感觉的重要神经，支配着手部屈侧大部分运动肌功能和手部大部分区域的感觉功能。因此，无论任何水平正中神经损伤，均应积极恢复功能。

闭合性损伤正中神经损伤轻微，肌肉与感觉障碍以减退为主，无主要运动功能障碍，一般采用非手术治疗多可恢复，3 个月后如有部分功能恢复，可继续保守治疗。如 3 个月后，仍无恢复征象，则应手术探查。

正中神经的显露：前臂及掌部正中神经的显露，手部切口起自近侧掌纹，沿鱼际基底至腕横纹。向两侧牵开皮瓣，在掌部切开掌腱膜，在前臂于掌长肌与桡侧腕屈肌之间逐层显露。肘部正中神经的显露：取"S"形切口，由肱二头肌内侧向下，沿肘屈纹向外，再沿肱桡肌前缘向下至需要的长度。切开浅筋膜，显露肱二头肌腱，沿其内缘切开深筋膜及肱二头肌腱膜，正中神经在肱动、静脉的尺侧。上臂上部正中神经的显露，切口起自胸大肌下缘沿喙肱肌二头肌内侧缘向远侧切开，显露喙肱肌、肱二头肌，将其向外牵开，将肱三头肌内侧头向内牵开，切开神经血管束的鞘膜，可见肱动脉前外侧的正中神经。

对于8小时内的开放性损伤，且创面污染不严重，可在清创后对断裂的神经进行一期缝合。若受伤已超过8小时，或伤口污染严重，则在简单清创后，将神经断端用丝线拉近固定，预防断端回缩，同时将神经置于肌肉之间，以减少瘢痕粘连。待伤口愈合后三周，再进行神经缝合术。如伤口化脓，则应推迟神经吻合术，但一般不应超过3个月。

如果在神经修复后功能恢复不理想，可采用对掌肌成形术及其他肌腱转移术，以改善屈拇、屈指拇对掌功能。

（杜晓晓）

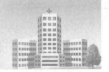

第十章　下肢神经损伤

第一节　坐骨神经损伤

一、坐骨神经解剖

坐骨神经由 $L_4 \sim L_5$ 神经根和 $S_1 \sim S_3$ 神经根组成，其总干和终支延伸于整个下肢，为人体最粗大的神经。由于坐骨神经的纤维来源于脊柱的腹侧（也称为前部，具有运动功能）和后部区域（也称为背部，具有感觉功能），因此，坐骨神经既可以支配腿部肌肉的运动，又可将感觉信息从腿部传递到脊柱。坐骨神经从骶丛的顶部发出，呈扁平状，之后经坐骨大孔穿出骨盆。坐骨神经一般自梨状肌下孔穿至臀部，但少数情况下坐骨神经分成两股，一股穿梨状肌，另一股出梨状肌下孔；也有坐骨神经总干穿梨状肌或分成多股出骨盆者。进入臀部后，位于闭孔内肌、上下孖肌和股方肌的表面，臀大肌深面。在此，坐骨神经与内侧的臀下动脉、股后侧皮神经相邻。神经在坐骨结节下方斜行穿过股二头肌长头行于大收肌与股二头长头之间。在大腿后部，坐骨神经可以简单以坐骨结节到大转子顶点的连线来进行定位。之后神经继续沿大腿中线下降，位于内收大肌表面，与股骨干关系密切。坐骨神经通过股部时，发出 4 个运动支支配半腱肌和半膜肌（该二肌均使小腿屈曲并稍内旋）、股二头肌（使小腿屈曲并外旋）及大收肌的屈部。于腘窝上角分为内侧的胫神经和外侧的腓总神经。胫神经位于内后侧，腓总神经位于前外侧（图 10-1）。

坐骨神经分支点的变异很大，其分成终支的部位可以在骶丛至膝关节之间的任何地方。常见部位为大腿中段，较少见的于大腿近侧，甚至盆腔内即以两终支形式发出，更少见情况为腘窝处分支。

二、坐骨神经损伤病因和临床表现

（一）病因

坐骨神经损伤多由股部或臀部火器伤引起，髋关节脱位特别是后脱位、髋臼骨折、骨盆骨折以及臀部药物注射亦可造成坐骨神经损伤。

药物注射性损伤特别是注射青霉素，是导致坐骨神经损伤常见的病因，又称医源性坐骨神经损伤，好发于儿童，其损伤原因与注射部位不当直接损伤或药物剂量太大刺激坐骨神经有关。症状可在坐骨神经损伤后突然或数小时开始出现。

髋关节置换术坐骨神经损伤发生率为 0.5% ~ 2.0%。坐骨神经损伤是全髋关节置换术的并发症之一，发生率为 0.2%~2.8%，翻修后发生率为 1.7%~7.6%。手术后，少数情况下，螺钉、钢丝断裂或骨水泥等压迫坐骨神经神经，也可能导致坐骨神经损伤，去除压迫后可能恢复。

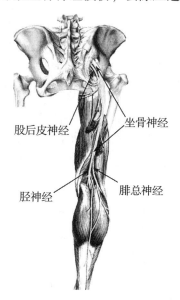

图 10-1　坐骨神经解剖

（二）临床表现

由于损伤的部位不同以及坐骨神经的解剖变异，坐骨神经损伤的临床表现是多样的。当坐骨神经在高位完全断裂时，由于半膜肌、半腱肌和股二头肌的麻痹，膝关节不能屈曲，又由于股四头肌的拮抗作用，膝关节呈强直状态，走路时，患者仍可行走，但行走呈跨越步态，膝关节伸直曳行。足与足趾的运动全部丧失。跟腱及跖反射消失。坐骨神经高位损伤合并股后皮神经损伤时，感觉丧失或过敏位于大腿的后方，小腿外侧及足的全部感觉丧失。如在股部中下段损伤，因腘绳肌肌支已大部发出，只表现膝以下肌肉全部瘫痪，而膝关节屈曲无障碍。感觉障碍位于小腿的后外侧、足背、足趾和足跖部，而且足部的位置觉、振动觉也常缺失。坐骨神经损伤往往伴有明显的血管舒缩及营养障碍，足发绀（下垂时更明显），皮肤变薄，肢体发凉，跖面皮肤角化过度，有时可发生不易治愈的营养不良性溃疡。当坐骨神经发生不全损害时，常有灼性神经痛发生。

坐骨神经损伤后，下肢远端的肌力减弱。跟腱反射和足跖反射明显减弱或消失。坐骨神经干损伤后，沿坐骨神经走行的径路有特殊的压痛点，分别为：①臀部的坐骨结节和大转子连线的中点。②腘窝（胫神经）。③腓骨头后面（腓总神经）。④足内踝后面（足跖内侧神经）。

肌电图检查有助于明确是否存在坐骨神经损伤，更重要的是，其可以提供神经损伤部位以及损伤程度信息。典型的神经电生理表现为患侧神经传导速度减慢，波幅下降，F 波或 H 反射潜伏期延长；躯体感觉诱发电位潜伏期延长，波幅下降，波间期延长；坐骨神经支配肌肉的肌电图检查多为失神经电位，而健侧正常。

三、坐骨神经损伤的治疗

坐骨神经损伤与局部解剖关系密切，尤其是臀部坐骨神经损伤，其治疗往往难度较大。治疗应根据损伤情况，采取相应的治疗方法。

在大多数情况下，坐骨神经损伤后使用非甾体抗炎药、阿片类药物和肌松药并不能缓解症状。然而，通过使用甲泼尼龙进行经骶神经阻滞可以有效地治疗神经病理性疼痛、运动和感觉障碍。此外，最近的一项研究表明，静脉和口服甲泼尼龙也有效。

坐骨神经损伤应根据临床病史、临床检查和检查结果针对每位患者进行个体化治疗。对于传导障碍、神经失用，可进行保守治疗；对于出现沃勒氏变性伴纤维化，由于恢复缓慢且不能完全恢复，需要行神经松解术，术后采用高压氧治疗，可有效促进损伤坐骨神经再生修复。对于切割伤等锐器伤，应行一期吻合。如为髋关节脱位或骨盆骨折所致的坐骨神经损伤，早期应复位减压，解除压迫，观察 1~3 个月后，根据恢复情况，再决定是否探查神经；如为火器伤，早期只做清创术，待伤口愈合后 3~4 周，再行探查修复术。所有坐骨神经松解术或修复术后，应使膝关节屈曲且使髋关节过伸，这样才能使神经缝合处不受很大张力。术后固定在上述位置 6~8 周。

显露臀部及股上部坐骨神经时患者取俯卧体位。首先自髂后上棘下外 4~5 cm 处斜向下外切开，经股骨大粗隆内侧约 2 cm 处呈弧形向内至臀皱襞远侧中点处，再沿股后正中线向下切开至需要的长度。之后切开臀筋膜，分开臀大肌直至股骨大粗隆处，再纵行切开股部筋膜至臀皱襞处。切断臀大肌外侧附丽于髂胫束及股骨的腱性纤维，将臀大肌连同其神经血管翻起，便可以显露坐骨神经及梨状肌。必要时切断梨状肌，以显露坐骨神经在梨状肌深面的部分。可用咬骨钳咬除部分骶骨或髂骨，显露坐骨神经出骨盆处。

显露股部坐骨神经时患者取俯卧体位。沿股后正中线切开皮肤，之后切开深筋膜，此时应注意保护股后皮神经。沿股二头肌与半腱肌之间分离，并向两侧牵开，继续向深部分离。向外侧牵开股二头肌，向内侧牵开半腱肌与半膜肌，分离神经周围的脂肪，便可显露坐骨神经。

晚期足踝部功能重建可改善肢体功能。足畸形患者可以选择跟腱延长、截骨术和关节囊切开术。对于坐骨神经损伤，如为部分损伤，术后恢复尚可；如为完全损伤，预后可能很差。

（董丽丽）

第二节　胫神经损伤

一、胫神经解剖

胫神经起源于 L_4~S_3 神经根，是坐骨神经终末分支之一，自腘窝上角由坐骨神经分出，沿大腿中线从腘窝的上角走行到下角，在上部胫神经位置较浅，仅仅被腘窝顶部的筋膜覆盖随着下行，神经逐渐进入深层，于腓肠肌两头间进入比目鱼肌腱弓下深面。在腘窝，胫神经位于腘血管的表面（或后方），开始神经位于动脉外侧，然后由外向内穿过腘血管。在腘窝，胫神经发出如下分支：①肌支起源于腘窝的远端，供应腓肠肌、比目鱼肌、跖肌和腘肌的内侧和外侧头。腘神经穿过腘肌，向下外侧走行，绕腘肌下缘供应腘深面。该神经还供应胫后肌、胫腓上关节、胫骨、小腿骨间膜和胫腓下关节。②胫神经从腘窝中部发出一支皮神经，称为腓肠内侧神经。供应小腿后部下半部分的皮肤和脚的外侧缘，直至小趾趾尖。③3 个关节支发自腘窝上部，分别为膝上内侧神经（位于股骨内侧髁表面），膝中神经（穿过膝关节后囊以供应位于股骨髁间切迹的结构）和膝下神经（沿胫骨上缘延伸至胫骨内侧髁）。

在腘窝下角，胫神经穿过比目鱼肌腱弓进入小腿后部。在腿部，它向下内侧走行，到达脚踝的后内侧，内踝与跟骨内侧结节中间。之后分为足底内侧神经和足底外侧神经支配足部。在踝部神经和血管的关系逐渐发生变化，其从上至下先后位于血管的内侧后面及外侧。胫神经发出几个分支来支配小腿后部：①肌支支配胫骨后肌、趾长屈肌、拇长屈肌和比目鱼肌深部。②皮支，跟骨内侧神经穿过屈肌支持带，分布于背部和脚跟下表面的皮肤。③关节支支配踝关节。

在足部，神经终末分为内侧和外侧足底支。跖内侧神经是胫神经较大的终末支。在拇外展肌和趾短屈肌之间走行，之后行于屈拇短肌和趾短屈肌之间，最后分成内外终支。其分布类似于正中神经。皮支发出四个趾支，分布于内侧足底和内侧 3 个半脚趾。每个指支发出一个背支，为背部的甲床提供供应。关节支支配中跗关节和跖跗关节。外侧终支最后分成趾总神经到第一、二和第三趾间隙。依次发出支配关节，第一、二蚓状肌和足底内侧，拇趾跖侧皮肤和甲床的分支。内侧终支在大趾跖趾关节后面穿过跖筋膜形成跖内侧趾神经到拇趾，支配足内侧皮肤和屈拇短肌。跖外侧神经是胫神经较小的终末支，其同跖外侧动脉伴行行于趾短屈肌外侧，然后进入外展小趾肌和趾短屈肌间，直到第五跖骨的底部，并分为浅支和深支。其分布类似于手部尺神经的分布。神经主干支配趾副屈肌和小趾外展肌，也分布于脚底的皮肤。浅支分为内侧支和外侧支。外侧支支配小趾屈肌、第三和第四骨间肌，并分布于脚趾外侧的皮肤。内侧支与跖内侧神经沟通，为第四趾间皮肤提供营养。深终支支配其余骨间肌、拇内收肌和外侧 3 个蚓状肌。关节支支配跖跗关节和中跗关节（图 10-2）。

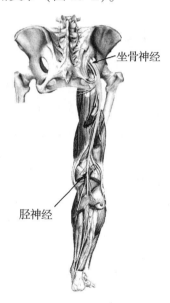

图 10-2　胫神经解剖

二、损伤病因和临床表现

胫神经损伤常由股骨髁上骨折及膝关节脱位导致，也可由牵拉伤、切割伤、挤压伤以及枪弹伤等外伤引起，有时还可由药物导致。

股骨髁上骨折是指发生在股骨内上髁以及股骨外上髁上方不超过 5 cm 处的骨折，骨折可引起胫神经损伤。膝关节脱位多数是由暴力导致，胫骨向上端移位，移位后可能会伤及胫神经，导致胫神经损伤。胫腓骨干骨折，尤其是胫腓骨双骨折可引起胫骨及软组织的损伤，进而骨折断端可能会伤及胫神经导致胫神经损伤，也可直接由暴力导致胫神经损伤。小腿肌肉的损伤，尤其是腓肠肌以及比目鱼肌的损伤较为严重时，会伤及深部结构，导致胫神经损伤。此类小腿肌肉损伤导致胫神经损伤时，多数是由于严重的外伤，可同时伴有出血。少见原因，例如胫骨上肿瘤生成，因其生长会大量吸收营养物质，导致胫神经的营养不足；同时，肿瘤生长会压迫胫神经，导致其损伤。职业因素，例如足球运动员、跳远、跳高运动员、赛车手等，由于长期的腿部活动而容易受到胫骨以及股骨的伤害，导致胫神经受到损伤。药物因素，例如局麻药也可引起胫神经损伤。

胫神经支配小腿后部及足底肌肉，瘫痪后足不能跖屈和内翻，由于拮抗的作用，足处于背屈位，出现仰趾外翻畸形，行走时足跟离地困难，不能快走，不能用足尖站立。当患者坐下以足尖着地时，不能抬起足跟，跟腱反射多消失。足内肌瘫痪引起弓状足和爪状趾畸形。感觉丧失区为小腿后外侧、足外侧缘、足跟及各趾的跖侧和背侧，故称为拖鞋式瘫痪区。当损伤平面较低时感觉障碍仅在足跖部。胫神经部分损害可引起灼性神经痛，位于小腿之后面并向足跖中部放射。常伴血管舒缩及营养障碍，足底常有溃疡，足部易受外伤、冻伤和烫伤，严重影响功能，常因溃疡不能走路。

检查时需要关注损伤病因，注意观察患者胫骨及股骨髁上部位有无肿胀、是否出现畸形等，是否存在骨擦音或骨擦感，以区别膝关节脱位。嘱患者伸膝，检查有无膝关节脱位。X线检查及CT检查可确定有无外伤导致的胫骨骨折、股骨髁上骨折以及膝关节脱位等。MRI检查对软组织的分辨率较高，可检测有无小腿肌肉的损伤，均主要用于鉴别诊断。

三、治疗

胫神经损伤大多数情况不能完全恢复，但是治疗上需要尽可能减轻疼痛和损伤。治疗时主要可以通过手术治疗以及保守治疗，治疗原则为最大限度上保证胫神经的恢复以及功能的正常。

根据病情的严重程度以及体征和症状，多数情况通常可以不经手术治疗。可采用以下措施：止痛、消肿、冰敷、服用非甾体抗炎药、休息（避免跑步或进行高冲击性运动）、使用足部支具以及定制矫形器等。

如果胫神经损伤严重且无法通过上述非手术治疗方法解决，则可能需要进行手术治疗。根据损伤情况，作神经松解、减压或缝合术，一般效果较好。足底感觉很重要，即使有部分恢复亦有助于改进足的功能和防治溃疡。

腘窝部股神经的显露：患者取俯卧位，切口由腘窝内上方（半腱肌、半膜肌处）向下，沿腘窝皮肤皱纹转向外下，至腘窝外下方腓肠肌外侧头处，再向下。稍游离皮肤后向两侧牵开，于小隐静脉汇入腘静脉处纵行切开深筋膜，必要时结扎小隐静脉。在切口上部沿股二头肌与半腱肌、半膜肌之间分开，在下部沿腓肠肌内外侧头之间分开，分别向两侧牵开，即可于静脉外后侧显示胫神经。

小腿部股神经的显露：患者取仰卧位，患肢外旋位。以患部为中心，沿腓肠肌内缘纵向切开，视需要可向上下延长。将切口前侧的大隐静脉及隐神经一并向前牵开，沿腓肠肌内缘切开致密的深筋膜。向后牵开腓肠肌，显露深面的比目鱼肌后，再沿其内缘切开。向后牵开比目鱼肌与腓肠肌，显露血管神经束。胫后动脉在内侧，胫后静脉紧贴动脉深面，胫神经在动脉外侧。小心剪开血管神经鞘，分离显露胫后神经。

（董丽丽）

第三节 腓神经损伤

一、腓神经解剖

（一）腓总神经

腓总神经起源于 $L_4 \sim S_2$ 神经根，是坐骨神经较小的终末支，分布于小腿后外侧和膝关节。在股部下 1/3，腘窝上角，由坐骨神经分出。腓总神经沿股二头肌内侧缘延伸至腘窝外侧角，然后绕腓骨颈穿入腓骨长肌。在膝关节分为两个终末支：腓浅神经和腓深神经，分别支配小腿外侧和前部的肌肉。

腓总神经在分叉前在腘窝发出数个分支，分别为：皮支（腓肠外侧皮神经，供应小腿外侧上 2/3 的皮肤；腓肠交通支，走行在小腿的后外侧，与腓肠神经交通）、关节支（膝上外侧神经，伴随同名动脉，位于股骨外侧髁上方；膝下外侧神经，伴随同名动脉，位于腓骨头部正上方；膝返神经，起源于腓总神经的分叉处；然后与胫前返动脉一起上升至膝关节前部，支配膝关节和胫前肌）以及运动支（来自腓总神经，即支配股二头肌短头的神经）（图 10-3）。

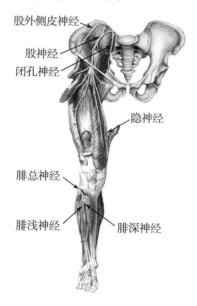

图 10-3 腓神经解剖

股外侧皮神经
股神经
闭孔神经
隐神经
腓总神经
腓浅神经
腓深神经

（二）腓深神经

腓深神经是腓总神经的终末支之一。起始于腓骨和腓骨长肌上部之间的腓总神经分叉处，穿过胫骨前肌间隔及趾长伸肌，于趾长伸肌和胫骨前肌之间下降，之后沿骨间膜前侧，于胫前动脉旁，沿着动脉伴行下降。腓深神经在小腿上部位于胫前动脉外侧，至小腿中部改行于胫前动脉前面，介于踇长伸肌和胫骨前肌之间。到小腿下部时，神经又回至动脉外侧，介于踇长伸肌和趾长伸肌之间。然后于踝关节前部分为外侧和内侧终末支。在腿部，腓深神经分出肌支支配腿部的四块肌肉：胫骨前肌、拇长伸肌、趾长伸肌和腓骨肌。

腓深神经在踝关节处分为内侧和外侧终末支。内侧终末支走行于足背部，伴随足背动脉走行，在第一趾间隙分为两条趾背神经，分布于大脚趾和第二脚趾的相邻侧，与腓浅神经的内侧背皮支相通。在腓深神经分叉前，向第一趾间隙发出一个骨间支，支配大脚趾的跖趾关节。外侧终末支绕过跗骨，位于趾短伸肌外侧深面，并支配该肌。然后分成 2~4 支分支至其余趾间隙，支配中跗关节、跖趾关节和第二背侧骨间肌。

（三）腓浅神经

腓浅神经也是腓总神经发出的分支之一，是小腿外侧间隔的主要神经。从腓骨颈外侧发出后穿过腓骨肌，在腓骨长、短肌间下行，行至腓骨短肌前缘，在深筋膜下进入腓骨短肌和趾长肌间沟。在小腿中下 1/3 的交界处，穿固有筋膜至浅筋膜层内下降，分为足背内侧皮神经和足背中间皮神经。腓浅神经支配腓骨长肌和腓骨短肌以及小腿前外侧的皮肤及足背的大部分。

腓浅神经在小腿上发出腓骨长肌和腓骨短肌的肌支、小腿外侧下 1/3 和足背大部分皮肤的皮支（由隐神经、腓肠神经和腓深神经分布区域除外）以及足底内侧和外侧神经（足底表面）。在足部，足背内侧背皮神经穿过脚踝，分为两条趾背神经，一支分布于大脚趾内侧，另一支分布于第二脚趾和第三脚趾的相邻侧。足背中间背皮神经分为两条趾背神经，分别分布于第三和第四、第四和第五脚趾的相邻侧。另外，足背内侧背皮神经通过交通支与隐神经和腓深神经沟通，足背中间背皮神经与腓肠神经沟通。

二、损伤病因和临床表现

腓总神经是坐骨神经的分支，由于位置表浅，在下肢神经损伤中最多见。尤其是在胫骨颈部，在骨的表面，周围软组织少，移动性差，易在该处受损，如夹板、石膏压伤及手术误伤。膝关带损伤合并腓总神经亦非罕见，危重患者长期卧床，下肢在外旋位也可引起腓总神经压伤。另外，腓骨小头或腓骨颈骨折、腘窝后方切割伤、胫腓关节后脱位以及撞击、挤夹、压迫、冷冻、电击、放射性伤火器伤等外界因素都可以引起腓总神经损伤，也可见于代谢障碍（如糖尿病）、结缔组织疾病（如结节性多动脉炎）以及神经鞘瘤或神经囊肿压迫等。

腓总神经损伤后，由于小腿伸肌群的胫前肌、蹞长伸肌、蹞短伸肌、趾长伸肌、趾短伸肌和腓骨长短肌瘫痪，患者不能伸足、提足及扬趾和伸足外缘；由于拮抗肌收缩，出现患足下垂内翻，呈"马蹄内翻"状。患者坐位以足跟着地时，不能抬起足的前部，即不能完成用足打拍子的动作。走路时，高举其足，当落下时，足尖下垂，接着整个足跖着地。肌萎缩仅见于小腿前外侧，跟腱反射也可保存。腓总神经感觉支分布区域感觉消失，主要位于小腿外侧和足背，包括第1、第2趾间。由于失神经支配，足背部易受外伤、冻伤和烫伤。

电生理检查：患侧腓总神经传导速度减慢，波幅下降，F 波或 H 反射潜伏期延长；SEP 潜伏期延长，波幅下降，波间期延长。腓总神经支配肌肉的肌电检查多为失神经电位，而健侧正常。

超声检查能确切显示腓总神经，能为临床提供腓总神经病理状况的形态学资料，可为手术治疗方案提供参考依据。

三、治疗

腓总神经损伤的预防非常重要，如上石膏或夹板前在腓骨头后加用衬垫保护，在腘窝或腓骨头处手术时应防止腓总神经损伤。

治疗腓总神经损伤有手术和非手术两种选择。非手术治疗包括使用踝足矫形器和物理治疗。踝足矫形器可用于不需要手术或在手术恢复期间的足部下垂的患者。其主要作用在于在摆动阶段帮助脚趾背屈，并在站立期间提供脚踝的内侧或外侧稳定性。近年来，踝足矫形器得到一定发展，能够为患者站立提供更大的支持力，并且更轻、更舒适。腓总神经损伤的物理治疗包括拉伸、肌力训练、本体感觉和平衡练习，还可能包括冰敷、理疗等。

腓总神经损伤的手术适应证包括损伤加重、3个月内无改善或者开放性损伤伴神经撕裂。腓总神经损伤应尽早治疗，多数可通过神经直接吻合进行修复，如果缺损过大，可考虑选用自体腓肠神经移植修复。临床治疗表明，伤后3个月以内手术的效果最好。开放性撕裂伤应在72小时内进行探查和外科修复。闭合性腓总神经尽管有自行恢复的可能，但也应尽早手术探查，行松解术、吻合术或神经移植术；感觉障碍不在负重区可不进行干预。

腘窝部腓总神经的显露：患者取俯卧位，患肢稍垫高。切口自股后腓骨头上约8 cm处，沿股二头肌内缘，向下外经腓骨头后方，转向腓骨颈前下，长约12 cm。在股二头肌内侧深部游离出腓总神经，用橡皮条轻轻牵引，继续向远侧游离，至腓骨头后外稍下。必要时在此处分离出腓神经浅支与深支。

小腿部腓深神经的显露：患者取仰卧位。沿胫骨前肌外缘切开，其部位及长度视需要而定。沿切口线切开深筋膜，于胫骨前肌与拇长伸肌之间分离，显露胫前动脉。静脉紧贴于动脉旁，腓深神经位于动脉外侧。

（董丽丽）

第四节　其他神经损伤

一、股神经损伤

股神经为腰丛中最大一支，由 $L_2 \sim L_4$ 神经根后股组成，部分变异可来自 L_1 或 L_5 神经根，从腰大肌外侧缘穿出，在髂筋膜后面沿髂肌前面下降。在腰大肌内汇合之前，神经根发出腰大肌和髂肌分支。汇合后股神经髂筋膜包裹着股神经和髂外动脉、股神经继续向腹股沟韧带方向走行，发出额外的小分支支配髂肌和腰大肌，经腹股沟韧带下方穿行，发出分支支配耻骨肌，然后在股动脉外侧进入股三角，并借部分腰大肌纤维同股动脉分开。股神经的前面为形成股三角顶部的髂肌和阔筋膜。在腹股沟韧带下4 cm处股神经分为前后两股，前股支配缝匠肌，并发出股内侧和股中间皮神经，支配大腿前侧皮肤感觉；后股发出隐神经，支配膝关节前、内侧皮肤感觉和小腿内侧皮肤感觉。此外，后股也发出运动支支配股四头肌。

股神经常因下腹部穿透伤而损伤（小肠也可能同时被损伤）。下腹部手术时亦可损伤股神经。由于髂动脉和股神经相互靠近，因此可能同时受损。也可能由血友病、抗凝治疗或创伤引起的腹壁血肿引起。骨盆骨折时股神经分支可能被挫伤或拉伤。另外，在俯卧位手术中，也有可能因过度压迫股神经而导致损伤。

股神经损伤时患者常见大腿前面肌肉明显萎缩，通常能够在重力作用下稍微伸展膝盖。由于腓肠肌、阔筋膜张肌、股薄肌和臀大肌有助于稳定肢体，患者能够在平地上站立并行走，但上坡或上楼则有困难。大腿前侧和由隐神经分布的皮肤区域有不同程度的感觉减退，在股神经附近插入针状电极进行股神经电刺激有助于诊断。肌电图和神经传导速度等电生理检查也是非常必要的。根据典型的症状和体征，股神经损伤的诊断并不困难。但由于常常合并有骨折和血管损伤，以及局部肿胀、疼痛和伤肢功能障碍等，导致伤后往往不能立刻做出诊断。因此，对这类伤员必须仔细检查伤口严密观察肢体（特别是末梢的运动）情况，并将观察得来的现象加以分析，区分哪些是骨折和血管损伤的体征，哪些是神经损伤的体征，方能及时做出正确的诊断。

股神经损伤治疗的一般原则与其他神经的治疗原则相同。如果神经损伤轻微，可进行保守治疗。对相对严重的股神经损伤，应采取积极修复的治疗态度。直接缝合的结果常常满意但临床中适合直接缝合的病例常常很少。当神经缺损不能直接缝合时，应采用神经移植的方法予以修复。皮肤切口从髂前上棘开始，平行于腹股沟韧带，然后在大腿内侧 1/3 处转而向下。切开后，牵开缝匠肌，切开阔筋膜，露出股动脉和静脉。分离动脉外侧的髂筋膜即可显示股神经。股神经修复的效果往往比较好。多数行神经松解术甚至进行神经移植的患者，股四头肌功能达到或超过 3 级。

二、隐神经损伤

隐神经是股神经最大的终末支，为单纯的感觉神经。股神经在腹股沟韧带以远发出隐神经，走行于股四头肌内，与股动脉一起走行在缝匠肌深面的 Hunter 管（起源于股三角顶点，远端为收肌腱裂孔，大收肌和长收肌构成收肌管的底部，股内侧肌为其前外侧缘，顶部为股内侧肌、缝匠肌和收肌的筋膜。）隐神经行于缝匠肌和股薄肌之间，在此发出髌下支，支配髌骨前面的感觉。然后在膝上 10 cm 左右、缝匠肌和股薄肌之间穿过缝匠肌和股薄肌肌腱之间的阔筋膜。然后，伴随大隐静脉沿着小腿的胫侧，在胫骨内侧缘后下降，于小腿下 1/3 处分为两个分支：一支继续径直走行至踝关节，另一支与大隐静脉一起跨过内踝前方，直到跗趾胫侧，与腓浅神经的内侧支相沟通。

由于隐神经和大隐静脉毗邻，大隐静脉剥脱术或隐神经走行区的矫形手术可能导致大隐神经损伤，导致小腿内侧皮肤感觉丧失。在搭桥手术中取大隐静脉、经股动脉造影术或者膝关节镜放置套筒的过程中，隐神经也可受损。一些罕见的病因包括膝关节周围的神经鞘瘤或脂肪瘤等压迫神经。

隐神经损伤患者通常表现为膝部或腿部内侧的疼痛。在行走时，尤其是上楼时，或膝盖完全伸直的状态下站立都会使疼痛加重，而休息可以使症状缓解。

体格检查可以发现隐神经支配分布的感觉异常。而运动功能的检查一般正常。电生理检查在隐神经损伤中尚未得到广泛应用。可通过在刺激足内侧的同时记录膝或大腿内侧的感觉神经动作电位进行检查。如果怀疑软组织肿块引起神经压迫性损伤可行 MRI 检查。使用局麻药进行神经阻滞可以帮助诊断。

非手术治疗主要包括休息，避免引起疼痛的体位和活动，可以使用阿米替林、卡马西平、苯妥英钠、加巴喷丁、普瑞巴林等药物对症治疗，严重时可以进行局部封闭治疗。如果保守治疗失败，则需要手术干预。神经鞘瘤或其他相关肿瘤引起者可行肿物切除。常见的手术方式包括神经松解术或者隐神经切断术。在行神经切断术前可使用利多卡因进行神经阻滞，以使患者适应切除术后的感觉。

三、闭孔神经损伤

闭孔神经由 $L_2 \sim L_4$ 神经根前支的前股在腰大肌内汇合而成，其主要成分来自 L_3，是腰丛中惟一一条穿过骨盆而不支配任何骨盆结构的运动神经。在骶髂关节水平于髂总血管内侧深面穿出，沿腰大肌内侧走行，跨过骨盆上口，沿小骨盆外侧缘进入闭孔，分为前支和后支。闭孔神经前支在闭孔外肌和短收肌前方、耻骨肌和长收肌深面向下走行，在闭孔远端发出运动支支配短收肌、长收肌和股薄肌。前支还发出关节支支配髋关节以及股动脉支分布于股动脉下部。在长收肌下缘有分支与隐神经、股内侧皮神经的分支吻合于缝匠肌下方加入缝匠肌下丛。后支穿过闭孔外肌并发出运动支支配此肌，随后走行于短收肌和大收肌之间并支配这些肌肉，终末支为止于膝关节的感觉神经。另有关节支分布于膝关节囊，交叉韧带及附近结构。

闭孔神经损伤不常见，闭孔神经损伤可因脊髓腰丛的病变或盆腔内肿瘤压迫所致。也常见于妊娠妇女，由于子宫压迫或难产而使闭孔神经损伤。其他原因包括创伤和骨盆骨折、血肿或肌纤维压迫引起。另外，医源性损伤也常见。

患者多出现感觉和运动的混合障碍。表现为内收肌瘫痪大腿不能内收，双下肢交叉困难，大腿旋外无力。患者可主诉疼痛从大腿内侧延伸到膝盖，但很少延伸到髋关节。典型的 Howship-Romberg 征表现为大腿内侧疼痛在屈髋时缓解，而在伸髋或髋关节内旋转时疼痛加剧。慢性严重的闭孔神经损伤可能表现为内收肌萎缩和足外旋。

目前尚没有评估闭孔神经传导速度的研究。当怀疑闭孔神经损伤时，可借助内收肌肌电图进行诊断。如内收肌群有失神经表现，而邻近的其他肌肉或股四头肌都没有相似表现，则可以确诊。MRI 可用于发现内收肌群萎缩，或者神经附近的占位；CT 或骨盆 X 射线检查可发现闭孔神经区域的骨折或血肿，从而提示神经损伤的可能。

如果闭孔神经损伤较轻，且主要是感觉障碍而非内收肌无力，则可保守治疗。拉伸、按摩或电刺激髋屈肌和大腿内收肌有助于缓解疼痛。患有慢性闭孔神经病变引起的疼痛，使用加巴喷丁或三环类抗抑郁药等常规用药治疗神经痛的药物也可以缓解其症状。对于神经严重损伤的病例，尽管闭孔神经位置深在，损伤后修复比较困难，仍应积极予以治疗。由于闭孔神经以运动纤维为主，神经行程较短，直接吻合或神经移植吻合后神经恢复较满意。

在耻骨结节远端、长收肌外侧缘，平行于腹股沟皮肤褶皱做 3 cm 长斜形切口。仔细分离皮下组织，找到大隐静脉，用橡皮条牵拉至外侧。显露内收肌和耻骨肌筋膜，沿内收肌外缘打开筋膜，分开内收肌和耻骨肌肌间隙。在此间隙内可见闭孔神经前支走行于短收肌表面的致密筋膜上。该方法可以进一步进行闭孔神经减压，但如果修复神经损伤则需要更加广泛地显露，最好采用经腹膜入路，从而进行神经吻合。如果神经缺损，则需要进行神经移植，通常利用腓肠神经作为移植物。闭孔神经修复后需要注意神经瘤的形成，其可导致闭孔神经分布区域的疼痛和感觉异常。

（董丽丽）

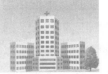

第十一章　周围神经肿瘤

第一节　概述

　　周围神经肿瘤包含原发或累及周围神经的肿瘤，一般来源于施万细胞或神经嵴多能干细胞，虽然种类繁多，但大多在临床上并不常见，发病率为 0.4/10 万~2.3/10 万，多见于成年人，婴幼儿及老年人少见。分类一般以良、恶性肿瘤区分：良性肿瘤有施万细胞瘤、神经纤维瘤等，恶性肿瘤有神经肉瘤等；两者又以神经髓鞘来源与否各自再分为两个小类；周围神经肿瘤大多 S-100 位免疫组织化学反应为阳性，只有少数特殊肿瘤免疫组织化学反应为阴性。

　　周围神经肿瘤多数为良性肿瘤，一般以神经支配区域的疼痛和/或感觉异常，以及可触及肿块为主要症状表现，很少伴有神经功能的缺失。所以手术切除时应以保护神经功能为前提，全切肿瘤，减轻症状及占位效应，降低复发可能性。随着现代病理学、放射医学以及医疗器械的进步，周围神经肿瘤的治疗受到了越来越多的关注。

　　一般出现在肢体远端，同时伴有疼痛或感觉异常的肿块，要考虑到周围神经肿瘤。CT 及 MRI 检查可以帮助明确肿瘤的大小及与周边组织关系。当肿瘤邻近重要的组织结构时，这些检查尤为重要，甚至需要进一步的血管造影、超声检查乃至抽样活检；但这些影像学检查很难明确周围神经肿瘤种类，甚至对良、恶性的判断也可能有较大的出入，最终还需要病理组织学来帮助定性，故有很多外科医生在周围神经肿瘤术前行穿刺活检明确性质，以此来明确肿瘤性质，以指导后续治疗的方案。

　　我们按照周围神经系统肿瘤良、恶性分为两个大类，再以是否为神经髓鞘来源分为两个子类分别介绍。

（唐霍全）

第二节　良性神经髓鞘肿瘤

一、施万细胞瘤

　　施万细胞是周围神经胶质细胞，目前科学家对于施万细胞起源于神经外胚层或神经内胚层仍有分歧，但对于其功能及性质认识较为统一，施万细胞瘤沿神经元突起分布，包裹在神经纤维上，这是神经肿瘤中最常见的一类，90%以上发生于听神经（图 11-1），偶也有三叉神经及面神经；还有部分发生于脊神经，这部分施万细胞瘤绝大多数与后根关系密切，髓内外及硬膜内外均有可能；但发生在周围神经中仍为少数，主要发生于大神经主干更多（图11-2）。目前关于施万细胞瘤病的研究较少，一般发生在中枢或周围神经系统的常规或丛状神经病灶，较少发生于前庭神经。

作为良性肿瘤的代表，施万细胞瘤一般生长缓慢，多数见于20~50岁成人，男女之间无显著差别。有较为完整的包膜，离心性生长，位于神经纤维的一侧，不具侵袭性，一般不会有神经从瘤中穿过，故较少引起神经功能的缺失，体积较小时，常常表现为无不适感的肿块；但当肿瘤生长较大时，对区域神经有牵拉或占位效应时，触诊可出现神经支配区域的感觉异常（图11-3）。

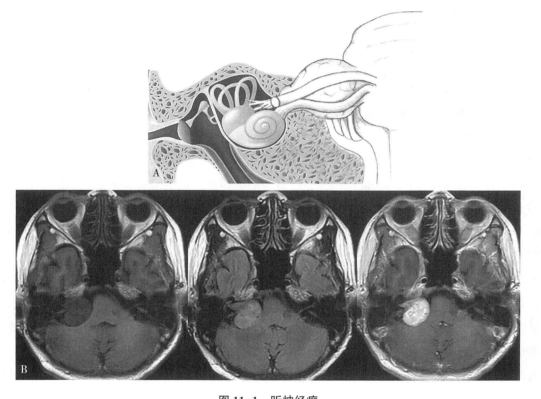

图11-1　听神经瘤

A. 听神经瘤示意图；B. 听神经瘤 MRI

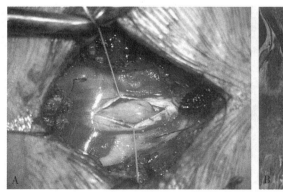
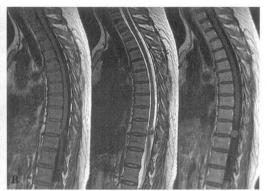

图11-2　脊髓神经鞘瘤

A. 脊髓神经鞘瘤；B 脊髓神经鞘瘤 MRI

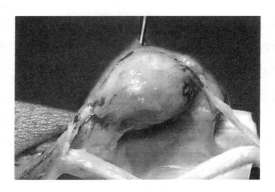

图 11-3 施万细胞瘤

周围神经施万细胞瘤的手术切除：①首先需要充分暴露肿瘤，包括肿瘤的远、近两端，因为施万细胞瘤的包膜较完整，故可以较清晰地进行周围组织分离。②施万细胞瘤一般都与神经束关系密切，有必要采用神经电生理来进行监测，显示无功能的神经束可以一并切除。③然后仔细分离施万细胞瘤贴敷的神经或神经丛、血管等重要组织结构。④沿神经纵向切开肿瘤包膜，将肿瘤切除，肿瘤较大时可分块切除，尽可能全切肿瘤。当肿瘤较大时往往意味着与重要神经关系密切，难以分离，故全切目的难以达到，致使肿瘤复发可能性提高。⑤最后注意贴附在肿瘤表面神经束的包膜张力，避免因张力过高引起的神经功能缺失。

二、神经纤维瘤

神经纤维瘤的细胞起源与施万细胞瘤相似，都来源于双基底膜的细胞，但神经纤维瘤的起源可以是更幼稚的神经周围纤维细胞，在组织胚胎学上与施万细胞瘤不同，神经纤维瘤与神经纤维的关系更密切，可能与细胞起源有关，神经纤维瘤的成分更复杂，这导致了患者的神经功能症状可能更加严重。此外，神经纤维瘤更易发生在运动神经，施万细胞瘤则更倾向于发生在感觉神经。

神经纤维瘤的成分较为复杂，有神经鞘细胞、轴索、成纤维细胞、膜细胞等，不像施万细胞瘤成分单一，且往往包绕多根神经纤维，肿瘤可发生于身体任何部位，边界也更加模糊，部分肿瘤存在包膜且包膜完整度不一。虽然神经纤维瘤可以合并咖啡牛奶色素斑、神经纤维瘤病、皮赘等其他表现，但需要手术的神经纤维瘤大多数属于实体瘤（图 11-4）。

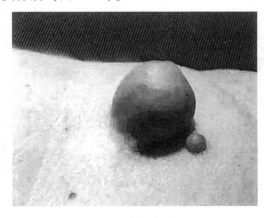

图 11-4 神经纤维瘤

神经纤维瘤的手术切除：①同其他肿瘤相同，首先充分显露和分离肿瘤，暴露两级。②将与肿瘤贴附的神经束、进出肿瘤两极的神经束分离，较小的肿瘤包膜可能会比较完整，容易分离，如遇到较大肿瘤可直接进行瘤内分块切除，得到操作空间后仔细分离。③同样需要使用神经电生理监测，对于无功能神经束可直接切断，有功能的神经束要仔细分离，尽量保护。④神经束的缺失可以考虑移植神经，但这很困难，因为各种原因，很难达到预想目的。如手术切除彻底，复发可能性小。

施万细胞瘤与神经纤维瘤的区别比较明显（图 11-5），施万细胞瘤层次分明，手术相对简单。

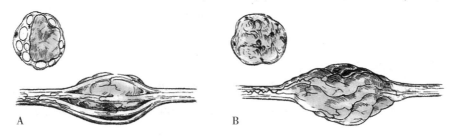

图 11-5　施万细胞瘤与神经纤维瘤
A. 施万细胞瘤及切面示意图；B. 神经纤维瘤及切面示意图

三、神经纤维瘤病

神经纤维瘤病又称为 Von Recklinghausen 病，多数有家族史，此病为常染色体显性遗传疾病，神经纤维瘤病以其症状轻微，而恶变倾向高、病情复杂性高，有显著的辨识度使得神经纤维瘤病具有成为一个独立病种的意义。

较为传统的分类根据神经纤维瘤病发生的位置及性质，将神经纤维瘤病分为 4 类：①中枢型，主要以神经系统肿瘤为特征，可出现胶质瘤、脑膜瘤、施万细胞瘤及神经纤维瘤。②周围型，多以皮肤肿瘤和丛状细胞瘤为特征。③内脏型，以神经纤维瘤和自主神经系统的星形胶质细胞瘤为特征。④不完全型，涉及皮肤牛奶咖啡斑和身体特定部位的皮肤神经纤维瘤。此分类可以简单对神经纤维瘤病进行分类，但对于诊断尚无准确的衡量标准。

现今根据肿瘤的基因将神经纤维瘤病分为 NF-1（周围型）和 NF-2（双侧或单侧伴其他周围神经表现的中枢型），给予神经纤维瘤病较明确的诊断标准。

文献报道只要存在下述 7 项中 2 项及以上即可诊断为 NF-1 周围型神经纤维瘤病：①青春期存在 6 个及以上的咖啡色小斑，最大径>5 mm。②2 个以上任何类型神经纤维瘤或 1 个丛状神经纤维瘤。③腋窝或腹股沟部位的雀斑样改变。④神经胶质瘤病史。⑤2 个及以上的虹膜错构瘤。⑥特殊性骨损害。⑦直系亲属患有 NF-1 型神经纤维瘤病。

存在下述 2 项中 1 项可诊断 NF-2 型：①CT 或 MRI 扫描提示双侧听神经占位。②直系亲属有 NF-2 型伴有听神经瘤或具有以下 5 项中 2 项：A 神经纤维瘤。B 脑膜瘤。C 胶质瘤。D 神经鞘瘤。E 少年性后囊下晶状体混浊。可见 NF-1 行更加复杂、混乱，不易明确诊断；而 NF-2 型与听神经瘤关系密切。

神经纤维瘤病的治疗较复杂，病变涉及不同部位，会产生不同的临床表现，跨度从皮下结节的良性病变到累及体内重要脏器的致命性病变，同时具有较高的恶变倾向。肿瘤的主要特征是皮肤咖啡牛奶斑及周围神经系统、自主神经系统和中枢神经系统的神经纤维瘤。

累及丛状神经的纤维瘤可能出现松软且多余的组织，累及肢体是可能出现皮赘等畸形改变，皮肤松弛，色素沉着形成神经瘤性象皮肿。这些肿瘤类似于未分化的纤维肉瘤，可恶变，神经结构正常。手术完全切除可能性很低，如果不考虑恶变，可以行保守治疗。有限地切除肿瘤和减压可能会对神经性疼痛或感觉异常有缓解作用。但如果四肢神经纤维瘤增长快速要及时考虑到恶变可能，应考虑及时截肢。

四、黑色素神经鞘瘤

该瘤也称为黑色素性丛状神经瘤或黑色素性施万细胞瘤，早先报道认为该瘤是发生于交感神经系统的神经瘤，后来有学者发现黑色素神经鞘瘤患者常合并皮肤及心脏黏液瘤、不规则色素斑和内分泌失调引起的库欣综合征，这一系列疾病统称为卡尼综合征。

黑色素神经鞘瘤多见于 20～30 岁成人，女性略多，合并 Carney 综合征的患者发病年龄更小一些，平均为 22.5 岁。肿瘤组织的起源目前还不明确，多数发现还处于假说阶段，无直接证据支持；不同于皮肤黑色素瘤，目前学者大都认为黑色素性神经鞘瘤属于良性肿瘤，显微镜下肿瘤细胞的特征为梭形细胞和上皮样细胞交错排列成束，肿瘤细胞中的黑素噬菌体显著积累，有时因黑色素积累多，甚至无法分辨肿瘤细胞形态；合并 Carney 综合征的患者的肿瘤细胞以砂粒体及脂肪样细胞为特征。主要累及脊神经，特别是后根，靠近中线的自主神经（图 11-6）。带来的主要临床表现为受累部位的疼痛和相关神经功能症状。黑色素神经鞘瘤虽为良性肿瘤，却仍具有一定的恶变倾向，目前对于其恶性诊断标准还未有严格定义，公认的有恶性改变倾向的病理及组织学特征为：细胞体积大、有泡状核、大核仁、活跃的有丝分裂、细胞坏死和侵袭性生长特性。

黑色素神经鞘瘤与其他神经鞘瘤的区别明显，较为特殊，生长缓慢，可局部复发，恶变倾向低，手术切除完全后可治愈，极少复发。

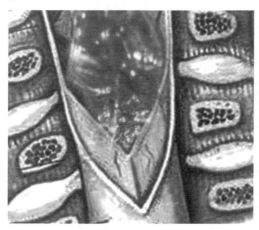

图 11-6　黑色素神经鞘瘤示意图

五、神经鞘黏液瘤

神经鞘黏液瘤较为罕见，又称为良性孤立性神经束膜瘤、黏液样纤维瘤、细胞性神经鞘黏液瘤、神经束膜黏液瘤等。它具有如此多名称，可见人们对其认识还较片面，基本都是从发现的某一个特征来命名，将所有认识统一起来，统一名称时间尚短。这与该肿瘤发生率低有明显关系。

神经鞘黏液瘤可发生于各年龄段，多见于 20～50 岁，性别无差异。肿瘤可发生于任何部位，大小在 0.5～3 cm 左右，常见于头颈部及四肢的皮肤上。临床表现为肿瘤颜色较深、边界清晰、质地较硬、为孤立生长的丘疹或结节（图 11-7），深部皮肤受累少见。通常情况下无明显症状，偶可伴有压痛。组织学上根据细胞中黏液样基质的存量，分为细胞性、混合型及黏液型。

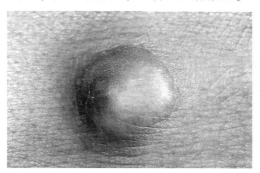

图 11-7　神经鞘黏液瘤

有学者主张神经鞘黏液瘤应包括细胞性神经鞘黏液瘤，也有学者主张两者完全分开，因为两者在 S-100 免疫组织化学上结果完全相反，前者为阳性，而后者为阴性；在临床生物学特性方面，前者更罕见、更易复发。现在学者们对于其是否属于神经鞘瘤的分类还存有争论。

治疗原则为完整手术切除，但此瘤有一定的复发倾向，尤其是切除不完全时。

六、丛状神经鞘瘤

丛状神经鞘瘤也称为丛状施万瘤，好发于头、面、颈、舌、四肢等体表，常位于真皮下，颞部、上面部及阑尾尤为好发。肿瘤一般呈弥漫性肿胀，边界欠清，多呈结节状，常单发；质稍韧，一般无症状，也可引起局部皮肤及皮下组织增生、肥厚、臃肿下垂，局部色素沉着，形成象皮瘤。可与神经纤维瘤伴发，有时误诊为神经纤维瘤病或神经鞘黏液瘤（图 11-8），常需依靠病理结果确诊，手术完整切除后少有复发。

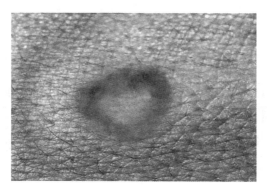

图 11-8　丛状神经鞘瘤

七、细胞性神经鞘瘤

少见，因其组织形态及年龄分布与神经鞘瘤相似，被归类为神经鞘瘤的亚型，几乎完全由 antoni A 区细胞组成。肿瘤多位于深部软组织结构，包括纵隔、后腹膜、肢体深部；肿瘤一般边界清晰，伴或不伴完整包膜。

一般无症状，少数可有相关区域的神经症状，单靠临床表现难诊断，需结合病理结果，肿瘤边界一般较清楚，手术完整切除，极少复发。

八、环层小体样神经纤维瘤

罕见，肿瘤多见于青年及中年人，肿瘤多位于头、手、足、臀等部位。形态与神经纤维瘤大体相似，这种肿瘤是因为神经纤维瘤中可见类似于触觉及压觉感受器结构，由椭圆形及梭形细胞呈同心圆样结构排列，大小不等、边缘清晰、有包膜包绕，酷似环层小体，故称为环层小体样神经纤维瘤，可伴发神经纤维瘤病 NF-1 型。

肿瘤组织主要存在于表皮下，垂直向真皮中下层延伸，肿瘤组织中可见较多的环层结构，其中央不规则细胞团块与包膜之间有空隙。该肿瘤不易术前明确诊断，需结合病理结果，一般情况下可手术完全切除，不易复发。

九、上皮细胞样神经纤维瘤

该肿瘤的命名主要因为其组织形态学特点为组成肿瘤的神经鞘细胞类似于上皮样细胞分化，虽然类似于与上皮样细胞分化，但是肿瘤细胞并不像其他上皮性肿瘤排列清楚，细胞间由胶原纤维和黏液样物质充斥。

该肿瘤报道较少见，可见于任何年龄，青少年更常见，任何部位均可受累，通常发生于皮肤或皮下；最明显的特点除了肿瘤细胞上皮样分化，还有该肿瘤与神经关系密切，肿瘤一般起源于神经内，肿瘤成分类似神经纤维瘤形态，即肿瘤成分包括神经鞘细胞瘤、轴索、成纤维细胞和神经束膜细胞。这些都是鉴别诊断该肿瘤的主要特征。

上皮细胞样神经纤维瘤的表现多数为无明显症状肿瘤，可多发，偶有伴随相应区域的神经症状。上皮细胞样神经纤维瘤的治疗还是以手术完整切除为主要手段。

十、髓性黏膜神经瘤

该瘤也称为多发性黏膜神经瘤，多发生于青、中年成人，女性略多见，发病常累及眼睑、结膜、鼻、唇、口腔、咽喉等，一般为多发性小结节，也可累及皮肤，外观为息肉样或斑丘疹样。症状可表现为不确定的异物感、瘙痒感、烧灼感。需要与其他非肿瘤病变相鉴别。约半数病例可伴有嗜铬细胞瘤、骨骼异常和/或甲状腺癌，但目前无明确证据表示两者有关联。

组织学可见有髓或无髓神经纤维较为紧密地交错排列，有增厚的神经束膜包裹，间质为增生的纤维组织和胶原组织。治疗以激光消融和局部手术切除为主，复发少见。

（唐霍全）

第三节　良性非神经鞘细胞瘤

一、纤维瘤、骨化性肌炎和软骨瘤

纤维瘤多起源于肌肉纤维，好发于腹壁、颈、肩及肢体；骨化性肌炎无明确起源，一般与软组织损伤、手术和其他慢性疾病有关，产生占位病变，质地较韧，多钙化；软骨瘤较少见，起源于骨。这些疾病的共同特点是生长过程中与相应部位的神经、血管粘连，甚至是浸润生长累及神经。这类肿瘤一般与神经联系较紧密，想保证神经功能完整条件下全切肿瘤有一定难度，但此类肿瘤恶变可能性低，且生长较缓慢，如无法全切肿瘤，以保证神经功能为先。

二、腱鞘囊肿

周围神经病相关的腱鞘囊肿分为两类：神经外发生的腱鞘囊肿压迫神经；神经内发生的腱鞘囊肿，可以合并或不合并神经外的囊肿。腱鞘囊肿通常起源于关节的某一部分，向外生长。所在位置和突出方向的不同可能导致其压迫邻近神经束，从而引起相应的症状。对于这类腱鞘囊肿，需要手术分离神经，结扎囊颈，进行切除。有些囊肿具有复发倾向，一般有导致囊肿形成的明确原因，需关注此原因，改变行为模式，降低复发可能。

神经内起源囊肿最常见的为肩胛上和腓骨囊肿，前者较后者常见，两者分别可累及肩胛上神经及腓神经。神经内起源的腱鞘囊肿的可能发生位置为关节，在生长过程中，现存囊肿与关节的关系密切。对于囊肿较小或张力较低的神经内腱鞘囊肿，手术松解、减压、切除可以很好地改善神经功能缺失，尽可能切除囊肿壁，减少复发可能；但对于较大的、张力较高的、术前神经功能缺失时间较长的病例，想通过手术改善或不加重神经功能障碍目前仍较为困难。

三、颗粒细胞瘤和淋巴管瘤

颗粒细胞瘤又称为成肌细胞瘤或颗粒细胞肌母细胞瘤，较罕见。其肿瘤的细胞起源至今仍未明确，从最初的横纹肌，到成纤维细胞，到组织细胞，到目前认为的施万细胞，至今尚无定论。可发生于任何年龄，中年多见，女性更多见，可发生于任何部位，舌部最为常见（图11-9），一般表现为孤立的无症状结节，体积较小，直径很少超过 3 cm，似颗粒，可多发，最多可达 50 个左右，可在同时期出现，也可数年内循序渐进发生，一般与周围神经有较为密切的关系，常围绕或者完全替代神经纤维生长。

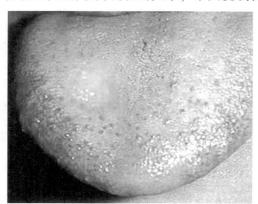

图 11-9 颗粒细胞瘤

该肿瘤为良性，生长缓慢，恶变倾向低，手术切除完全，复发少见，预后好。

淋巴管瘤和颗粒细胞瘤的起源和组织学明显不同，但两种病变生长过程中都可能会浸润神经，两者的生长方式都可多发，且成袖套样包裹神经和血管，一般明显症状为相应区域的疼痛或感觉异常。手术可以解除或明显缓解疼痛，一般建议采取扩大切除的方式。

四、脂肪瘤和脂肪纤维错构瘤

脂肪瘤质软，可以发生在身体的任何部位，一般很少压迫或侵犯神经。但当脂肪瘤生长在某些神经对压迫耐受性较差或解剖空间小的特定部位时，质软的脂肪瘤也可以造成神经压迫，例如，腕管、鹰嘴区域的脂肪瘤等，临床上可以通过精准清除肿瘤组织，保留完整神经功能。而脂肪瘤起源于神经或者与神经内部发生的情况较为罕见。

脂肪纤维错构瘤一般发生于神经的脂肪和纤维组织，向神经外生长，也可发生于神经外，有先天遗传倾向，较为少见，可发生于腕管及手掌正中神经。其病变特点是纤维脂肪组织增生，累及神经外膜和周围神经，使其纤维化。为了缓解神经卡压症状，一般会切开腕横韧带，所谓松解；当肿瘤生长较大，侵袭范围较广时，需要精细切除所有受侵袭神经的肿瘤，如无法切除或被侵袭神经已无功能时，可切除后移植神经，但效果一般不理想。

五、异位脑膜瘤

脑膜瘤虽常见于头颈部及脊髓，但偶有报道异位脑膜瘤发生于椎旁、臂丛、眼眶、舌等部位，较罕见。

异位脑膜瘤发生于无脑膜覆盖部位，却有脑膜瘤的组织形态，Lopez 将异位脑膜瘤分为两型：Ⅰ型，多见于儿童，这类肿瘤一般为神经管关闭不全，硬膜异位膨出，连带着硬膜组织、皮肤及皮下组织形成了类似于皮肤结节、皮肤囊肿样肿瘤，从发生机制上可以看出，Ⅰ型异位脑膜瘤为先天性的；Ⅱ型，可发生于任何年龄，发生机制为蛛网膜细胞通过颅骨的各种孔道伴随神经生长发育，为肿瘤提供了发生基础，这类肿瘤沿脑神经和脊神经走行分布，多发生在眼、耳、鼻、口、椎旁等，组织形态与脑膜瘤无异。

对于这类发生于周围神经的脑膜瘤，可能累及神经丛，想不损伤神经功能并完整切除肿瘤难度较大；为了保存神经功能可能使肿瘤残存，复发的可能性提高；即使为了全切肿瘤，进行神经移植，仍有较小复发可能，且难以保证满意的神经功能。

六、血管来源的肿瘤

血管来源的周围神经肿瘤较少，但是确实存在且比较重要。我们将之归为以下几类。

（一）血管瘤

血管瘤大多数不会累及神经，只有少部分可能涉及神经，如发生于神经内部或神经周围，包裹神经等；血管瘤可以发生于任何部位，亦无明显性别倾向，成人较多见。如遇到此类肿瘤，应用神经电生理监测神经，仔细将血管瘤与神经分离，在尽可能保留神经功能的前提下，全切肿瘤，减少肿瘤复发；如确实遇到肿瘤复发，二次手术需全切肿瘤及其累及的神经，然后进行神经移植修复。

（二）血管母细胞瘤

血管母细胞瘤一般发生于脑和脊髓，偶可见发生于周围神经，一般为高度分化的良性肿瘤，多为单发。此肿瘤临床表现多为占位效应，无明确的临床特异性，定性诊断较难，可通过病理明确肿瘤性质。

治疗的原则基本与其他周围神经肿瘤基本一致。另外，立体定向放射线治疗对于实性血管母细胞瘤具有不错的疗效。

（三）血管外皮细胞瘤

血管外皮细胞瘤是一种较为罕见的软组织肿瘤，来源于毛细血管壁外的周细胞，多为单发，中年居多，无明显性别倾向。好发于头颈部、躯干、腹膜后及上肢等，偶见发生于纵隔，向上发展可包裹臂丛或其他神经丛。发生原因还不清楚，可能与外伤、长期使用类固醇激素等有关。皮肤损害通常表现为暗红色，硬结性大斑块或结节。

因肿瘤发生于血管壁外周细胞，故肿瘤极易包绕重要组织结构，包裹神经丛的肿瘤同时包裹血管等其他重要组织，血供丰富，完全切除可能性很小，故容易复发；且血管外皮细胞瘤本身具有恶性肿瘤生物学行为，可远处转移、易复发，这种生物学行为更像是肉瘤。

（四）血管球肿瘤

血管球肿瘤是一种较为罕见的良性肿瘤，很少恶变，起源于动脉与邻近静脉交通的部位，好发于手指、足趾和甲床下，亦可见于周身其他部位，一般为单发，常见于中青年，女性多于男性。当血管球肿瘤的发生、发展涉及周围神经时，症状多以疼痛为主，触痛及冷感觉敏感，甲床下可见较大的蓝色柔软结节，手术切除可明显缓解症状。对于多发性的血管球肿瘤，若无症状可不做特殊处理；对于症状明显的患者可使用激光治疗，减轻疼痛，必要时还需手术切除，但此类肿瘤有复发可能性。

七、神经节细胞瘤

神经节细胞瘤起源于原始交感神经的交感神经系统肿瘤，发生于交感神经组织结构存在的地方，好发于颅内，偶可见于颈部、后纵隔、肾上腺、腹膜后和骨盆，发生位置一般沿交感神经链分布，多发生于儿童及青少年，无明显性别倾向；肿瘤一般边界清晰、良性，有完整的包膜，体积较大，质韧，有较低恶变倾向。

根据肿瘤发生的部位和起源神经节细胞瘤可分为神经干型、神经纤维型、大脑及脊髓型。肿瘤成分较复杂，多包括神经节细胞、神经鞘细胞和神经纤维，少数可见胶质细胞；神经节细胞内可见色素，经氧化后变为神经黑色素。

此类肿瘤常累及交感神经丛，一般质地较软，但体积较大常常产生占位效应，出现相应区域神经功能障碍表现，可使用超声吸引设备切除。初期症状不明显，所以纵隔或腹膜后的神经节细胞瘤可生长较长时间，大小为 10 cm 左右，个别患者可有女性男性化或重症肌无力表现，部分患者表现为腹泻症状，这一般与肿瘤释放血管活性肠肽有关。

神经节细胞为良性肿瘤，极少有周围淋巴结或组织转移，手术切除完全后，预后较好，术后定期复查即可。

八、局灶性肥大性神经病

局灶性肥大性神经病是一种渐渐引起临床医生注意的疾病，针对其研究及报道目前还较少，其主要表现为手臂或腿部周围神经的无痛性、局灶性肿胀，缓慢但进行性的运动和感觉功能丧失。早先关于神经周围细胞的增殖是肿瘤性的、还是变性的、还是外伤引起的，神经病理学家之间一直存在争议，随着现代电镜及其他硬件检测设备的发展，免疫组织化学的技术进步，人们才明确了该瘤是由神经束膜细胞增生而产生的，但增生的原因仍有待明确。

局灶性肥大性神经病是一种良性神经鞘瘤，可发生于任何年龄，无性别差异；通常发生于躯干及四肢的皮下组织，偶见报道发生于肾脏、腹膜后及肠道，呈无痛、孤立性的结节或肿块，边界清，但无包膜（图 11-10）。

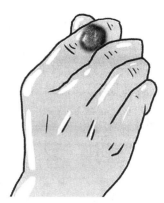

图 11-10　神经束膜瘤示意图

以往该病采取手术治疗的方式，术中可以发现动作电位波幅明显降低，传导速度减慢，手术往往不能起到明显改善神经功能的作用，还有可能加重神经功能的障碍。现在我们更倾向于随访，关注病情变化。对于一些患者来说，用自体神经移植，替换切除受累的神经部分，比让疾病自然发展能产生更好的功能结果。进行性虚弱和/或感觉丧失相关的无痛性神经局灶性增大的患者可能受益于手术切除和移植。手术切除时需送检病变边缘，以明确切除是否完全。

九、胶质组织异位

胶质组织异位形成的肿瘤也称为异位胶质瘤，罕见，多发生于鼻腔、眼眶、耳等部位，偶见有报道称发生于咽喉、舌、胸壁等；绝大多数病例发生于 5 岁前，成人少见，常见体征有局部肿胀、斜视、眼球突出，多没有全身症状；与颅内胶质瘤不同的是，异位胶质瘤的复发概率较低，诊断还需病理帮助，预后还与肿瘤的发生位置和生长方式有关。

组织学上，肿瘤有星形胶质细胞、神经胶质纤维与纤维血管结缔组织基质混合构成，偶有可见神经元、室管膜细胞或炎性细胞。肿瘤发生机制尚未完全明确，有部分学者认为发生于婴幼儿的异位胶质瘤发生原因与异位脑膜瘤 I 型相同，为脑脊髓膨出的部位病变，但这一学说无法解释发生于成人的异位胶质瘤。

手术切除仍是异位胶质瘤的主要治疗方式，多数患者术后不需要放、化疗，完全切除复发概率较低。

十、化学感受器瘤

该肿瘤主要发生于神经系统的化学感受器组织，又被称为副神经节肿瘤，是一种罕见的肿瘤，最被外科医生所熟知的是颈动脉化学感受器瘤，起源于颈动脉分叉处的化学感受器，肿瘤往往体积较大，可引起声音嘶哑、Horner 综合征及面瘫等症状。有些化学感受器瘤还可以分泌激素，引起相应症状，例如肾上腺化学感受器肿瘤可分泌儿茶酚胺。肿瘤多发生于青壮年，无明显性别倾向。

肿瘤的起源为外胚层与神经管之间的神经嵴，对于人体血液中的化学成分十分敏感，统称为副神经节，因此也被称为副神经节瘤。副神经节主要包括：主动脉体、颈动脉体、肾上腺髓质及许多未命名的、沿交感神经分布的化学感受器。因为副神经节具有嗜铬性和非嗜铬性，所以化学感受器瘤也分为嗜铬性副神经节瘤或非嗜铬性副神经节瘤。目前嗜铬细胞瘤主要发生于肾上腺，偶可发生有纵隔、甲状腺、垂体、胰岛细胞等，可分泌肾上腺素；其他化学感受器的副神经节瘤均为非嗜铬细胞瘤，大多为"非功能型"，偶有可以分泌去甲肾上腺素。

化学感受器瘤根据生长方式来看是良性肿瘤，有包膜，基本无侵袭性生长，极少出现转移，复发概率也很低，手术切除是该肿瘤的有效治疗手段，完全切除不易复发。非嗜铬细胞瘤一般手术难度不高，但嗜铬细胞瘤血供一般很丰富，且内含丰富儿茶酚胺类物质极易出血，引起血压恶性升高，危及生命，神经外科医生对周围神经系统的解剖如不能熟练掌握和运用时，建议此类手术与经验丰富的专科医师共同完成，以保证患者安全。

十一、神经肌肉性错构瘤

神经肌肉性错构瘤，也称良性蝾螈瘤，还有很多其他名称，例如：神经肌肉性迷芽瘤、神经横纹肌瘤等。它是一种罕见的周围神经肿瘤，其主要成分包括成熟的神经和横纹肌，轴突束与相对成熟的骨骼肌束交织在一起。一般发生于幼儿时期，多数肿瘤累及坐骨神经或臂丛神经，近些年也有文献报道数例肿瘤累及三叉神经，并通过侵蚀颅中窝底部，向颅内延伸。该肿瘤高度分化，故一般不认为是真性肿瘤，而是一种错构瘤，这种神经外胚层间充质起源的错构瘤性病变可能是胚胎发生期间，间充质组织并入神经鞘或神经外胚层成分异常分化为间充质成分的结果。因为肿瘤发病位置一般密布神经或神经丛，故患者的症状一般较重。

手术切除是主要治疗手段，有时因为肿瘤包裹神经丛，完全切除困难较大，但部分切除也可明显缓解症状。

十二、栅栏状有包膜神经瘤

20 世纪 70 年代，Roed 首次报道了栅栏状有包膜神经瘤，这是一种较为独特的上皮神经鞘肿瘤，由轴突和施万细胞过度生长组成，周围有完整或不完整的神经束膜细胞。是较为罕见的良性肿瘤，曾见报道肿瘤可发生于眼部、面部、阴茎，一般孤立单发于真皮或皮下，偶可见多发；肿瘤质硬、无色素沉着、弧顶状病变，常见于 35~45 岁患者，肿瘤多无症状。易被误诊为基底细胞癌、皮肤痣或其他皮肤肿瘤，最终需病理结果确诊。

栅栏状有包膜神经瘤成分包括增生的神经鞘细胞和轴索，外部由神经束衣的纤维组织包绕，细胞排列紧密，缺乏间质。如手术完全切除，复发少见。

十三、创伤性神经瘤

创伤性神经瘤是一种罕见的良性肿瘤，常见于创伤后或术后，是神经在创伤或手术后的一种慢性、过度、无序的修复性增殖反应，由散乱排列的神经纤维束和纤维基质、施万细胞、神经周围细胞、轴突和神经内成纤维细胞组成。可发生于任何年龄段，无明显性别倾向，四肢多见，其中上肢略多于下肢。患者常伴有明显的疼痛症状，目前神经瘤相关疼痛的机制尚不完全清楚。一些研究表明，神经生长因子、α-平滑肌肌动蛋白、大麻素 CB2 受体和无髓纤维水平的升高，以及外周和中枢致敏性的改变，可能与神经瘤相关疼痛有关。

B 超是发现创伤性神经瘤的最有效且简单的方法。创伤性神经瘤的 B 超特点为：椭圆形、边界较清晰、平行、无血管结节，均为低回声影。

创伤性神经瘤的治疗通常采取手术切除或活检，对于无症状的患者不需要治疗；而伴随明显疼痛的患者可给予包括保守治疗、局部神经封闭麻醉或损毁、手术切除等多种结合治疗。

（唐霍全）

第四节　神经鞘来源的恶性肿瘤

一、恶性周围性神经鞘瘤

神经鞘来源的恶性肿瘤多为单个孤立肿瘤，是一组异质性的恶性肿瘤，发生于周围神经或其髓鞘，来源于施万细胞或神经嵴起源的多能干细胞，早期也称为神经纤维肉瘤，现在称为恶性周围性神经鞘瘤（MPNSTs）。该肿瘤较为罕见，大多发生于中青年，无明显性别倾向，其中有 50% 的病例发生于 NF-1 型神经纤维瘤病的背景下。MPNSTs 的发生涉及染色体 11q11.2-22 畸变、NF-1 基因表达缺失、ras 癌基因表达增加等多种基因调控，另外还涉及 EGFR 表达上调，肿瘤蛋白 P53 缺失和失活等一系列基因变化，最终导致该恶性肿瘤发生，故 MPNSTs 的组织形态较为复杂，除分化差、肿瘤细胞异型性十分显著、核分裂像多见外，没有明显特征供识别。

大多数 MPNSTs 发生于主要神经干如臂丛、骶丛、坐骨神经等，也可见舌、颈部、下肢神经，一般认为孤立性的肿瘤在四肢更常见，但有近半数病例合并 NF-1 型神经纤维瘤病，使得 MPNSTs 可发生于任何部位。MPNSTs 临床表现主要为周围神经区域出现包块并快速增大或进行性引起周围神经功能障碍，合并神经纤维瘤病的多出现疼痛、麻木等症状。

肿瘤一般位于深部组织，少数浅表部位可目见，典型肿瘤一般呈纺锤形或在神经干内形成偏心性肿瘤，肿瘤无包膜或包膜不完整，呈浸润生长，具有明显侵袭性，肿瘤可为分叶状或结节状，与周围边界尚清楚。X 线、CT、MRI、骨扫描等检查可以定位肿瘤，并有助于了解肿瘤与周边组织关系；氟脱氧葡萄糖正电子发射断层扫描（FDG-PET）可以评估 NF1 型神经纤维瘤和 MPNST 转移情况，且准确性较高。MRI 和 PET 检查等影像学检查可以很好地辅助诊断肿瘤，但它在分辨肿瘤良恶性、组织分型及恶变程度方面仍不准确。

MPNSTs 一般是高度恶性肿瘤，其治疗也是一种挑战，大数据研究报道，该病 5 年生存率为 16%~50%，在所有临床研究中，肿瘤大小>5 cm 是最一致的不良预后因素；其他报道的预后不良因素包括肿瘤分级高、肿瘤位于躯干位置、手术边缘状态、局部复发和异种横纹肌母细胞分化；在分子基因预测方面，有研究表明 p53 表达、AKT 和 TOR 通路激活、MET 激活与较差的预后相关，但目前还没有明确共识。目前对于合并 NF-1 神经纤维瘤病是否影响 MPNSTs 的预后，目前尚无定论。较良性肿瘤的局部复发和术后神经功能障碍发生率显著增高，且恶性病变复发可以源于原发灶，也可以另起炉灶，完全新发，这使得 MPNSTs 的预后差，远处转移最常见部位为肺、骨骼和胸膜。

MPNSTs 的治疗目前有待商榷，与其他软组织肉瘤相似，局限性生长、边缘清晰的 MPNSTs 主要依靠手术完全切除，有数据表明完全手术切除是提高预后的重要独立因素，且肿瘤直径>5 cm 建议辅助放疗以减少局部复发，最近进行的 SARC006 Ⅱ 期试验评估了 48 例局部晚期或转移性 MPNSTs 患者使用阿霉素、异环磷酰胺和依托泊苷进行新辅助化疗的作用，结果显示新辅助化疗产生的反应，使大多数局部疾病患者的后续局部治疗可行。

对于晚期和已经发生转移的 MPNSTs，预后结果通常较差，且 MPNSTs 实体肿瘤对于化疗药物的反应不佳，化疗效果甚微。尽管有报道称在肿瘤转移前完全切除可能会有良好的效果，但 MPNSTs 总体复发率超过 60%。

传统药物治疗所带来的不良结果激励人们探索新的治疗药物和治疗方式，Ras 原癌基因家族异常激活，并伴有神经纤维蛋白的缺失，是许多癌症（包括 MPNSTs）的一个明显的靶点，尽管迄今为止尚不清楚。目前有学者利用修饰脂质组基因使其翻译后蛋白附着于 Ras 蛋白上，打断信号传递，消除或减少 Ras 活动，抑制 Ras 原癌基因家族激活；另一方面，MEK 和 ERK 激酶在有丝分裂级联中的顺序磷酸化，似乎是一种合理的靶向途径，MEK 抑制在体外已显示出有希望的结果。在体外和体内的临床研究中，TOR 抑制剂对 MPNSTs 具有良好的活性，可以单独使用，也可以与其他药物联合使用。但这些研究还不成熟，很多尚有争议，还未能转化到临床应用，甚至尚未进入临床试验。

穿刺活检的结果并不能起到决定性作用，且与良性肿瘤相比，MPNSTs 中穿行神经束更多，穿刺活检时造成损伤的可能性更大；通常建议在神经电生理检测辅助下，完整切除组织后送检，减少采样误差及多次操作所带来的神经损伤、肿瘤细胞转移等风险。手术目标是完全切除肿瘤，但有时切除肿瘤和保留肢体很难同时实现。新辅助化疗及术后的放、化疗治疗目前也已经与手术相结合，取得的成果较单一，手术切除或仅辅以术后放、化疗更为喜人。

二、外周性原始神经外胚层瘤

外周性原始神经外胚层瘤（PNET），是一种起源于外胚层的罕见恶性肿瘤，仅占所有软组织肿瘤的 1%~4%，肿瘤可发生于任何年龄段，儿童多见，男性略多于女性，多发生于周围神经系统、口腔、四肢、腹腔、盆腔等，中枢神经系统少见。肿瘤可为分叶状或结节状，体积较大，包膜一般不完整，向周围组织明显浸润，内可见明显坏死等改变。患者通常表现为肿块迅速扩大至占位效应相关的症状。

目前对于诊断标准尚有分歧，主要共识内容为：年轻男性患者，影像学检查显示单个边界不清的较大固体肿块，皮温较健侧高，可伴有小面积坏死；几乎没有分化或出血；局部侵犯邻近结构，尤其是 T_1WI 和 T_2WI 呈等信号，增强显著。

目前对于该肿瘤与还没有有效的治疗手段，当下治疗主要包括手术、放疗和化疗，但 PNET 属于高度侵袭性肿瘤，常常迅速发生转移，且极易复发，预后极差，综合治疗后的 5 年生存率为 30%~64%。

三、其他周围神经肿瘤恶变

黑色素神经鞘瘤、颗粒细胞瘤、神经细胞瘤、神经节细胞瘤等肿瘤都有可能发生恶变，恶变后名称改变为：恶性神经黑色素瘤、恶性颗粒细胞瘤、神经母细胞瘤、神经节母细胞瘤。

良性肿瘤发病率本就较低，发生恶变可能性也很小，故这一类肿瘤的发病率罕见。组织形态上都是在良性病变的基础上表现出细胞排列混杂、成分复杂、侵袭性生长、边界不清、易转移等恶性肿瘤特征，术前诊断较难明确，目前尚无统一明确的诊断标准，很大程度上需要病理诊断后明确。

治疗方面，这些恶性肿瘤通常具有发病年龄低、恶性程度高、病程进程快而复杂、极易复发等特性，除神经节母细胞瘤外，各种治疗结果皆不理想。而神经节母细胞瘤亦无根治手段，分化较好的神经节母细胞瘤生长速度较慢，对放射治疗敏感，需要长期依赖放射治疗以获得长期存活。

（唐霍全）

第五节　非神经鞘来源的恶性肿瘤

　　非神经鞘来源的恶性肿瘤一般指通过种植播散，血液、淋巴等途径转移而来的肿瘤，在生长过程中累及了相应神经。这些肿瘤基本都是侵袭性生长，与周围神经组织关系密切，单纯手术难以完全切除，治疗效果不佳。手术的目的是减轻疼痛、缓解症状、提高生活质量等。同时这类肿瘤的手术对于明确肿瘤来源有一定的帮助，病理结果可以指导后续治疗方案的制订。

（唐霍全）

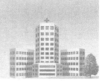

第十二章 颅内肿瘤

第一节　脑胶质瘤

胶质瘤来源于神经上皮，是颅内最常见的恶性肿瘤，占颅内肿瘤的 40%~50%。随着对脑胶质瘤研究的深入，许多新的诊疗方法逐渐出现并不断完善，如射频热疗、基因治疗、光动力学治疗、免疫治疗、神经干细胞治疗等。

一、临床表现

胶质瘤患者常有头痛、呕吐、视神经盘水肿等一般症状，局部症状因肿瘤侵犯部位不同而表现不同，如癫痫、视力视野改变、偏瘫、共济失调、生命体征改变等。其中，胶质母细胞瘤及髓母细胞瘤恶性程度较高，病程较短，颅内压增高症状较明显；少突胶质细胞瘤患者常以癫痫为首发症状，也是最常见症状；恶心、呕吐、头痛是室管膜瘤患者最常见的症状，而在患儿中，视盘水肿是最常见的体征。

二、辅助检查

1. MRI 和 MRS 联合应用　单一代谢形式对肿瘤类型诊断依然有限，而在常规 MRI 影像的基础上借助于 MRS 信息而诊断正确的病例不断增加。对于患者来说，MRI 的增强对比、水肿、异质性、囊肿或坏死皆为评估要素，且成为 MRS 的分组标准，再依据 MRS 数据计算每个代谢物在病变和侧体素之间的比值，相对 IRS 定量线性判别分析，将诊断正确率由 87% 提升至 91%。MRS 通过检测特定代谢变化，可帮助 MRI 影像进一步精确诊断颅内病变的性质，合理地应用 MRS 能在临床实践中提高诊疗效率，同时可避免不必要的手术，减少手术并发症的发生。

2. PET-CT　^{18}FDG-PET-CT 是一种能够检测胶质瘤复发的技术，它能有效地区分反射性坏死与治疗导致的其他损伤。^{18}FDG-PET 可确认机体代谢活动的损害情况，故能鉴别肿瘤放射后或手术后的改变。有研究显示，^{18}FDG-PET-CT 的准确度（80.85%）高于增强 MRI（68.09%），且 ^{18}FDG-PET-CT 对 WHO Ⅲ级复发肿瘤有较高的诊断准确度（91.43%）和特异度（94.74%），但这仍需要增大亚组样本量，做进一步研究。^{18}FDG-PET-CT 的优点还在于能早期描述肿瘤的活动情况，有效地指导手术及放疗。虽然 ^{18}FDG-PET-CT 诊断的效果很明显，但临床上还要考虑其具有较高的假阳性率，而且，因脑组织对 ^{18}FDG 摄取率高和 CT 缺乏明确的病灶，故有遗漏病灶的可能。^{18}FDG-PET-CT 的敏感度较低，不建议作为检查复发的初级筛选手段，但可在 MRI 检查出病灶后，再行 ^{18}FDG-PET-CT 作一定的特性描述。

三、治疗

1. 外科手术治疗　手术是治疗胶质瘤最基本、最直接的方式，也是首选治疗方法。尽管显微手术技术在不断进步，但术后早期 MRI 复查证实，仅 60% 左右的脑胶质瘤可达到影像学全切除。近年来，随着显微神经外科与功能影像学技术的迅速提高，胶质瘤手术治疗正由"解剖模式"向"解剖-功能"模式加速转化，向着"保障功能的前提下最大程度切除肿瘤"的目标进一步迈进。目前已经采用的手术技术主要有：①术前应用功能影像学技术，包括功能性磁共振成像（fMRI）、磁共振波谱（MRS）、磁共振弥散张量成像（DTI）等。②以神经导航为主的影像学引导手术（IGS）的手术计划制定及术中应用。③唤醒麻醉技术在术中的安全应用。④术中成像技术，包括术中超声、术中 MRI 等。⑤以直接皮质电刺激技术为代表的术中脑功能定位。⑥术中荧光造影。

2. 射频（RF）热疗技术　射频热疗技术的出现已经有一百多年历史，目前已应用于临床治疗的多个方面，但在神经外科肿瘤方面，尤其是对发病率高、预后差的脑胶质瘤的治疗，还处于试验摸索阶段。

（1）热疗与放化疗的协同作用：热疗联合放疗具有协同增敏作用，可增强对肿瘤细胞的杀伤效应，临床效果显著。热疗联合化疗也可增强灭活肿瘤细胞效果，有研究显示，单独通过动脉内用药可延长生存期，但单独通过静脉内化疗无效，联合热疗则可增强静脉内及动脉内化疗的效果。

（2）联合应用热敏脂质体：脂质体是一种人工生物膜，作为抗癌药物载体，能降低药物毒性，保护被包封药物，且具有良好的天然通透性及靶向性，临床上已逐渐开展应用。热敏脂质体是脂质体靶向研究领域的一个热点，一开始就与肿瘤热疗结合起来。应用热敏脂质体载药，结合病变部位升温，以实现药物的靶向投递，成为一种全新的脂质体靶向策略。将抗癌药封入热敏脂质体，在恶性脑胶质瘤热疗过程中，肿瘤部位被加热到设定温度以上，在加热杀死肿瘤的同时，脂质体打开并释放抗癌药，靶向性地在加热肿瘤部位高浓度释放抗癌药。

随着射频消融技术的改进、对脑胶质瘤发病机制研究的深入，以及对热敏脂质体的不断探索，以射频热疗技术联合热敏脂质体为基础的靶向热化疗技术有望成为一种有效治疗脑胶质瘤的新方法。

3. 免疫治疗　以树突状细胞（DC）为基础的肿瘤疫苗是目前免疫治疗研究的热点。DC 疫苗可激活免疫细胞，且激活的免疫细胞能精确、特异地监测整个中枢神经系统，并于首次治疗后获得免疫记忆功能，具有潜在的持久反应能力。目前，国际上正有十几项应用 DC 疫苗治疗胶质瘤的临床研究。部分已结束的研究表明，DC 疫苗治疗脑胶质瘤是安全的，在诱导抗肿瘤免疫的同时没有诱发自身免疫性疾病；部分临床研究结果显示，肿瘤疫苗延长了患者的生存时间。但免疫治疗的具体机制仍未完全明晰，并缺乏标准、有效的监测疗效的免疫学指标，且自身免疫性破坏、选择性免疫抵抗，以及患者的免疫调节之间的平衡问题有待进一步的研究。

4. 分子靶向治疗　恶性胶质瘤的靶向治疗是全新的治疗理念。2009 年，美国 FDA 批准贝伐单抗用于在常规治疗条件下病情仍继续恶化的多形性胶质细胞瘤患者，但目前关于贝伐单抗治疗复发胶质母细胞瘤的研究仍仅限于少数几项Ⅱ期临床试验，大型随机对照研究尚在进行中，缺乏有力的临床数据表明其可显著缓解病情或明显延长患者生存期，而国内推荐使用贝伐单抗同样是基于美国 FDA 的标准，尚存在争议。有个别研究者认为，应用贝伐单抗后肿瘤缩小可能是一种影像学上的假象，实际上肿瘤并未缩小，而是正在"积极"地向远处播散。

5. 氩氦刀冷冻消融治疗　目前，氩氦刀仅作为手术治疗的辅助手段，肿瘤经冷冻消融后术中出血减少，便于肿瘤切除，在提高了手术安全性的同时减少了术后并发症。术中 CT 和 MRI 可清晰地显示病变范围，实时监控冷冻消融形成冰球的大小，也可提供三维图像。MRI 对冰球的实时监测优于 CT，冷冻过程中的实际坏死范围与 MRI 监测图像接近，MRI 还可通过恰当的模拟软件预测并绘区。对于病灶较小或难以耐受开放性手术者，可选 CT 及 MRI 引导下微创氩氦刀冷冻消融治疗，手术可在局部麻醉下进行，肿瘤消融较为彻底，术后患者恢复快，可明显提高患者生存质量。虽然氩氦刀冷冻消融治疗恶性胶质瘤具有诸多优势，但疗效仍难以令人满意。

氩氦刀作为一种新型、有效的治疗手段，正逐渐为神经外科医生所重视。大量的基础及临床研究已经证实了氩氦刀外科辅助治疗和立体定向微创介入治疗的有效性和可行性。氩氦刀与化疗、放疗、基因治疗等其他治疗联合应用是冷冻治疗胶质瘤的未来发展方向。

（白利民）

第二节　脑膜瘤

脑膜瘤多为良性，只有极少数为恶性，发病率居颅内肿瘤的第二位，仅次于胶质瘤。WHO 将脑膜肿瘤分为四大类：脑膜上皮细胞肿瘤、间叶性肿瘤、原发性黑色素细胞性病变、血管网状细胞瘤。各大类肿瘤再细分，共有脑膜肿瘤 40 余种。脑膜肿瘤占颅内原发肿瘤的 14.4% ~ 19.0%，平均发病年龄 45 岁，男女发病率之比为 1 ∶ 1.8，儿童少见。

一、临床表现

脑膜瘤多为良性，生长缓慢，病程较长，瘤体积较大。头痛和癫痫常为首发症状，老年患者尤以癫痫发作为首发症状。因肿瘤生长部位不同，还可出现相应的视力视野改变、嗅觉障碍、听觉障碍及肢体运动障碍等。虽瘤体较大，但大多数患者，尤其是老年患者，颅内压增高等临床症状并不明显，即使出现视神经萎缩，头痛也不剧烈，也没有呕吐。但生长于哑区的肿瘤体积较大且脑组织已无法代偿时，患者可出现颅内压增高症状，病情会突然恶化，甚至短时间内出现脑疝。脑膜瘤可致邻近颅骨骨质改变，骨板受压变薄或被破坏，甚至肿瘤穿破骨板侵犯致帽状腱膜下，此时头皮可见局部隆起。肿瘤还可致颅骨增厚，增厚的颅骨内可含肿瘤组织。

二、辅助检查

1. 脑电图　一般无明显慢波，当肿瘤体积较大时，压迫脑组织引起脑水肿，则可出现慢波。多为局限性异常 Q 波，以棘波为主，背景脑电图改变轻微。血管越丰富的脑膜瘤，其 δ 波越明显。

2. X 线平片　脑膜瘤导致局限性骨质改变，出现内板增厚，骨板弥漫增生，外板呈针状放射增生。无论肿瘤细胞侵入与否，颅骨增生部位都提示为肿瘤中心位置。约 10% 的脑膜瘤可致局部骨板变薄。

3. 脑血管造影　脑膜瘤血管丰富，50% 左右的脑膜瘤血管造影可显示肿瘤染色。造影像上脑膜小动脉网粗细均匀，排列整齐，管腔纤细，轮廓清楚，呈包绕状。肿瘤同时接受颈内、颈外或椎动脉系统的双重供血。血液循环速度比正常脑血流速度慢，造影剂常于瘤中滞留，在造影静脉期甚至窦期仍可见肿瘤染色，即"迟发染色"。

4. CT　平扫可见孤立、均一的等密度或高密度占位病变，边缘清楚，瘤内可见钙化。瘤周水肿很轻，甚至无水肿，富于血管的肿瘤周围水肿则较广泛，偶可见瘤体周围大片水肿，需与恶性脑膜瘤或其他颅内转移瘤相鉴别。肿瘤强化明显。约15%脑膜瘤伴有不典型囊变、出血或坏死。

5. MRI 大多数脑膜瘤信号接近脑灰质。在 T_1WI 图像上常为较为均一的低信号或等信号，少数呈稍高信号，在 T_2WI 上呈等信号或稍高信号。脑膜瘤内，MRI 信号常不均一。MRI 还可显示瘤体内不规则血管影，呈流空效应。因脑膜瘤血供丰富，在增强扫描时呈明显均匀强化效应，但有囊变、坏死时可不均匀，其中60%肿瘤邻近脑膜发生鼠尾状强化，称为硬膜尾征或脑膜尾征，是肿瘤侵犯邻近脑膜的继发反应，但无特异性。瘤周常有轻、中度的脑水肿，呈长 T_1、T_2 信号影，无强化效应，这是典型脑膜瘤 MRI 信号特征，具有一定的诊断价值。不典型脑膜瘤多为 Ⅱ~Ⅲ 级脑膜瘤，肿瘤较大，形态多不规则，边缘毛糙，信号常不均匀，瘤周有水肿，MRI 表现多样，容易误诊。

三、治疗

1. 手术治疗 手术切除是最有效的治疗方法，多数患者可治愈，切除的越多，复发的概率越小。切除的范围受肿瘤的位置、大小，肿瘤与周围组织的关系，术前有无放疗等因素影响。

（1）体位：仰卧位、侧卧位、俯卧位都是常用的体位，应根据患者肿瘤的部位选择最佳体位。

（2）切口：手术入路应尽量选择距离肿瘤最近的路径，同时避开重要的血管和神经。位于颅底的肿瘤，入路的选择还应当考虑到脑组织的牵拉程度。切口设计的关键在于使肿瘤位于骨窗中心。

（3）手术要点：在显微手术镜下分离肿瘤，操作更细致，更有利于周围脑组织的保护。血供丰富的肿瘤，可在术前栓塞供血动脉，也可在术中结扎供血血管。受到肿瘤侵蚀的硬脑膜和颅骨应一并切除，以防复发。经造影并在术中证实已闭塞的静脉窦也可切除。

（4）术后注意事项：术后应注意控制颅内压，予以抗感染、抗癫痫治疗，还应预防脑脊液漏的发生。

2. 非手术治疗 对于不能全切的脑膜瘤或恶性脑膜瘤，应在术后行放疗；对于复发而不宜再行手术者，可做姑息治疗。

四、诊疗进展

1. 鞍区脑膜瘤的治疗进展

（1）手术治疗：鞍区脑膜瘤占颅内脑膜瘤的 4%~10%。目前最主要的治疗方法仍然是手术治疗。80%以上的鞍区脑膜瘤患者存在视力障碍，保留或改善视觉功能是鞍区脑膜瘤治疗的主要目的。鞍区脑膜瘤的手术入路有很多，如额底入路、翼点入路、额外侧入路、纵裂入路，以及眉上锁孔入路、经蝶窦入路等。各种手术入路各有其优、缺点，在此不作赘述。

近几年兴起的眉上锁孔入路避免了常规手术入路的开颅过程，选择直接而精确的路径，微创或无创地到达病变部位。若有合适的病例实施手术，眉上锁孔入路可取得满意的疗效，但对于侵入鞍内的肿瘤及大型鞍区肿瘤切除较困难。

经蝶窦入路可避免开颅手术对脑组织的牵拉及损伤，对视神经和视交叉的干扰最小，可较早显露垂体柄，在直视下处理病灶，最大限度地避免了损伤。该入路对于局限于中线生长的，没有重要血管、神经包裹粘连的，以及蝶窦内侵犯的鞍区脑膜瘤具有明显优势。

近10年来，微创技术倍受青睐，神经内镜经蝶窦入路技术不断成熟，而各种锁孔入路如眉上锁孔入路、翼点锁孔入路、额外侧锁孔入路等也不断涌现。有分析表明，与其他入路相比，采用眉上锁孔入路及神经内镜经蝶窦入路治疗鞍结节、鞍膈脑膜瘤的患者，其术后视力恢复更好。

（2）放射治疗：随着放射外科、神经放射学的发展，放射治疗正向着高剂量、高精准、高疗效、低损伤的方向不断发展，立体定向放射外科（SRS）、分次立体定向放射治疗（FSRT）、三维适形放射治疗、调强适形放射治疗等技术也不断成熟。

（3）生物学治疗：目前，分子靶向治疗成为肿瘤治疗的研究热点。分子靶向治疗利用肿瘤细胞与正常细胞之间的生化及分子差异作为靶点，并依此设计靶向的抗肿瘤药物，其选择性更强，不良反应更低。有研究表明，脑膜瘤的发生和生长与内皮生长因子、血管内皮生长因子、血小板源性生长因子、转化生长因子-β以及胰岛素样生长因子等的高表达及其相关受体上调密切相关，而这些都可以作为潜在的靶点进行分子靶向治疗。

2. 非典型性脑膜瘤诊疗进展　非典型性脑膜瘤是 WHO Ⅱ级脑膜瘤，介于良性脑膜瘤和恶性脑膜瘤之间。

（1）影像学进展：除了 CT 及 MRI，越来越多的学者在诊断中尝试应用一些新的影像学技术，如磁共振波谱（MRS）、磁共振弥散加权成像（DWI）、正电子发射断层显像（PET）等。研究发现，脑膜瘤 MRS 胆碱/肌酸比值、脂质/胆碱比值在不同级别的脑膜瘤中有明显的差异性；通过 DWI 评估一些表观弥散系数，也可提示脑膜瘤的分级；通过 PET 可观察到氟脱氧葡萄糖在高级别的肿瘤中高度聚集。

（2）治疗进展：关于手术，许多研究中心都认为全切除术可单独作为Ⅱ级脑膜瘤治疗的首选手段，但最近有研究结果显示，单独采用全切除术结果较差，特别是对于肿瘤侵袭静脉窦或颅底等部位者，术后复发率往往更高。因非典型脑膜瘤手术后复发率高，许多学者推荐行早期放疗，对非典型脑膜瘤次全切除术患者给予辅助性放射治疗。对于采取全切除术的患者，有些学者提倡放疗；但也有学者建议观察，并将放疗作为复发后的补救措施。新的治疗措施还包括低分次立体定向放射治疗（HFSRT）、外部照射放射治疗（EBRT）等。美国放射治疗肿瘤学组和欧洲癌肿研究治疗机构在非典型性脑膜瘤治疗的Ⅱ期临床试验中，采用外部照射放射治疗。HFSRT 通常采用光子治疗更大、定位更准的脑膜瘤，可减少脑膜瘤治疗后水肿的发生。

3. 岩斜区脑膜瘤手术治疗进展　岩斜区位于颅底中央，位置深，与脑干相邻，周围血管、神经丰富。岩斜区脑膜瘤是岩斜区常见肿瘤，约占颅后窝脑膜瘤的50%，肿瘤基底位于颅后窝上 2/3 斜坡和内听道以内岩骨嵴，瘤细胞起源于蛛网膜细胞或帽细胞。目前，岩斜区脑膜瘤的手术治疗尚存在一些争议。随着手术显微镜、神经内镜、神经导航及神经电生理监测等技术的应用，以及放射神经外科的兴起，岩斜区脑膜瘤的手术策略向着多元化发展，手术风险及术后残死率均显著下降。

（1）显微外科手术

1）额-眶-颧入路：由 Hakuba 等于 1986 年最早提出，其后又经 Francisco 等改良，适用于肿瘤主体位于幕上，并累及颅中窝、海绵窦、蝶骨，且向眶壁侵犯的岩斜区脑膜瘤。该入路优点在于距肿瘤近，颞叶牵拉轻，安全性较好；缺点是对于中下岩斜及桥小脑角区暴露不佳，且手术创伤较大，耗时较长，对术者要求较高。此入路目前已很少单独使用，仅作为其他入路的补充。

2）颞下入路及其改良入路：为早期颅底手术经典入路。该入路优点在于手术操作位于硬膜外，避免过分牵拉颞叶，减少血管、神经损伤，降低了手术风险。

3）经岩骨乙状窦前入路：又称迷路后入路。Sammi 于 1988 年提出该入路，后经改良。优点在于暴露范围大，手术距离短，小脑及颞叶牵拉轻；缺点在于手术创面较大，且在磨除岩骨后部时易损伤乙状窦、内耳及听神经。此外，因桥小脑角区血管神经遮挡严重，肿瘤暴露及手术切除较困难。

4）部分迷路切除入路：又称经半规管脚入路，于迷路后入路基础上，在前半规管及后半规管壶腹部向总脚处分别开窗，并磨除部分骨迷路，完整保留膜迷路。缺点在于易损伤听神经而导致听力丧失，中耳破坏广泛致术后发生脑脊液漏，手术时间较长，风险较大。

5）枕下乙状窦后入路及其改良：经桥小脑角暴露岩斜区，视野可达岩斜区外侧部。深部及幕上因血管、神经、岩尖以及小脑幕遮挡，暴露不佳。Sammi 等于 2000 年对该入路进行了改良，即乙状窦后内听道上入路，该入路磨除内听道上嵴，并切开小脑幕，以暴露幕上岩斜区及颅中窝，但脑干腹侧及深部斜坡的暴露仍不佳。另外，岩尖磨除及小脑幕切开过程中易损伤滑车神经、三叉神经、岩静脉以及岩上窦，且对于侵犯海绵窦及与第三脑室、中脑紧密粘连的肿瘤，该入路不适用。

6）枕下远外侧入路：经侧方达颅颈交界，显露椎动脉入硬膜处，切除枕骨大孔后缘至枕骨髁或其背内侧，暴露下斜坡及脑干腹外侧部。该入路优点在于：下斜坡、枕骨大孔至 C_5 的脑干及高位延髓腹侧区域显露良好，不需牵拉脑干及颈髓；手术距离短，术野良好，可直视后组脑神经及大血管，肿瘤切除率高，且手术创伤显著降低；较易确认基底动脉、椎动脉及其分支，较易阻断或控制肿瘤血供；于冠状面显露肿瘤与延髓、颈髓的界面，可明确肿瘤与后组脑神经及血管的关系；可同时处理硬膜内、外病变，一期全切、哑铃形肿瘤，其缺点在于：中上斜坡显露欠佳；易损伤脑神经、椎动脉、颈内静脉及颈静脉球，可致乙状窦出血及栓塞；手术时间较长。

7）联合入路：根据颅底解剖特点可将颅底外科联合入路大致分为横向联合和纵向联合。横向联合包括前方及后方横向联合，前者如各岩骨侧旁入路联合额-眶-颧入路，可使术野前移，扩大暴露范围；后者如岩骨侧方入路联合枕下远外侧入路或乙状窦后入路，可使术野下移达下斜坡及枕骨大孔区域。纵向联合，即小脑幕上下联合，可使岩斜区暴露良好，通过进一步改良，又可暴露鞍上、海绵窦及颅中窝，并将术野扩大至岩斜区以外区域。联合入路的缺点为：因术区解剖结构复杂，手术步骤繁多，对手术者要求较高；鞍上部分显露时有颞叶过度牵拉的可能；术野仍存在如三叉神经麦克囊到海绵窦后部等死角区；手术时间较长。

（2）神经导航技术在显微手术中的应用：自 1986 年第一台神经导航仪应用于临床以来，导航下显微手术发展迅速。应用神经导航辅助暴露颅底术区，可在保证手术安全前提下显著增加肿瘤全切率。导航的优点在于实时反馈功能，可对肿瘤实时定位，术前利于优化切口及骨窗设计，术中可准确定位肿瘤，并避开重要血管、神经。在显微手术过程中注重以下操作技巧，可有效降低手术风险，减少并发症。

1）分离肿瘤前：应先放出脑池内脑脊液以降低颅压，再牵拉脑组织。

2）分离肿瘤时：应暴露肿瘤与正常组织间蛛网膜界面，并沿此界面操作。术中常见肿瘤与重要血管神经粘连紧密，以及蛛网膜界面模糊的情况，需确认软脑膜界面，若此界面存在，可继续分离；若肿瘤已侵犯重要结构，软脑膜界面已经消失，则不宜强行切除。

3）切除肿瘤时：应先做包膜内处理，缩小肿瘤体积，以获得充足空间处理肿瘤基底部，切断供血动脉，最后处理肿瘤包膜。

（白利民）

第三节　垂体腺瘤

垂体腺瘤（PA）是一组源于垂体前叶和垂体后叶及颅咽管上皮残余细胞的肿瘤，是最常见的鞍区占位性病变。最新调查表明，垂体腺瘤占颅内肿瘤的8%~15%。发生于垂体前叶的垂体腺瘤，约占颅内肿瘤的10%，仅次于胶质瘤和脑膜瘤。尸检垂体瘤发生率接近25%。男女发病率总体相当，小于20岁或大于71岁的人群发病率很低。男女间存在明显的年龄差异：女性有两个发病高峰，即20~30岁和60~70岁，而男性的发病率则随年龄的增长而增加。垂体腺瘤常具有内分泌腺功能，因而影响机体的新陈代谢，造成多种内分泌功能障碍。按形态和功能将其分为催乳素腺瘤、生长激素腺瘤、促肾上腺皮质激素腺瘤、促甲状腺激素腺瘤、促性腺激素腺瘤、多分泌功能腺瘤、无分泌功能腺瘤等。

一、临床表现

主要是垂体激素分泌过量或不足引起的一系列内分泌症状和肿瘤压迫鞍区结构导致的相应功能障碍。

1. 内分泌功能紊乱　分泌性垂体瘤可过度分泌激素，早期即可产生相应的内分泌亢进症状。肿瘤压迫、破坏垂体前叶细胞，造成促激素减少及相应靶腺功能减退，出现内分泌功能减退症状。

（1）催乳素（PRL）腺瘤：PRL腺瘤占垂体腺瘤的40%~60%，多见于20~30岁的年轻女性，男性约占15%。PRL增高可抑制下丘脑促性腺激素释放激素的分泌，使雌激素水平降低，黄体生成素（LH）、促卵泡素（FSH）分泌正常或降低。女性患者的典型临床表现为闭经-溢乳-不孕三联征，又称Forbis-Albright综合征。早期多出现月经紊乱，如月经量少、延期等，随着PRL水平进一步增高，可出现闭经。闭经多伴有溢乳，其他伴随症状还有性欲减退、流产、肥胖、面部阵发性潮红等。处于青春期的女性患者，可出现发育期延迟及原发性闭经等症状。男性高PRL血症，可致血睾酮水平降低，精子生成障碍，精子数量减少、活力降低、形态异常。临床表现有阳痿、不育、睾丸缩小、性功能减退，部分男性患者还可出现毛发稀疏、肥胖、乳房发育及溢乳等症状。

女性患者多可早期确诊，其中约2/3为鞍内微腺瘤，神经症状少见。男性患者往往因性欲减退羞于治疗或未注意到，故在确诊时大多PRL水平很高，肿瘤较大并向鞍上或海绵窦生长，且多有头痛及视觉障碍等症状。

（2）生长激素（GH）腺瘤：占分泌性腺瘤的20%~30%。GH可促进肌肉、骨、软骨的生长，以及促进蛋白质的合成。垂体生长激素腺瘤过度分泌GH，并通过胰岛素样生长因子-1（IGF-1）介导作用于各个器官靶点。若GH腺瘤发生在青春期骨骺闭合以前，则表现为巨人症；若发生在成人，则表现为肢端肥大症。

1）巨人症：患者身高异常，甚至达2 m以上。生长极迅速，体重远超同龄人。外生殖器发育与正常成人相似，但无性欲。毛发增多，力气极大。成年后约40%的患者可有肢端肥大样改变。晚期可有全身无力、嗜睡、头痛、智力减退、毛发脱落、皮肤干燥皱缩、尿崩症等症状。此型患者多早年夭折，平均寿命20余岁。

2）肢端肥大症：患者手、足、头颅、胸廓及肢体进行性增大。手、足肥厚，手指增粗，远端呈球形。前额隆起，耳郭变大，鼻梁宽而扁平，眶嵴及下颌突出明显，口唇增厚，牙缝增宽，皮肤粗糙，色素沉着，毛发增多，女性患者外观男性化。部分患者可因脊柱过度生长而后凸，锁骨、胸骨过度生长而前凸，胸腔增大可呈桶状胸。脊柱增生使椎间孔隙变小从而压迫脊神经根，引起腰背疼痛或其他感觉异常；而椎管狭窄则有可能出现脊髓压迫症。因患者舌、咽、软腭、悬雍垂及鼻旁窦均可出现肥大，故说话时声音嘶哑、低沉，睡眠时打鼾。呼吸道管壁肥厚可致管腔狭窄，影响肺功能。心脏肥大者，少数可出现心力衰竭。其他器官如肝、胃、肠、甲状腺、胸腺等均可出现肥大。血管壁增厚，血压升高。组织增生可引起多处疼痛，故除头痛外，患者常因全身疼痛而被误诊为"风湿性关节炎"。少数女性患者可出现月经紊乱、闭经，男性早期性欲亢进，晚期性欲减退，尚可导致不孕不育。约20%的患者有黏液性水肿或甲状腺功能亢进，约35%的患者可并发糖尿病。患者早期精力充沛、易激动，晚期疲惫无力、注意力不集中、记忆力减退、对外界事物缺乏兴趣。

少数GH腺瘤患者，其肿瘤大小、GH水平高低与临床表现不尽相符，如肿瘤较大或GH水平显著升高，而临床表现却甚为轻微；血GH水平升高不显著的患者，临床症状反而明显。

（3）促肾上腺皮质激素（ACTH）腺瘤：占垂体腺瘤的5%～15%。ACTH腺瘤多发于青壮年，女性多见。一般瘤体较小，不产生神经症状，甚至放射检查也不易发现。其特点为瘤细胞分泌过量的ACTH及相关多肽，导致肾上腺皮质增生，产生高皮质醇血症，出现体内多种物质代谢紊乱。

1）脂肪代谢紊乱：可产生典型的"向心性肥胖"，患者头、面、颈部及躯干脂肪增多，形成"满月脸"，颈背交界处脂肪堆积形成"水牛背"，四肢脂肪较少，相对瘦小。患者晚期可有动脉粥样硬化改变。

2）蛋白质代谢紊乱：可导致全身皮肤、肌肉、骨骼等的蛋白质分解过度。表皮、真皮处胶原纤维断裂，暴露皮下血管，形成"紫纹"，多见于下肢、腰部、臀部及上臂。血管脆性增加，从而易导致皮肤瘀斑，伤口易感染、不易愈合等。50%的患者可有腰背酸痛，可出现软骨病、佝偻病及病理性压缩性骨折。在儿童中则影响其骨骼正常生长。

3）糖代谢紊乱：可引起类固醇性糖尿病。

4）性腺功能障碍：70%～80%的女性患者出现闭经、不孕及不同程度的男性化，如乳房萎缩、毛发增多、痤疮、喉结增大、音色低沉等。

5）高血压：约85%的患者出现高血压症状。

6）精神症状：约2/3的患者存在精神症状，如轻度失眠、情绪不稳定、易受刺激、记忆力减退，甚至精神变态。

（4）促甲状腺激素（TSH）腺瘤：占垂体瘤不足1%。TSH腺瘤表现为甲状腺肿大，可扪及震颤、闻及血管杂音，有时可见突眼及其他甲亢症状，如急躁、易怒、双手颤抖、多汗、消瘦、心动过速等。TSH腺瘤可继发于原发性甲状腺功能减退，可能因甲状腺功能长期减退，TSH细胞代偿性肥大，部分致腺瘤样变，最后形成肿瘤。

（5）促性腺激素腺瘤：很罕见。促性腺激素腺瘤起病缓慢，因缺乏特异性症状，故早期诊断困难。多见于中年以上男性，主要表现为性功能减退，但无论男女患者，早期多无性欲改变。晚期大多有头痛，视力、视野障碍，常误诊为无功能垂体腺瘤。本病分FSH腺瘤、LH腺瘤、FSH/LH腺瘤3型。

1）FSH腺瘤：患者血FSH水平明显升高。病程早期，LH、睾酮水平正常，男性第二性征正常，大多数性欲及性功能正常，少数性欲减退，勃起功能差。晚期LH、睾酮水平相继下降，可出现阳痿、睾丸缩小及不育。女性则出现月经紊乱或闭经。

2）LH腺瘤：患者血LH、睾酮水平明显升高，FSH水平下降，睾丸及第二性征正常，性功能正常。全身皮肤、黏膜可有明显色素沉着。

3）FSH/LH腺瘤：患者血FSH、LH、睾酮三者水平均升高。早期常无性功能障碍，随着肿瘤体积增大，破坏垂体产生继发性肾上腺皮质功能减退症状，以及阳痿等性功能减退症状。

（6）多分泌功能腺瘤：腺瘤内含有两种或两种以上的分泌激素细胞，根据肿瘤所分泌的多种过量激素而产生不同的内分泌亢进症状，出现多种内分泌功能失调症状的混合症候，最常见的是GH+PRL。

（7）无分泌功能腺瘤：多见于30~50岁人群，男性略多于女性。肿瘤生长较缓，不产生内分泌亢进症状。往往确诊时瘤体已较大，压迫或侵犯垂体已较严重，导致垂体分泌促激素减少，出现垂体功能减退症状。一般认为，促性腺激素的分泌最先受影响，其次为促甲状腺激素，最后影响促肾上腺皮质激素，临床上可同时出现不同程度的功能低下的症状。

1）促性腺激素分泌不足：男性性欲减退，阳痿，第二性征不明显，皮肤细腻，阴毛呈女性分布；女性月经紊乱或闭经，性欲减退，阴毛、腋毛稀少，或出现肥胖等。

2）促甲状腺激素分泌不足：患者畏寒、少汗、疲劳、乏力、精神萎靡、食欲减退、嗜睡等。

3）促肾上腺皮质激素分泌不足：患者虚弱无力、恶心、厌食、免疫力差、易感染、血压偏低、心音弱、心率快、体重偏轻。

4）生长激素分泌不足：儿童骨骼发育障碍，体格矮小，形成侏儒症。

少数肿瘤可压迫后叶或下丘脑，产生尿崩症。

2. 神经症状　神经症状由肿瘤占位效应直接引起。一般无功能腺瘤在确诊时体积已较大，多有鞍上及鞍旁生长，神经症状较明显。分泌性腺瘤因早期产生内分泌亢进症状，确诊时体积较小，肿瘤多位于鞍内或轻微向鞍上生长，一般无神经症状或症状较轻。

（1）头痛：约2/3的无功能垂体腺瘤患者有头痛症状，但并不十分严重。早期出现头痛是因肿瘤向上生长时，鞍膈被抬挤所致。头痛位于双颞部、前额、鼻根部或眼球后部，间歇性发作。若肿瘤继续生长，穿透鞍膈，则头痛症状可减轻甚至消失。晚期头痛可因肿瘤增大压迫颅底硬膜、动脉环等痛觉较敏感的组织所致。肿瘤卒中可引起急性剧烈头痛。

（2）视神经受压：肿瘤向上生长，可将鞍膈抬起或突破鞍膈压迫视神经、视交叉，导致视力、视野发生改变。

1）视力改变：视力的减退与视野的改变并不平行，双侧也并不对称。常到晚期才出现视力改变，主要原因是视神经受压原发性萎缩。肿瘤压迫所致的视神经血液循环障碍也是引起视力下降甚至失明的原因。

2）视野改变：多为双颞侧偏盲。肿瘤由鞍内向上生长压迫视交叉的下部及后部，将视交叉向前推挤，此时首先受压迫的是位于视交叉下方的视网膜内下象限的纤维，而引起颞侧上象限视野缺损。肿瘤继续向上生长则累及视交叉中层的视网膜内上象限纤维，产生颞侧下象限视野缺损。若肿瘤位于视交叉后方，可先累及位于视交叉后部的黄斑纤维，出现中心视野暗点，称为暗点型视野缺损。若肿瘤偏向一侧生长，压迫视束，可出现同性偏盲，临床上较少见。一般来说，视野的改变与肿瘤的大小是呈正相关的，但如果肿瘤发展缓慢，即使瘤体很大，只要视神经有充分的时间避让，则可不出现视野的改变。

（3）其他神经症状：主要由肿瘤向鞍外生长，压迫邻近组织所引起。

1）肿瘤压迫或侵入海绵窦，可导致第Ⅲ、Ⅳ、Ⅵ对脑神经，以及三叉神经第一支的功能障碍，其中尤以动眼神经最易受累，导致一侧眼睑下垂、眼球运动障碍。肿瘤长至颅中窝可影响颞叶，导致钩回发作，出现幻嗅、幻味、失语及轻度偏瘫。

2）肿瘤突破鞍膈后向前方发展，可压迫额叶而产生一系列的精神症状，如神志淡漠、欣快、智力减退、癫痫、大小便不能自理、单侧或双侧嗅觉障碍等。

3）肿瘤长入脚间窝，压迫大脑脚及动眼神经，导致一侧动眼神经麻痹、对侧轻偏瘫，若向后压迫导水管，则可导致阻塞性脑积水。

4）肿瘤向上生长压迫第三脑室，可导致多种下丘脑症状，如多饮、多尿、嗜睡、健忘、幻觉、迟钝、定向力差，甚至昏迷。

5）肿瘤向下生长可破坏鞍底，长入蝶窦、鼻咽部，导致鼻塞、反复少量鼻出血及脑脊液鼻漏等。

二、诊断

垂体腺瘤的诊断需根据临床症状、体征、内分泌检查及影像学检查结果综合确定。

1. 内分泌检查　测定垂体及靶腺激素水平有利于了解下丘脑–垂体–靶腺轴的功能，对术前诊断及术后评估具有重要参考价值。诊断分泌性垂体瘤的内分泌指标是：血清 PRL 水平>100 μg/L；随机 GH 水平>5 μg/L，口服葡萄糖后 GH 水平>1 μg/L，IGF-1 水平增高；尿游离皮质醇（UFC）>100 μg/24h，血 ACTH 水平>46 μg/L。皮质醇增高者，应做地塞米松抑制试验，必要时可行胰岛素兴奋试验、促甲状腺激素释放激素（TRH）试验，以及促肾上腺皮质激素释放激素（CRH）刺激试验。

垂体 ACTH 腺瘤临床表现为库欣综合征，分为 ACTH 依赖性和非 ACTH 依赖性，临床上需依靠多项检查才能明确病因。

2. 影像学检查　除需做 CT 及 MRI 外，有时也做脑血管造影以排除脑部动脉瘤或了解肿瘤供血及血管受压情况。怀疑有空蝶鞍或脑脊液鼻漏者，可用碘水 CT 脑池造影检查。

（1）CT：CT 对微腺瘤的发现率约为 50%，小于 5 mm 的肿瘤发现率仅为 30%，做薄层扫描（1~2 mm），发现率可有所提高。微腺瘤的典型表现为垂体前叶侧方的低密度灶或少许增强的圆形病灶；垂体高，女性大于 8 mm，男性大于 6 mm，鞍膈抬高；垂体柄向肿瘤对侧偏移；鞍底局部骨质受压变薄。大腺瘤增强扫描常均匀强化。瘤内可见出血、坏死或囊性变，该区不被强化。鞍区 CT 薄层扫描加冠状、矢状重建可显示蝶窦中隔与中线间的关系，从而使术者避免在凿开鞍底时偏离中线损伤颈内动脉等组织，减少手术并发症；还可显示鞍底前后左右的大小，对于明显向颅内、海绵窦扩展，或呈侵袭性生长的肿瘤，术中保证鞍底够大，增大显微镜侧方观察范围，利于肿瘤全切。

（2）MRI：MRI 是目前诊断垂体瘤的首选方法。微腺瘤垂体上缘膨隆，肿瘤呈低信号，垂体柄向健侧移位，垂体增强动态扫描可显示微腺瘤与正常组织的边界，增强前后证实微腺瘤的准确率为 90%，直径小于 5 mm 的发现率为 50%~60%。大腺瘤可显示瘤体与视神经、视交叉，以及与周围其他结构如颈内动脉、海绵窦、脑实质等的关系。术前 MRI 有助于了解肿瘤的质地，以及肿瘤与颈内动脉或基底动脉的关系。对于向鞍上或颅内明显扩展或明显侵袭海绵窦的肿瘤，根据 MRI 判断肿瘤质地，选择手术入路，可提高手术切除的范围。

三、治疗

垂体腺瘤的治疗目的在于：控制激素水平、恢复垂体功能、缩小或消除肿瘤、解除颅内占位引起的症状体征等。目前常用的治疗方案包括手术治疗、药物治疗和放射治疗。各治疗方案各有优缺点，手术可快速解除肿瘤对周围组织的压迫，并有效地减少激素分泌，但对已侵犯到鞍旁、海绵窦的垂体腺瘤，手术常不能全切，且风险大、并发症较多；立体定向放射治疗常用于不能耐受手术或是拒绝手术者；放射治疗可控制肿瘤生长，恢复激素水平，但持续时间长，有导致垂体功能减退、放射性脑坏死、脑神经损伤，甚至诱发继发性恶性肿瘤的可能；药物治疗并发症少，但起效慢，终生服药，费用昂贵。

1. 手术治疗

（1）经颅手术：经颅手术切除垂体腺瘤很早就应用于临床，现已是非常成熟的术式。适用于以下几种肿瘤：①明显向额颞叶甚至颅后窝发展的巨大垂体腺瘤。②向鞍上发展部分与鞍内部分的连接处明显狭窄的垂体腺瘤。③纤维化、质地坚硬，经蝶窦无法切除的垂体腺瘤。临床上常用手术入路有经额入路、经颞入路、经翼点入路及眶上锁孔入路。随着显微镜及内镜技术的不断发展，经颅手术现在主要用于不适合经蝶手术的患者，如巨大垂体腺瘤、侵袭性的肿瘤、需要联合入路及分期手术的患者。

（2）经鼻蝶手术适用于以下几种肿瘤：①突向蝶窦或局限于鞍内的垂体腺瘤。②向鞍上垂直性生长的垂体腺瘤。③蝶窦气化程度良好的垂体腺瘤。手术方式主要包括显微镜下经鼻蝶和内镜下经鼻蝶手术，是目前治疗垂体腺瘤最常用的手术入路，约96%的患者可经蝶窦入路手术切除。以前，伴有甲介型或鞍前型蝶窦的垂体腺瘤患者，因术中定位、暴露鞍底困难，曾被列为经蝶入路手术的禁忌证，或需额外设备于术中定位鞍底，但随着手术技术发展及设备的创新，CT仿真内镜重建能显示蝶窦浅、深部结构的三维解剖图像，可模拟经鼻蝶入路手术过程。

神经内镜下经鼻蝶切除术是近20年国内外新出现并迅速推广的一项微创垂体腺瘤切除技术，较以往显微镜手术存在明显的优点：①减少了手术对鼻中隔中上部及鼻腔底黏膜的损伤，术后很少发生鼻中隔穿孔。②不造成鼻中隔骨性骨折，不影响术后鼻外形。③照明条件好，并可放大图像，能更好地显示蝶窦内、鞍内、鞍上等解剖结构，可减少术后并发症的发生。④患者术后反应轻，恢复快。但内镜也有其缺点：内镜缺乏立体层次感，对术者熟练度有较高的要求，需在鼻腔内寻找参照物；操作空间相对于显微镜手术更狭小，手术操作需要特殊训练。

2. 立体定向放射外科　随着计算机技术和放射物理学的发展，立体定向放射外科（SRS）在垂体腺瘤的治疗中取得了较好的效果，肿瘤无进展率和生物治愈率都较高。SRS技术在确保肿瘤靶区剂量的同时，能使瘤外的照射剂量迅速减少，保护靶区周围的重要组织，故尤为适用于瘤体较小的垂体腺瘤。SRS主要适用于：①直径<10 mm的垂体微腺瘤。②直径>10 mm，但视力、视野无明显受损的垂体腺瘤，且MRI检查肿瘤和视交叉之间的距离应在3 mm以上。③手术残留或复发者。④不能耐受手术者。

3. 综合治疗　如在手术切除大部分肿瘤后行放疗或药物治疗控制肿瘤生长，或于放疗或药物治疗使肿瘤缩小、变软后再行手术，可以起到提高疗效、降低风险的效果。目前，综合治疗也存在一些尚待解决的问题，如放疗与药物治疗的最适间隔时间尚未明确，药物治疗对放疗剂量的影响也尚未明确等，且目前仍无较大的临床研究用于综合治疗的疗效分析。

（白利民）

第四节　颅内神经鞘瘤

神经鞘瘤来源于施万细胞，又称施万细胞瘤，神经鞘瘤通常发生于脑神经末梢的胶质-施万结，多为良性肿瘤，WHO I 级。各种年龄、不同性别均可发生，患者多为30～40岁的中年人，无明显性别差异。肿瘤通常为单发，有时可多发，大小不等。有细胞型、丛状型、黑色素型3种亚型。肿瘤累及不同脑神经，出现不同临床症状及体征。以听神经鞘瘤为多发，其次是三叉神经鞘瘤。

一、听神经鞘瘤

听神经鞘瘤起源于听神经的神经鞘，多位于上前庭神经，少数位于该神经的耳蜗部。约占颅内肿瘤的8.43%。听神经鞘瘤开始时多局限于内耳道，引起内耳道直径扩大并破坏内耳门后唇，而后向阻力较小的内耳道外、桥小脑角方向发展，故瘤体常为两部分，一部分在内耳道，一部分在内耳道外、桥小脑角。肿瘤充满桥小脑角池，后可向脑干和小脑方向发展，压迫耳蜗神经核和面神经核。若肿瘤继续增大，向小脑幕上扩展，甚至可达枕骨大孔附近，压迫三叉神经和后组脑神经。肿瘤可压迫脑干和小脑，当第四脑室受压时可导致梗阻性脑积水。约10%的听神经瘤为双侧听神经瘤，双侧听神经鞘瘤与神经纤维瘤病2型（NF-2）密切相关。

1. **临床表现** 临床早期特征为进行性耳鸣伴听力丧失，之后可出现感觉性平衡失调和发作性眩晕。大多数瘤体较小者表现为单侧听力丧失、耳鸣、前庭功能异常；瘤体较大者出现三叉神经、面神经功能异常以及颅内高压的症状；最后肿瘤体积增大，可出现脑干和小脑受压。

（1）听力丧失：听力丧失是听神经鞘瘤最常见的症状，患者会出现渐进性、高频感音神经性听力丧失。

（2）耳鸣：常见，于听力下降之前或同时出现，多为单侧持续性高调耳鸣。

（3）前庭功能异常：约50%的患者会出现前庭功能失调，表现为眩晕、平衡功能障碍。早期瘤体较小，患者眩晕症多见；晚期瘤体大，患者平衡功能障碍多见。

（4）三叉神经功能异常：约50%的患者出现三叉神经功能异常，以角膜反射消失最常见，其他症状如面颊部、颧骨隆突处感觉麻木或有麻刺感。三叉神经症状与肿瘤体积密切相关，听神经瘤直径在1 cm以下者几乎不出现三叉神经症状，直径在3 cm以上者48%出现三叉神经症状，特大肿瘤者还可出现咀嚼肌薄弱，甚至萎缩。

（5）面神经功能异常：常于晚期出现，瘤体较小的患者很少有此症状。患者常出现面部肌肉抽搐、麻痹。

（6）其他症状：肿瘤占位效应可导致颅内高压、脑积水、脑干和小脑受压症状。颅内高压表现为渐进而持久的头痛、恶心、呕吐、感觉迟钝等。脑干受压出现患侧上、下肢功能障碍。小脑受压出现步态紊乱、共济失调。

2. **辅助检查**

（1）神经耳科学检查

1）一般听力检查：出现气导大于骨导并一致下降，双耳骨导比较试验偏向健侧，提示内耳病变；纯音听阈检查表现为以高频为主的听力减退，气导与骨导听力曲线一致或接近一致。若肿瘤压迫内耳道血管，影响耳蜗血液循环，可产生重振现象。

2）语言听力检查：神经性耳聋不仅出现纯音听阈下降，同时还有语言审别能力的下降，即能听到谈话声，而不理解谈话的内容。

3）前庭功能检查：目前多采用微量冷水试验法。大多数正常人在耳内注入0.2 mL的冰水后可出现水平性眼震。若注入量达2 mL仍未出现反应，则认为注水侧前庭功能丧失。肿瘤越大，前庭功能障碍越严重。

4）听觉脑干诱发电位：它是反应脑干内听觉过程神经机制的客观指标。声音由外界传入内耳后，用头皮电极记录耳蜗至脑干的电生理反应。诊断听神经瘤主要依靠波幅和峰潜伏期改变，分为以下几种情况：无反应；仅有Ⅰ波；仅有Ⅰ～Ⅱ波；Ⅰ～Ⅴ波间潜伏期延长。

（2）影像学检查：内耳道X线平片包括通过眼眶显示岩锥的前后位或后前位、汤氏位、斯氏位、颅底位，其中以斯氏位最好，前后位和汤氏位可发现约75%的听神经瘤。CT能发现约80%的听神经瘤，直径在1.5 cm以下的肿瘤很难发现。MRI可提供肿瘤的早期诊断，特别是内耳道内的小肿瘤。

3. **诊断及鉴别诊断** 中年以上患者出现耳鸣、耳聋、眩晕、平衡障碍等表现，影像学显示桥小脑角（CPA）占位时，应考虑听神经瘤。NF-2型听神经瘤具有一定特点：最常见于青年人，双侧发病多于单侧。双侧肿瘤可同时发生，也可先后发生，两侧肿瘤的大小和听力可明显不同。需与以下疾病相鉴别。

（1）脑膜瘤：为桥小脑角第二好发的肿瘤。脑膜瘤的特点为：肿瘤钙化、岩骨侵蚀或增生，且CT比MRI更明显。33%~75%的患者听力丧失，与内耳门之间存在一定距离，且跨过内耳门而不进入。在所有磁共振（MR）序列中几乎均为等信号，因血管变化，在T_2上呈高信号。增强后，脑膜瘤比听神经瘤均匀。

（2）表皮样囊肿：由进入神经管的上皮细胞聚集而成，在颅内最常见于桥小脑角。特点为：沿蛛网膜下隙生长且压迫周围脑组织。CT上呈水样均匀影像，MRI上呈典型沿蛛网膜下隙见缝就钻的表现。听力、前庭功能障碍均不明显。

（3）三叉神经鞘瘤：以三叉神经症状起病，早期无耳鸣、听力下降等症状。内耳道无扩大，可向颅中、后窝两个方向发展。

4. 治疗　对大型肿瘤，尤其有脑干、小脑明显受压症状者，只要无手术禁忌证，不论年龄大小都应争取手术切除。对于中小型肿瘤，选择治疗方式应考虑肿瘤的大小、年龄、症状出现时间的长短、同侧及对侧听力状态、有无合并其他内科疾病、患者的意愿、经济状况等因素，设计个性化的治疗方案。若暂时无法决定，可用神经影像学动态观察。

（1）姑息疗法：对于65岁以上、体质虚弱且肿瘤较小的患者，除非肿瘤生长较快，否则密切的临床观察是最好的选择。年轻人采用姑息疗法尚存在争议。

（2）立体定向放射外科治疗：立体定向放射外科治疗听神经瘤具有时间短、无痛苦、手术风险低、神经功能保留较好等优点，但存在某些局限性而不能取代手术：①治疗后占位效应仍存在，不适用于伴有脑积水、脑干受压的患者。②适用于体积较小的肿瘤。③增加了面神经、三叉神经的不必要放射性损伤。④若需要手术介入，可能增加手术难度。

（3）显微神经外科手术治疗：1964年，House首次在经迷路入路手术中应用显微镜，听神经瘤手术治疗开始了显微外科时代。近年来，随着神经影像技术、现代显微神经外科技术的不断发展，听神经瘤的手术治疗方式发生了巨大的变化，不但可以完全切除肿瘤，还可保留面神经甚至听神经功能。

1）手术入路的选择：听神经鞘瘤手术入路主要包括经枕下开颅乙状窦后入路、经迷路入路和经颅中窝入路。对于大型或巨大型肿瘤，有人还采用经岩骨乙状窦后入路、经岩骨部分迷路切除入路，甚至经岩骨乙状窦前入路。经枕下开颅乙状窦后入路是最常用的入路，优点是该入路显露好，肿瘤与脑干和内听道的关系显示较为清楚，适合切除任何大小的肿瘤，并可保留面神经和耳蜗神经；缺点是手术创伤大，必须暴露、牵拉小脑，手术时间也较长。经迷路入路适用于小肿瘤伴听力完全丧失者，也适用于老年患者。其优点为手术完全在硬膜外操作，对脑干和小脑影响小，危险性低；缺点为听力永久性丧失。经颅中窝入路适用于小肿瘤，手术主要在耳上硬脑膜外操作，优点是可保留听力，缺点是需牵拉颞叶。

2）神经内镜在术中的应用：神经内镜适用于保留听力的听神经鞘瘤切除，尤其是直径在1.5cm以下的听神经瘤。显微镜下肿瘤全切除，暴露内听道底部时必须打开迷路，这样就会损伤迷路，而使用神经内镜则多可发现并切除内听道内的残留肿瘤。神经内镜辅助显微手术提高了手术的安全性和有效性。

二、三叉神经鞘瘤

三叉神经鞘瘤起源于三叉神经的颅内段。多发生于三叉神经半月节部，也可发生于三叉神经根部；

还可同时累及半月节部和根部，形成哑铃状，跨越颅中、后窝。极个别可破坏颅中窝，向颅外生长。三叉神经鞘瘤占颅内肿瘤的 0.07%~0.33%，颅内神经鞘瘤的 0.8%~8%，好发于中年人，早期症状多不典型，易被忽视。

1. 临床表现　以三叉神经损害为主要表现，患者常有一侧面部麻木或阵发性疼痛，患侧咀嚼肌无力及萎缩。肿瘤生长方向不同，导致不同的邻近脑神经和脑组织受损。若肿瘤位于颅中窝，可损害视神经和动眼神经，导致视力、视野障碍，眼球活动受限，眼球突出等。若肿瘤压迫颞叶内侧面，患者可出现颞叶癫痫、幻嗅等症状。若肿瘤位于颅后窝，可累及滑车神经、面神经、听神经及后组脑神经，出现眼球运动障碍、面瘫、听力下降等症状。若肿瘤压迫、损伤小脑，则可出现共济失调。晚期，肿瘤可推挤脑干，导致对侧或双侧锥体束征、脑积水等。若肿瘤骑跨颅中、后窝，除可引起相关脑神经症状外，因肿瘤紧贴、压迫大脑脚，还可影响颈内动脉，导致对侧轻偏瘫、高颅压和小脑损害等症状。

2. 辅助检查

（1）X 线：平片可见典型的肿瘤进入颅后窝的特征性表现，即岩尖前内部骨质破坏、边缘整齐。

（2）CT：肿瘤生长部位不同，CT 表现有所差异。若肿瘤位于岩尖部的 Meckel 囊处，可见患侧鞍上池肿块影有均匀强化效应，若肿瘤中心坏死，瘤内可见不规则片状或条索状强化影，以及周边环状强化，并可见岩尖部存在骨质破坏。若肿瘤向颅后窝发展或起源于颅后窝，在 C-P 角可见尖圆形肿块影，还可见小脑、脑干及第四脑室受压、变形等间接征象。若肿瘤位于颅中窝，有时可出现肿瘤侵入眶内、眼球外凸等 CT 征象。

（3）MRI：常见岩骨尖部高信号消失，病灶呈长 T_1 长 T_2 信号，T_2 加权显示病灶信号强度较脑膜瘤高，注射造影剂强化后效应较脑膜瘤弱。

3. 治疗　三叉神经鞘瘤为良性肿瘤，全切后可治愈，手术切除是最佳手段。

（1）开颅手术切除：若患者可耐受全麻和手术，且肿瘤直径在 3.5 cm 以上，应选择开颅手术切除肿瘤，以解除肿瘤压迫，维护神经功能。手术应选择最易接近肿瘤且不对重要神经和血管造成严重损害的入路。常用入路如下。

1）经颅眶或经颞下入路：适用于颅中窝的神经鞘瘤，也适用于肿瘤累及海绵窦或颞下窝者。

2）经岩骨入路或扩大经岩骨入路：适用于位于海绵窦后部、体积小到中等的肿瘤。

3）枕下乙状窦后入路：适用于三叉神经根部的神经鞘瘤。

4）小脑幕上下联合、经颞下经乙状窦前入路：适用于跨越颅中、后窝的"哑铃形"大型三叉神经鞘瘤。

（2）伽马刀治疗三叉神经鞘瘤：随着显微外科及颅底手术技术的不断发展，70%以上的三叉神经鞘瘤可做到全切或近全切，但三叉神经功能损伤率为 38%~75%，永久性功能障碍发生率为 13%~86%。欧美一些学者认为，海绵窦区的肿瘤即使全切后也有可能因窦内残留极少量肿瘤而导致日后复发。近年来，国内外开展了三叉神经鞘瘤放射外科治疗。伽马刀在改善患者临床症状方面，多数患者可获得症状缓解。不能耐受全麻或不愿开颅，且肿瘤直径在 3.5 cm 以下者，可采用伽马刀控制、缩小甚至消除肿瘤。对行开颅手术而未能全切仍有残留的患者，也可采用伽马刀进行立体定向放射治疗。

（白利民）

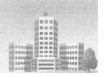

第十三章 脊髓疾病

第一节 椎管内肿瘤

一、概述

椎管内肿瘤也称为脊髓肿瘤，指生长于脊髓本身及椎管内与脊髓相邻近的组织结构（如神经根、硬脊膜、椎管内脂肪组织、血管等）的原发性肿瘤及转移性肿瘤的统称，多见于青壮年；是神经外科常见病，约占神经系统肿瘤的 10%～13%。临床上根据肿瘤与脊髓、硬脊膜的位置关系，一般将椎管内肿瘤分为髓内、髓外硬膜内和硬膜外三类。髓外硬膜内肿瘤最多见，其次是硬脊膜外肿瘤，最少见为脊髓内肿瘤。根据病理可将椎管内肿瘤分为：脊膜瘤、神经鞘瘤、星形细胞瘤、节细胞性神经瘤、浆细胞瘤、单纯性囊肿、血管瘤、脂肪瘤、错构瘤、硬脊膜囊肿、间叶瘤、肠源性囊肿、恶性神经鞘瘤和恶性血管内皮细胞瘤。神经纤维瘤、脊膜瘤和胶质细胞瘤（包括星形细胞瘤和室管膜瘤）为最常见的病理类型。神经纤维瘤约占 40.0% 左右，脊膜瘤约占 9%～12%，胶质细胞瘤约占 8%～12%。

椎管内肿瘤大多数为良性肿瘤，其临床症状和体征依肿瘤部位、大小、性质不同而异。多数早期症状较轻且具有多样性，临床体征常不典型，如出现颈部或背部隐痛伴有肩部酸痛，胸前部不适，上、下肢麻木或放射痛等；故早期诊断比较困难，可导致漏诊、误诊而延误治疗。因此，全面了解病情及体检、正确使用影像学检查是本病早期诊断最重要的两个方面。

手术治疗是椎管肿瘤的唯一选择，将肿瘤予以切除，绝大多数病例可达到治愈效果，因此对椎管肿瘤的手术应持积极态度。即使是转移癌，手术虽不能挽救患者生命，但也能提高患者生活质量。

二、诊断

1. 病史要点与体格检查　椎管内肿瘤的病变较隐匿缓慢，个别也有起病较急的。要注意首发症状以及病程发展的先后顺序。脊髓压迫症是其最主要的临床表现，病程多在 1～3 年。起病以神经根痛、运动障碍和感觉障碍为首发症状的各占约三分之一。国内报道椎管内肿瘤以根痛起病最为常见，其次为运动障碍和感觉障碍。根痛在神经鞘膜瘤患者中表现尤为突出，疼痛多为难以忍受的胀痛，进行性加重，夜间卧床休息疼痛明显，行走活动时可缓解；而脊膜瘤则较少出现，故对定性诊断有重要参考价值。椎管内肿瘤的诊断除根据临床的症状和体征外，影像学检查也必不可少。除细致和反复的神经系统检查外，不可忽视全身的检查。如背部中线及其附近的皮肤有窦道或陷窝，常提示椎管内的病变是胚胎残余肿瘤等。怀疑转移性肿瘤时注意检查原发病灶。一旦确诊为脊髓肿瘤，则应进一步进行定位诊断。

2. 不同类型椎管内肿瘤的临床特点

（1）髓内肿瘤：髓内肿瘤占9%~18%，常见有星形细胞瘤、室管膜瘤。神经根痛较少见；其感觉改变以病变节段最明显，并由上向下发展，呈节段型分布，有感觉分离现象；可有下运动神经元症状，肌肉萎缩；锥体束征出现晚且不明显，脊髓半切综合征少见或不明显；椎管梗阻出现较晚或不明显，脑脊液蛋白含量增高不明显，放出脑脊液后症状改善不明显；脊突叩痛少见，脊柱骨质改变较少见。

（2）髓外肿瘤：髓外硬膜内肿瘤占55%左右，常见有神经纤维瘤、神经鞘瘤、脊膜瘤等。硬膜外肿瘤占25%左右，多数是转移瘤、淋巴瘤。哑铃形椎管内肿瘤约占8.5%。神经根痛较常见，且具有定位诊断的价值；感觉改变以下肢远端感觉改变明显，且由下往上发展，无感觉分离现象；锥体束征出现较早且显著，下运动神经元症状不明显，脊髓半切综合征明显多见；椎管梗阻出现较早或明显，脑脊液蛋白明显增高，放出脑脊液后由于髓外肿瘤下移而症状加重；脊突叩痛多见，尤以硬膜外肿瘤明显，脊柱骨质改变较多见。

3. 病变平面定位

（1）当脊髓的某节段受到肿瘤压迫性损害时，该节段的定位依据：①它所支配的区域出现根痛，或根性分布的感觉减退或感觉丧失现象。②它所支配的肌肉发生弛缓性瘫痪。③与这一节段有关的反射消失。④自主神经功能障碍。

（2）不同节段的临床表现：①高颈段（C_1~C_4）肿瘤，颈、肩或枕部痛。四肢呈不全性痉挛瘫痪，肿瘤平面以下深、浅感觉丧失，大小便障碍。颈$_4$肿瘤时，可出现膈神经麻痹、呼吸困难或呃逆。②颈膨大部（C_5~T_1）肿瘤，双上肢呈弛缓性瘫痪（软瘫），双下肢痉挛性瘫痪（硬瘫），手、臂肌肉萎缩，肱二头、肱三头肌腱反射消失；或眼交感神经麻痹，表现为同侧瞳孔及眼裂缩小，眼睑下垂，眼球轻度凹陷（霍纳氏征）；大、小便障碍。③上胸段（T_2~T_8）肿瘤，胸、腹上部神经痛和束带感。双上肢正常。双下肢硬瘫，腹壁及提睾反射消失。④下胸段（T_9~T_{12}）肿瘤，下腹部及背部根痛和束带感。双上肢正常，双下肢硬瘫。肿瘤平面以下深、浅感觉障碍，中、下腹反射消失，提睾反射消失。⑤圆锥部肿瘤（S_2~S_4），发病较急，会阴部及大腿部有对称疼痛，括约肌功能障碍，出现便秘、尿失禁及尿潴留，性功能障碍，跟腱反射消失。⑥马尾部肿瘤（L_2以下），先一侧发病，剧烈根痛症状以会阴部、大腿及小腿背部明显，受累神经支配下的肢体瘫痪及肌肉萎缩，感觉丧失，膝、跟腱反射消失；大、小便障碍不明显。

4. 辅助检查

（1）腰穿及脑脊液检查：对诊断很有意义，为常规检查项目。腰穿时通过压迫颈静脉试验进行脑脊液动力学检查，了解椎管被肿瘤阻塞程度即椎管通畅程度，如椎管蛛网膜下隙有部分或完全梗阻现象即为奎根试验阳性。留取少量脑脊液用作检查，测定脑脊液蛋白含量，一般来说，椎管梗阻越完全，平面越低，时间越长，脑脊液蛋白含量越高；而脑脊液细胞计数正常，即所谓蛋白-细胞分离现象，是诊断脊髓瘤重要依据。须注意腰穿后神经系统症状可能加重，如根痛、瘫痪加重。颈段肿瘤腰穿后容易出现呼吸困难，甚至呼吸停止现象，须作好应急准备。如出现上述情况，应紧急手术切除肿瘤。

（2）脊柱X线照片检查：拍摄相应节段脊柱正侧位片，颈部加照左、右斜位片观察椎间孔的改变。约有30%~40%的患者可见骨质改变，常见的征象有：①椎间孔扩大或破坏。②椎管扩大，表现为椎弓根间距增宽。③椎体及附件的骨质改变，椎体骨质破坏、变形，椎弓根破坏等；应考虑到是否为恶性肿瘤。④椎管内钙化，偶见于少数脊膜瘤、畸胎瘤及血管网状细胞瘤。⑤椎旁软组织阴影，由于椎管内肿瘤多为良性，早期X线片上常无骨质异常表现，有时仅在晚期可见椎弓根间距增宽，椎管壁皮质骨变薄，椎管扩大等间接征象。对于哑铃形等椎内肿瘤，可见椎间孔扩大。X 线片检查，可排除脊柱畸形、肿瘤等原因造成的脊髓压迫症，仍为一种不可缺少的常规检查。

（3）脊髓造影检查：①脊髓气造影，适用于脊髓颈段及马尾部位的定位。方法简单、方便，但常不太清晰。②脊髓碘油造影，是目前显示椎管内占位病变的有效方法之一，可选用碘油（如碘苯酯）或碘水造影剂行颈脊髓椎管造影，尤其是经小脑延髓池注药造影容易确诊。不仅能确定肿瘤的节段平面，还能确定肿瘤与脊髓和硬脊膜的关系，有时还能做出肿瘤定位诊断。方法是将造影剂经腰穿或颈₂侧方穿刺注入蛛网膜下隙，透视下调节患者体位，观察造影剂在椎管内的流动状况和被梗阻的程度以及观察肿瘤对脊髓的压迫程度。髓内肿瘤时碘油沿脊髓两侧分流，衬托出肿瘤部位脊髓呈梭形膨大。髓外硬膜内肿瘤时，碘油呈杯口状充盈缺损。硬脊膜外肿瘤时，碘油梗阻平面呈梳齿状。Omnipaque 为第二代非离子碘水溶性造影剂，造影清晰，安全可靠，可根据脊髓膨大、移位及蛛网膜下隙梗阻确定脊髓肿瘤，结合脑脊液蛋白增高，做出正确诊断。但是由于粘连等，有时梗阻平面并非一定代表肿瘤真实边界。通常需要再行 CT 扫描或 MRI 检查，以获得更多的肿瘤病变信息。

（4）椎管 CT 及 MRI 扫描检查：CT 扫描具有敏感的密度分辨力，在横断面上能清晰地显示脊髓、神经根等组织结构，它能清晰地显示出肿瘤软组织影，有助于椎管内肿瘤的诊断，这是传统影像学方法所不具备的。但是 CT 扫描部位，特别是作为首项影像学检查时，需根据临床体征定位。有可能因定位不准而错过肿瘤部位。CT 基本上能确定椎管内肿瘤的节段分布和病变范围，但较难与正常脊髓实质区分开。CTM（CT 加脊髓内造影）能显示整个脊髓与肿瘤的关系，并对脊髓内肿瘤与脊髓空洞进行鉴别。磁共振成像是一种较理想的检查方法，无电离辐射的不良反应，可三维观察脊髓像，能显示肿瘤组织与正常组织的界线、肿瘤的部位、大小和范围，并直接把肿瘤勾画出来，显示其纵向及横向扩展情况和与周围组织结构的关系，已成为脊髓肿瘤诊断的首选方法。MRI 对于区别髓内、髓外肿瘤更有其优越性。髓内肿瘤的 MRI 成像，可见该部脊髓扩大，在不同脉冲序列，肿瘤显示出不同信号强度，可与脊髓空、洞症进行鉴别。髓外肿瘤可根据其与硬脊膜的关系进行定位，准确率高。MRI 矢状面成像可见肿瘤呈边界清楚的长 T_1、长 T_2 信号区，但以长 T_1 为主，有明显增强效应，有的呈囊性变；轴位像显示颈脊髓被挤压至一侧，肿瘤呈椭圆形或新月形。对于经椎间孔向外突出的哑铃形肿瘤，可见椎管内、外肿块的延续性。由于 MRI 直接进行矢状面成像，检查脊髓范围比 CT 扫描大，这是 CT 所无法比拟的，而且于 MRI 可以显示出肿瘤的大小、位置及组织密度等，特别是顺磁性造影剂 Gd-DTPA 的应用可清楚显示肿瘤的轮廓，所以 MRI 对确诊和手术定位都是非常重要的。这方面 CT 或 CTM 远不如 MRI。根据临床症状和体征初步确定肿瘤的脊柱平面后，病变节段 CT 扫描对确定诊断有重要帮助。不但能观察到肿瘤的部位和大小，而且还能见到肿瘤突出椎管外破坏椎间孔的改变。

5. 诊断标准　要提高椎管内肿瘤的早期诊断率，应做到详细询问病史，并做全面的查体。这样有助于察觉特殊意义的症状和体征，如下肢肌张力增高，膝、踝出现阵挛，病理征阳性，病史中叙述是否为慢性持续性进行性加重，是否有间歇性症状和夜里静息痛等。同时提高对椎管内肿瘤的认识，无诱因下出现肢体、躯干神经症状和体征时，要意识到有椎管内肿瘤的可能。诊断除根据临床症状与体征外，影像学检查必不可少。

（1）主要症状与体征：①疼痛，疼痛为常见的首发症状，常表现为根性疼痛，有时可误诊为肋间神经痛或坐骨神经痛。②感觉障碍，常见，有不同程度的感觉障碍，表现为有感觉障碍平面并常伴有麻木或束带感。髓内肿瘤则常表现有不同程度的节段性感觉障碍，感觉障碍平面与脊髓肿瘤所在部位相关。③运动障碍，压迫脊髓平面以下有不同程度的运动障碍，从肌力减退到肢体瘫痪。④括约肌功能障碍，尿失禁或尿潴留，多出现于髓内肿瘤或脊髓受压严重或病程较长的患者。⑤其他，腰骶部肿瘤表现有颅内压增高，伴有眼底视盘水肿，与脑脊液中蛋白含量过高有关。

（2）定位与定性：脊柱 X 线片异常率不高，但可排除椎骨肿瘤、结核、骨质疏松症等病变。椎管内造影只能确定肿瘤的下界或上界，难以了解肿瘤的范围，更不能做出定性诊断。CT 平扫检查一般无法显示椎管内肿瘤，当发现椎间盘膨（突）出或椎管狭窄时，要进一步将 CT 表现与病史、症状和体征相联系，若临床症状及体征和 CT 表现不相符时，不能草率下结论而误（漏）诊，更不能仓促手术，应进一步做影像学检查。静脉注射造影剂后 CT 扫描可提高椎管内占位诊断率，但椎管内病灶较小及造影无强化的病灶容易漏诊。最可靠的检查是 MRI，通过 MRI 检查，可对椎管内肿瘤精确定位，并能明确肿瘤大小、范围，位于髓内或髓外。两者的鉴别见表 13-1。

表 13-1 髓内和髓外肿瘤的鉴别诊断

	髓内肿瘤	髓外肿瘤
常见病理类型	神经胶质瘤、室管膜瘤	神经纤维瘤、脊膜瘤
病程	长短不一，一般病程短，胶质瘤囊性变时可进展加速	较长，进展缓慢，硬膜外转移性肿瘤呈急性病程
根痛	少见，多为烧灼性痛，少有定位意义	多见且有定位意义
感觉改变	病变节段最明显，由上向下障碍，呈节段性，有感觉分离改变	下肢的脚、趾感觉改变明显，由下向上发展，少有感觉分离
运动改变	下运动神经元症状明显，广泛肌萎缩，锥体束征，出现晚且不显著	下运动神经元症状的早期只限所在节段，锥体束征出现早，且显著
脊髓半切征	少见或不明确	多且典型，症状先限于一侧
自主神经障碍	较早出现且显著	较晚出现且不显著
椎管梗阻改变	出现较晚，且不明显	出现较早且明显
腰穿放液后反应	症状改变不明显	肿瘤压迫症状加重
脑脊液蛋白改变	增高不明显	明显增高
椎管骨质改变	较少见	较多见

（3）不同病理类型肿瘤的特点

1）神经纤维瘤：又称神经鞘瘤，为椎管内肿瘤中最常见的一种。好发于髓外硬膜内，多生长在脊神经根及脊膜，尤其多见于脊神经后根。肿瘤多数生长于脊髓侧面，较大者可使 2~3 个脊神经根黏附于肿瘤上。神经纤维瘤一般有完整的包膜，表面光滑，质地硬韧，与脊髓组织之间有明显的分界线。其切面均匀，呈半透明的乳白色。当肿瘤较大时可见淡黄色小区及小囊，或出血。有时形成厚壁囊肿，囊内充满水样液。显微镜下一般分为囊状和网状两种。好发于 20~40 岁的患者。多数患者有典型的椎管内肿瘤的症状与体征：早期先有神经根痛，以后逐渐压迫脊髓而产生椎管梗阻，出现感觉麻木及运动无力，可呈现脊髓半切综合征；晚期有括约肌症状。病程较为缓慢，偶有因肿瘤囊变而致急性发作。应注意颈部软组织及颈椎 X 线侧位片，警惕为哑铃形肿瘤。凡症状难以用一处受累解释时，应考虑可能为多发性神经鞘瘤。有的患者伴有皮肤咖啡色素斑及多发性小结节状肿瘤，称为多发性神经纤维瘤病。脑脊液蛋白含量显著增高。肿瘤大多容易切除，疗效甚佳。急性囊性变而呈迟缓性瘫痪者术后恢复较差。椎管内外哑铃形肿瘤是指位于椎管内和脊柱旁，通过椎间孔相连的一种肿瘤。椎管内外哑铃形神经纤维瘤多位于硬膜外，起源于脊神经根，尤其多见于后根。肿瘤生长缓慢，可由硬膜外顺神经根长至椎管外或硬膜内，也可由椎管外长至椎管内。正位 X 线片可见到椎旁异常软组织阴影，斜位片可见椎间孔扩大，椎弓根有压迹，以此可作为定位诊断的依据。必要时行 CT 检查，可清晰显示肿瘤的部位及硬膜囊受压情况。神经鞘瘤起源于周围神经鞘施万细胞，因为骨组织同样受神经支配，骨内有许多施万细胞，因此，神经鞘瘤在骨组织可以生长。良性多见，恶性罕见，进展快，早期出现截瘫，大、小便失禁，CT 及脊髓造影对诊断有帮助。

2）脊膜瘤：发生率仅次于颈神经纤维瘤。一般生长于脊髓蛛网膜及软脊膜，少数生长于神经根。发生于颈段者占所有脊膜瘤的 16.8%，少于胸段（占 80.9%），多于腰段（占 2.3%）。大多位于髓外硬膜内脊髓之前或后方，侧方少见。肿瘤包膜完整，血供丰富，与脊髓分界清楚；表面光滑或呈结节状。其血液供应来自脊膜，故肿瘤附近之脊膜血管可增粗。此类肿瘤生长缓慢，病程较长。其临床症状与神经纤维瘤极其相似，鉴别点在于脊膜瘤患者年龄较大，神经根痛较少见，症状易波动。

3）神经胶质瘤：室管膜瘤最常见，星形细胞瘤其次，其他如胶质母细胞瘤等少见。一般于髓内呈浸润性生长，少数与脊髓分界清楚。病程因病理种类不同而异。少见于颈段而多见于胸段。约占颈椎管内肿瘤的 1%。多见于 20~30 岁的年轻人。大多位于脊髓软膜下，罕见位于髓外硬膜内。髓外硬膜内的脂肪瘤有完整的包膜，与脊髓没有或仅有少量粘连，软膜下的脂肪瘤则与周围组织无明显界限，可沿血管穿入神经组织而酷似浸润性肿瘤。椎管内脂肪瘤的来源尚不清楚，可能是先天性畸形的一部分或由异位组织形成。其临床症状发展缓慢，神经根性疼痛少见，病变以下可有感觉、运动障碍。

4）先天性肿瘤，或称胚胎残余肿瘤：占椎管内肿瘤的 5.9%，包括上皮样囊肿、皮样囊肿、类畸胎瘤、畸胎瘤、脊索瘤等数种。

5）血管瘤和血管畸形：Lindau 肿瘤系中枢神经系统较为特殊的良性血管瘤，又称为血管网织细胞瘤、血管网状细胞瘤、小脑血管瘤。较少见于颈椎管，一般发生在颅内。多见于 35~40 岁的成人，一些患者有家族史。在临床表现、椎管造影等方面与一般常见的椎管内肿瘤难以鉴别。部位病例还可合并肝、胰、肾的多囊性病变、附睾腺瘤、肾透明细胞癌、嗜铬细胞瘤及其他部位的血管瘤等。海绵状血管瘤又称海绵状血管畸形，可侵及脊髓，但是少见于颈脊髓，通常见于马尾，偶见于胸脊髓。脊椎海绵状血管瘤常局限于椎体，偶尔会膨入硬膜外腔。硬膜内海绵状血管瘤通常位于脊髓内，极少见于髓外硬膜内。常表现为出血或局灶性神经功能缺陷。许多海绵状血管畸形无症状而且为多发性。临床上海绵状血管瘤畸形略多见于女性，主要见于 20~40 岁。海绵状血管瘤的急性临床表现几乎肯定是由出血引起，而再次出血在临床上似乎不可避免。一系列研究表明，海绵状血管瘤常呈活动性、进行性增大，其机制尚不清楚，但是一般认为由毛细血管增生、血管扩张、反复出血并机化、血管化而产生。虽然部分栓塞的动-静脉畸形可能不被血管造影发现，但是血管造影仍常用于排除绝大多数动-静脉畸形。MRI 是一种有效的检查手段，其典型表现为 T_1 和 T_2 加权低信号的分界清楚。一些低信号强度可能与畸形中的低血流量及可能出现的铁磁性物质如含铁血黄素有关。这种 MRI 的特征性表现可能见于髓内动-静脉畸形、肿瘤、继发于创伤或感染的损伤。

（4）误诊的原因：①椎管内肿瘤多数为良性肿瘤，生长缓慢，早期症状多数较轻，症状体征不典型。②在上胸段以上的肿瘤可有上运动元受损的临床症状，但在下胸段及腰段并无特殊性，无肌张力增高、腱反射亢进、髌阵挛及踝阵挛阳性，极少引出病理征，仅有相应皮肤的平面感觉障碍，很易被忽视。③外科医生对腰椎间盘突出症、内科医生对脱髓鞘性脊髓炎及吉兰-巴雷综合征认识广泛，而对椎管内肿瘤的认识不足。④当有腰疼痛、下肢疼痛及麻木时，多数临床医师首先考虑为腰椎间盘突出症，但正常无症状的腰椎间盘突出及膨出率可达 30%。

（5）鉴别诊断：①与胸膜炎、心绞痛、胆石症等相鉴别，详问病史，进行系统体格检查及神经系统检查即能鉴别。②与脊柱结核、椎间盘脱出及脊柱转移癌等疾病鉴别，脊柱结核多见于青年人，常有结核病史，X 线平片可见椎体骨质破坏、变形和椎旁脓肿。椎间盘脱出者有外伤史，发病急，脊柱平片可见椎间隙变窄。后者多见于老年人，病程短、椎体骨质破坏、恶病质、有严重疼痛等。③与脊髓炎、脊髓蛛网膜炎等鉴别，一般根据病史和临床表现常能鉴别压迫与非压迫性脊髓病。④脊髓空洞症，发病徐缓，常见于 20~30 岁成人的下颈段和上胸段。一侧或双侧的多数节段有感觉分离现象及下运动神经元瘫痪，无椎管梗阻现象。MRI 检查可明确诊断。⑤运动神经元疾病，特点为肌萎缩及受侵肌肉的麻痹，并有舌肌萎缩，可见肌束颤动，病理反射阳性；脑脊液检查细胞及生化指标正常，无椎管梗阻现象。放射学检查无占位性病变存在。

三、治疗

1. 手术治疗

（1）基本原则：手术是椎管内肿瘤唯一有效的治疗手段，原则是在不加重脊髓损伤的前提下尽可能地切除肿瘤，四分之三的椎管内肿瘤为良性，故肿瘤全切预后良好。因此对椎管肿瘤的手术应持积极态度。硬脊膜外的恶性肿瘤，如患者全身情况好，骨质破坏较局限，也可手术切除，术后辅以放射治疗及化学治疗。只有在病变系转移性，或是患者体质太差、难以耐受手术时，才考虑其他辅助或姑息性疗法。由于脊髓的结构复杂、功能重要，故在切除肿瘤时医生的手术操作需十分精细，应用显微外科技术有利于辨明肿瘤的边界及其与血管的联系，看清正常结构及病变组织，从而减少对正常组织、神经与血管的损伤。总结近年来经验，手术的关键在于：①手术体位，术中患者取俯卧位或侧卧位。为预防颈部过伸或扭转而加重颈脊髓的损伤致呼吸障碍，并有利于手术部位的暴露，采用清醒状态下气管插管全身麻醉，麻醉后将头固定在特制的头架上。②精确的定位，术前反复核对 X 线定位片和 MRI，确定肿瘤的准确部位。③充分止血，剪开硬膜之前，做到无任何部位渗血；在剪断供血血管之前，确保止血完全，以免剪断后血管回缩而造成止血困难；以棉片或止血海绵压迫止血为主，或采用双极电凝止血，以免损伤脊髓。针对哑铃型肿瘤，需扩大瘤体侧神经根管，必要时切除一侧关节突和椎弓根，显露大部分瘤体，完整切除肿瘤。④分块切除，遇到肿瘤边界不清而难以分离时，应先寻找边界清楚的突破口，最后分离边界不清处。在操作过程中只能牵拉肿瘤，不能牵拉脊髓，所有操作都应靠肿瘤一侧进行；对较大瘤体可分块切除，以免整体切除肿瘤时伤及脊髓。单极电刀的电切强度以及双极电凝的电凝强度要足够小，以免热效应损伤脊髓和神经。勿片面追求整块切除而过分牵拉肿瘤，尽量不牵拉脊髓，少牵拉神经。⑤显微外科技术，在显微镜下可清楚地看见裸眼所看不清的细小结构，如蛛网膜与肿瘤、神经根与肿瘤、肿瘤与颈脊髓的界线，特别是供应或引流肿瘤血运的小血管。⑥术中脊髓诱发电位监护，近 20 年来，诱发电位监测技术在椎管内肿瘤手术中应用得越来越多，通常采用体感诱发电位（SEP）或（和）运动诱发电位（MEP）监测。其中 SEP 最为常用，主要反映脊髓深感觉传导通路情况，但是反映运动功能时不够准确，常用于监护髓外肿瘤。MEP 能直接反映锥体束的完整性及功能状况，适合于髓内肿瘤切除术中监护，但操作方法较复杂，仪器设备昂贵，易受麻醉药物影响。SEP、MEP 联合应用后有助于减少神经并发症。

（2）手术方法

1）髓外硬脊膜下脊膜瘤：当肿瘤较小时，先分离肿瘤与脊髓、神经根的蛛网膜界面，再将肿瘤附着的硬脊膜内层分离，离断肿瘤的血供即可完整切除肿瘤；当肿瘤较大时应先离断肿瘤基底，囊内分块切除肿瘤，待瘤体缩小后分离瘤髓界面，必要时可剪断相关齿状韧带避免脊髓过分牵拉。对于哑铃形神经鞘瘤，打开椎板后应先切除肿瘤峡部，然后切除硬膜下肿瘤，最后处理硬脊膜外部分。切除硬膜下部分时应将肿瘤与脊髓、神经根表面的蛛网膜锐性分开，游离肿瘤，显露载瘤神经后离断。正确处理椎间孔外的肿瘤非常重要，应将椎间孔打开，仔细辨认并严格分离肿瘤包膜，先行肿瘤内切除，再沿瘤周分离，直至显露椎管外正常粗细的载瘤神经并将其在此处离断，确保肿瘤全切除。对颈段肿瘤注意避免损伤肿瘤峡部的椎动脉，胸段肿瘤避免损伤胸膜和大血管，腰段肿瘤保护好腹膜后脏器和大血管，马尾肿瘤尽量保护马尾神经。

2）髓内肿瘤：必须应用显微外科技术，手术时机最好选择在患者脊髓功能中度障碍时，这样能取得最佳的效果。术前症状越轻，手术效果越好，甚至可以达近正常状态。手术时应在基本离断肿瘤血供后，严格沿肿瘤界面分离、切除肿瘤。减少医源性损伤脊髓组织功能是手术成功的关键。操作过程应自上而下或自下而上进行，分离时应平行于传导束方向，尽量避免垂直于脊髓纵轴离断传导束的动作。游离肿瘤的腹侧部分时避免损伤软脊膜下的脊髓前动脉，严防误吸，将双极电凝调小减轻电灼造成的热传导损伤。当术中难以发现理想的瘤髓界面时，不宜勉强全切除，以免造成严重的脊髓功能损伤。髓内胶质细胞瘤与正常脊髓分界不清，仅颜色、质地稍有差别，通常只能部分切除；术中切忌做扩大切除，扩大切除非但不能减少复发机会，反而会加重脊髓的损伤，手术目的为充分减压以利改善脊髓功能。室管膜瘤一般边界清楚，伴有假包膜，血供中等，术中在显微镜下尽量沿中央沟分开脊髓，在不损伤传导束和血管的情况下，沿肿瘤和脊髓间的界线分离，尽可能将肿瘤完全切除。血管瘤呈紫红色，与脊髓有分界，术中一般先处理好供养血管和导出血管，然后再切除，这样术前脊髓血管造影就显得非常必要。髓内脂肪瘤界限不清，切忌盲目全切，否则会导致严重的后果。

3）脊柱稳定性的重建：对于哑铃形椎管内肿瘤，或肿瘤从后方伸向前方以及转移性肿瘤，术中为了提高肿瘤的切除率，有时不得不扩大切除范围，甚至切除相应的椎体。以前对脊柱稳定性问题未重视，只要不切除椎体就不考虑稳定性的重建。经随访发现术中如果切除关节突、椎弓根等结构，就会出现脊柱失稳，引起相应的症状。因此，只要术中破坏了脊柱的稳定性，都应同期进行脊柱稳定性的重建。

（3）术后处理：严密观察肢体运动情况、感觉平面的恢复情况，括约肌功能状态、引流管的引流性质和量；高颈髓肿瘤患者手术后应当特别注意其呼吸功能的观察。常规应用脱水剂和糖皮质激素，如20%甘露醇与甲泼尼龙静脉滴注；合理使用抗生素，预防感染。术后卧床至少3周，对于脊柱稳定性较差的患者，使用外固定。截瘫患者术前术后要加强防压疮护理和肢体的被动锻炼以及术后康复训练。

（4）手术并发症

1）原因：①手术前治疗计划制定错误，如不正确的诊断、错误的手术入路、适应证掌握不严谨等。②手术中造成损伤，如血管、神经、硬脊膜和脊髓的直接损伤。③手术后出现并发症，如切口的感染、出血、组织水肿、肿瘤复发。

2）常见并发症

a. 神经损伤：脊髓是很娇嫩的组织，稍受挤压或碰撞，即可造成永久性的功能障碍。脊柱手术所造成的神经损伤并不多见，其中多数为手术操作过程中对神经的直接损伤。常见的原因有麻醉、咬骨钳损伤、过度电凝、出血、过度牵拉、减压不充分、解剖不清晰等。颈椎手术中的脊髓损伤可因麻醉插管过程中颈椎过伸而引起，老年患者更为多见。随着脊柱内固定应用逐渐广泛，所引起的神经损伤也相应增多。这些并发症发生后常需再次手术取出内固定。

b. 脑脊液漏：脑脊液漏的常见原因为手术中的医源性硬脊膜损伤。脑脊液漏的直接后果是伤口的不愈合和感染，如经久不愈可引起头痛症状。脑脊液漏的预防关键是在手术中动作要轻柔，避免损伤硬膜，手术需切开硬膜时，应注意严密缝合，如硬膜缺损较大应及时修补。特别是对于脊膜瘤和神经纤维瘤，通常需要在硬膜内外切除肿瘤，因此手术中硬膜缝合非常重要。当漏出的脑脊液不与外界交通时常形成假性脊膜膨出，CT 扫描能显示椎管内及皮下液体，在行椎板切除部位呈低密度影并向后延伸，在 MRI 则显示其内容物与脑脊液信号强度相同，但与软组织水肿难以鉴别。其实诊断脑脊液漏以脊髓造影及 CT 脊髓造影效果最为理想。脊髓造影可清晰显示脑脊液漏的范围，其特点为椎管后方的造影剂与脑脊液相交通。

c. 脊柱不稳或内固定失败：脊柱的各种减压手术虽可切除占位病变并解除对脊髓、马尾和神经根的压迫，但却使脊柱赖以获得稳定的结构受到不同程度的破坏。近年来对医源性脊柱不稳之报道陆续增多，并已逐渐引起重视。应当指出，有一部分患者甚至在术前就已存在有不同程度的脊柱不稳，一旦对这一问题有所疏忽，就有可能因施行了不适当的手术而使脊柱不稳得不到治疗甚至加重。特别在骨外科，对于良性或低度恶性肿瘤，在肿瘤全切除后，常植入器械固定，以增加脊柱的稳定性。如果内固定失败，需要在综合评价患者临床及影像学表现的基础上决定下一步的对策。

d. 神经根周围瘢痕形成和肌肉去神经改变：是手术损伤神经根所引起，发生率一般为 1%~2%，高者可达 12%。神经根周围瘢痕形成可能与局部血肿形成及神经根解剖变异有关。此外，有学者认为与术中使用脑棉、生物材料有关。患者的临床表现为在术后经过一段缓解期后，又再次出现神经根痛症状；经非甾体抗炎药物治疗可能暂时有效，但症状也可持续存在或暂时缓解后数月内又复发。肌肉去神经改变是因为腰椎后路手术对椎旁肌肉的广泛剥离后引起椎旁肌肉萎缩，这是临床医师一直所关注和忧虑的问题。

e. 蛛网膜炎：亦称粘连性蛛网膜炎，系指蛛网膜和（或）软脊膜的炎性过程所引起的自身增厚以及神经根的相互和（或）与蛛网膜的粘连。蛛网膜炎可局限于一个节段也可同时累及多个节段，通常为硬膜囊尾端受累，病程长者蛛网膜还可发生钙化或骨化；导致脊髓功能障碍和神经根痛症状。

f. 硬膜外血肿：脊柱手术过程中硬膜外静脉丛出血比较常见，术中尽管已采取止血措施，术后仍可能形成硬膜外血肿。硬膜外血肿一般多见于手术后 1~3 周内，极少数发生于手术 3 周之后。在 CT 扫描图像上硬膜外血肿表现为不同程度硬膜外高密度影，亦可对硬膜囊形成压迫，其密度信号的强度高低与血肿吸收程度及血肿内所含纤维组织有关。在矢状位像上典型的硬膜外血肿为梭形，位于硬膜囊背侧，应注意与硬膜内血肿、硬膜外脓肿及肿瘤相鉴别。如果血肿对脊髓压迫明显，需要再次手术处理。

g. 感染：由于术前准备不足、患者自身抵抗能力差、器械消毒及手术无菌操作不严格、术中处理不恰当、脑脊液漏、术后引流管未按时拔除等因素导致。切口感染与裂开，可分浅层和深层两型。椎管内感染，按其部位分硬膜外感染、硬膜下感染和脊髓内感染，其中以硬膜外感染多见。对切口感染与裂开，可及时给以清创缝合、引流；保持伤口的干燥、清洁；增强机体抵抗力和敏感抗生素的应用。但对严重椎管内感染，单纯使用药物往往难以取得满意效果，且有可能致脊髓受压加重，应立即切开清创引流，否则会导致不可挽回的后果。再次手术后仍要根据细菌培养及药敏试验结果选择敏感和能透过血脑屏障的抗生素，时间不少于 6 周。

h. 肿瘤复发：硬脊膜外恶性肿瘤手术后如不采用放射治疗或者化疗，很容易复发；脊膜瘤和哑铃形神经纤维瘤可因未完全切除而复发；髓内肿瘤难以彻底切除，多数术后复发。

2. 选择性动脉造影及栓塞治疗　对血供非常丰富的血管性肿瘤或恶性椎体肿瘤，特别是在腰骶椎，常因手术出血多、肿瘤难以彻底切除而感棘手。选择性动脉造影可清楚显示肿瘤的大小及血供特点，术前栓塞能安全有效地减少术中出血。此外，栓塞术作为姑息治疗手段能明显地缓解疼痛，这对于不能手术的患者是一种行之有效的治疗方法。栓塞可减少肿物效应，减轻椎管阻塞，使疼痛减轻，化疗和栓塞后，肿瘤发生变性坏死，也减轻了肿瘤组织对周围神经的刺激。临床资料表明，经明胶栓塞后的患者，疼痛缓解时间均不超过 2 个月。因此，如想得到良好的疗效，应选择更好的栓塞剂，国外学者在对腰骶椎肿瘤姑息性栓塞治疗时，多选用聚乙烯醇等永久性栓塞剂，可使疼痛缓解时间延长。

3. 放射治疗 凡属恶性肿瘤在术后均可进行放疗，多能提高治疗效果。放射剂量为 4~5 千伦琴肿瘤量，疗程为 4~5 周。

4. 化学治疗 胶质细胞瘤用脂溶性烷化剂如卡莫司汀（BCNU）治疗有一定的疗效。转移癌（腺癌、上皮癌）应用环磷酰胺、氨甲蝶呤等。

四、预后

若能早期发现椎管内肿瘤，早期手术治疗，大多数可取得良好的临床效果。部分患者椎管内肿瘤瘤体较大或者位于高位颈椎，术后可能因呼吸衰竭而死亡，或术后一段时间后复发。至于脊髓神经功能的恢复，则与患者脊髓受压的程度和时间有一定的联系。预后椎管肿瘤的手术治疗效果，主要与术前患者的神经系统受累情况和肿瘤的大小、部位等因素有直接关系，因此对其早期诊断和治疗便显得尤为重要。椎管肿瘤的预后取决于下列因素：①肿瘤的性质和部位，软性肿瘤，特别是生长缓慢者，使脊髓有充分时间调整其血液循环，发展较慢，症状较轻，手术后脊髓功能恢复较快而完善。硬性肿瘤，即使体积较小，因为其易于嵌入脊髓内，任何脊柱的活动都可使肿瘤造成脊髓的挫伤及胶质增生，术后恢复多数不理想。②肿瘤的生长方式及其生长速度，髓内肿瘤有的主要是扩张生长，有的主要是浸润性生长。后者对脊髓造成的损害较大。肿瘤生长缓慢的，即使脊髓受压明显，由于脊髓仍有代偿能力，症状可较轻微；反之，生长较快的肿瘤，尤其是恶性肿瘤，容易引起脊髓急性完全性横贯损害症状，需要急诊手术解除脊髓压迫，即使 1~2 小时的延误，也往往会造成严重的后果。③治疗时机和方法的选择，各种脊髓神经组织对压力的耐性有所不同，如肿瘤对神经根先是刺激而后造成破坏；灰质对肿瘤压迫的耐受性大于白质；白质中锥体束和传导本体感觉和触觉的神经纤维较粗（直径 5~21 μm），痛觉纤维较细（直径小于 2 μm），受压后细纤维比粗纤维耐受性大，压迫解除后恢复也较快。一般地讲，在受压之初，神经根受牵引，脊髓移位，继而受压变形，最后脊髓发生变性，逐渐引起该组织的神经功能障碍。④患者的全身状况。⑤护理与康复工作，因而术前的 MRI 影像学检查、术中采用显微神经外科手术操作是椎管肿瘤诊疗中的关键手段，早期检诊与处理则是影响其预后的重要环节。

（羊良旺）

第二节 髓内动静脉畸形

一、流行病学

髓内动静脉畸形（IAVM）属于脊髓动静脉畸形（SAVM）中的一种类型。IAVM 占所有脊髓血管畸形的 10%~15%，与其他类型脊髓动静脉畸形相比，IAVM 在性别上分布主要在男性，国外报道男女比为 4：1；Yasargil 等报道，75% 的患者年龄低于 40 岁，46% 的病变发生于颈段脊髓，44% 发生于胸腰段脊髓。

二、病因及发病机制

（一）病因

髓内动静脉畸形系先天性疾病，对其认识以病理解剖为基础。脊髓实质内有一个或多个独立的畸形血管团，并有多支供血动脉和引流静脉。供血动脉主要由 1 支纵行的脊髓前动脉和 2 支纵行的脊髓后动脉供血，供血动脉也有可能存在多源性。

（二）发病机制

1. 出血　畸形血管破裂出血到脊髓髓内或突破至脊髓蛛网膜下隙，引起局部疼痛及急性四肢瘫痪或截瘫。

2. "盗血"　"盗血"可引起脊髓缺血，产生神经功能障碍。

3. 脊髓压迫　畸形血管扩张，可对周围正常的脊髓组织产生压迫。

4. 静脉压升高　由于动静脉直接分流，静脉压增高，病灶周围的静脉回流受阻，组织充血水肿，可致慢性进行性脊髓软化。

5. 血栓形成　畸形血管很易引起血栓形成，继而产生脊髓缺血症状。

三、临床表现

由于 IAVM 异常血管团和静脉曲张一般比髓周动静脉瘘小，因此患者的症状主要是血栓形成或 SAH 引起的损害，而异常血管团、畸形团内动脉瘤和静脉曲张的压迫引起的损害相对要轻。

1. 急性　主要由髓内动静脉畸形出血引起，高段 IAVM 可导致四肢瘫痪，呼吸困难，出血还可以向脑室蔓延，造成意识障碍，出现颅神经症状，自血液中释放的毒素亦可以导致脊髓的直接损害，形成蛛网膜炎，瘢痕形成，继发脊髓缺血等。

2. 慢性　慢性损害主要是由于髓内动静脉畸形的盗血作用和急速回流的静脉血对脊髓的冲击作用（即所谓"水锤作用"），以及血管团的直接压迫，静脉栓塞等。由此造成自主神经功能紊乱、躯体感觉障碍、肌力减退、肌张力增高、病理征（+）等，并可随时间而加重。

四、实验室和特殊检查

1. MRI　国内外只有很少的文献报道在 MRI 上能显示真正的髓内动静脉畸形。MRI 上能见到的血管病变位于髓内，脊髓局部扩张，供血动脉及回流静脉血管由于血流高速而显示低信号，圆形，长的及蜿蜒的流空信号。在冠状位，T_2 加权及脑脊液的高信号中显示蛇样充盈缺损。另外，有时可见 T_1 及 T_2 加权上显示一个低信号区，这种现象与出血后含铁血黄素残留有关。静脉高压的信号为 T_1 低信号，T_2 高信号，脊髓水肿变粗。IAVM 的并发症也很明显，在 MRI 上表现为出血后的脊髓中央空腔，髓外血肿，脊髓萎缩及 Cobb 综合征。

2. 脊髓血管造影　MRI 是显示动静脉畸形供应及回流血管，脊髓反应，周围结构以及可能的病变的唯一方法。但是治疗前的血管造影是必需的，同时也是检查的手段之一。该检查明确的是供应血管的数量及位置，伴随血流量，病灶范围及位置；引流静脉的数量及位置，同时还可以了解其与正常脊髓血管的吻合。

造影过程中仍需注意：①对于隐匿性血管畸形，其可能原因为病灶范围小或者自发性蛛网膜下隙出血引起血管痉挛，为提高其 DSA 显示率，须结合多种影像学表现，重点行病变段供血动脉造影，必要时短期内复查血管造影。②IAVM 的供血动脉主要由 1 支纵行的脊髓前动脉和 2 支纵行的脊髓后动脉供血，血管造影必须清楚显示供血动脉的起始与行程。由于供血动脉可能存在多源性，检查中必须做全颈、胸和腰骶段脊髓血管的选择性造影。若见脊髓前动脉供血则必须确定脊髓前动脉和畸形血管病变上方及下方的血管有无吻合，以避免误栓。③须明确 IAVM 引流静脉的多少、粗细以及迂曲程度，其引流静脉一般呈双向性，经脊髓腹侧和（或）背侧向冠状静脉丛引流，并常通过髓周静脉系统向椎旁静脉丛引流。

五、诊断及鉴别诊断

现阶段，IAVM 的诊断主要根据临床症状和脊髓动脉造影方能确诊，临床上须与以下病相鉴别。

1. **椎管狭窄**　可发生与脊柱的不同部位，主要表现在于受压迫神经根及脊髓支配区的运动，感觉障碍，少部分有病理征出现。可根据脊椎的 CT 及 MRI 明确诊断。

2. **椎间盘突出**　大多数病变的范围较窄，局限于 1~2 个节段椎体，依靠 CT 及 MRI 可以很好鉴别。

3. **脊髓蛛网膜炎**　继发于多种原因的反应性蛛网膜炎症，临床以神经根的刺激症状为主。动力学检查表现为完全性和不完全性的梗阻，除详细询问病史外，脊髓造影是很有价值的鉴别手段，可见神经根轴和神经根的充盈缺损，蛛网膜下隙的不定型狭窄。

六、治疗

虽然 1916 年已有脊髓血管畸形手术治疗的报道，20 世纪 60 年代末期又出现了血管内的栓塞治疗，但要做到完全根治并保留正常的脊髓功能目前仍是一个难题。

IAVM 治疗方法主要有手术、栓塞，以及手术联合术前或术中栓塞等。对于团块状 IAVM，由于它在髓内呈紧密型生长，一般体积较小，畸形内无神经组织，因此部分病例可以行手术切除，而对不成熟型 AVM，由于它呈弥散型生长，在 AVM 和神经组织之间没有界限，畸形团内有正常的神经组织，手术只能限于结扎或电凝接近 AVM 的供血动脉，但一般认为只结扎或电凝供血动脉只能起到短期效果，术后不仅可能因形成侧支循环而复发，还会给进一步栓塞造成困难。大多数幼稚型 AVM 和部分不能手术的团块型的 AVM 可以行栓塞治疗，栓塞治疗还可以用于术前为手术做准备。

（一）介入治疗

该方法始于 20 世纪 60 年代，经血管内栓塞治疗对大多数髓内血管畸形是目前首选方法，术前栓塞可使手术更加安全。栓塞物质有十余种之多，目前使用较广泛的是微粒栓塞物和液体胶。

1. **栓塞的原则**　经过较安全的途径，循序渐进的减慢脊髓动静脉间的异常血流，改善脊髓功能，减少出血机会，逐渐形成血栓，最终使 AVM 完全栓塞。

2. **栓塞的指征**　供血动脉扩张、弯曲度小，可直接进入畸形血管团而使插管容易，如果在 AVM 上下有正常的 ASA 或侧支循环则栓塞更为安全。

微粒栓塞的优点是可以逐步进行，安全简便，能重复或经 ASA 进行栓塞，使临床症状得以恢复或改善，并发症少。但栓塞后再通的现象很常见，尽管在影像上再通，但其临床症状比较稳定。大部分患者临床症状得以恢复或改善。

液体胶的优点则可以避免动静脉畸形栓塞后血管再通，但其缺点是可闭塞正常的血管及引起炎症反应而产生较多的并发症。

脊髓 AVM 栓塞后恢复不好的因素可有以下几种情形：①没有充分分析畸形团的血管构筑使供血动脉被栓塞的同时，供应正常脊髓组织的动脉亦被栓塞。②引流静脉遭到破坏或血栓形成。③脊髓出血，造成脊髓实质破坏。

（二）手术治疗

由于病变位于髓内及腹侧，单独的显微外科手术切除难度较大，直到 20 世纪 70 年代才开始有报道，如 Yasagil 在 1975 年报道了 6 例，以后陆续有 Riche、Rosenblem、Malis 等人报道了 30 余例。国内外报道一般切除率为 60% 左右。现在，手术前做栓塞，术中运用神经电生理监测技术，再加上显微外科技术的发展，对于保护脊髓功能，降低手术致残情况有很大帮助。

（三）综合治疗

结合血管内介入——显微手术的方法是目前髓内动静脉畸形的常用方法，全面衡量病变的范围特点，采用联合治疗方法更有利于患者的恢复。

七、预后

国内外对髓内动静脉畸形的治疗预后研究表明，单纯接受栓塞治疗的患者总有效率达 81.2%，有 8.2% 的人治疗后效果较术前比不理想。IAVM 合并动脉瘤的患者，首先对动脉瘤进行栓塞，治疗有效率达 76.9%。运用栓塞结合显微手术治疗的患者，仅有 7.4% 的患者有一过性的症状加重。

（羊良旺）

第三节　硬脊膜动静脉瘘

一、流行病学

硬脊膜动静脉瘘（SDAVFS）是脊髓血管畸形（SPAVM）中常见的一种，约占 SPAVM 的 55% ~ 80%。由 Kendall 于 1977 年首次报道，好发于男性，男女比例为 7 : 1，86% 的患者在 40 岁以上；而其他脊髓动静脉畸形常见于 40 岁以下患者，无性别差异，且常伴有蛛网膜下隙出血。

二、病因及发病机制

1. 病因　该病的病因在初期不十分明确，但近年的研究结果越来越支持后天获得性因素起决定性作用的观点。Symon L、Rosenblum B、Cahan LD、Merland JJ 等学者对该病的后天获得因素进行了细致的分析。

2. 发病机制　国外学者研究已证实，SDAVF 是由于脊髓的动静脉之间形成直接交通，有一条或多条脊髓动脉供血，经一条根静脉引流至冠状静脉丛。由于动静脉直接交通导致脊髓内动静脉压力梯度下降，脊髓内血管扩张和椎管内压升高，脊髓静脉回流受阻，引起脊髓充血甚至出现脱髓鞘或组织坏死。

三、临床表现

该病为非自限性疾病，一旦患病，症状将进行性加重，最后导致神经系统不可逆损害。起病比较隐匿，多数病情进展缓慢，约10%的病例呈急性或亚急性起病。Symon和Keonig等认为该病的早期症状呈非特异性表现，与任何脊髓受压迫的最初表现相似，主要是圆锥功能异常。以后感觉、运动和括约肌功能均出现变化，至就诊时最常见的症状是排便、排尿功能障碍，与其他髓外良性肿瘤和髓内神经胶质瘤的出现时间相比均明显提前。可因运动、某种特定体位、怀孕、做Valsalva动作等导致静脉压力升高，引起症状加重。

通常出现的体征是下肢上和（或）下运动神经元的损害。Koenig和Symon等学者作了相关的临床分析认为，最常出现的是脊髓后索及脊髓丘脑束受损所致的感觉异常，而蛛网膜下隙出血少见。

四、辅助检查

MRI和DSA是目前诊断SDAVF最常用的检查手段。MRI能发现椎管内的异常血管，可判断SDAVF的纵向定位、血管构筑及脊髓受损程度。DSA能发现瘘口，显示其供血动脉及引流静脉。

1. MRI表现特点

（1）脊髓内长 T_2 信号影：通常为脊髓水肿、脊膜充血及脊髓小静脉梗死所致，可提示脊髓内静脉高压的存在。

（2）脊髓周围迂曲血管影：为SDAVF的异常引流静脉所致，可视为SDAVF的直接MRI征象，另外，部分病例的异常引流静脉可表现为流空血管影。

（3）脊髓不均匀斑片状强化：其形成与脊髓缺血坏死后神经胶质细胞增生有关。

2. DSA表现特点

（1）位于椎间孔附近的动静脉交通，瘘口多为1个，偶为2个，多位于上胸段以下至骶段水平，其供血动脉多为1支，少数为2支，主要来自肋间动脉、腰动脉等的硬脊膜支。

（2）引流静脉较长，呈迂曲匍行的血管影，多位于脊髓背侧，可单独或者同时向颅底或骶部引流，常不累及硬膜外。

（3）引流静脉血流缓慢。

（4）髓内或髓周常无畸形血管团或动脉瘤样及静脉瘤样扩张。

五、诊断及鉴别诊断

由于临床表现缺乏特异性，因此该病的确诊主要依赖影像学检查。DSA能发现瘘口，显示其供血动脉及引流静脉，是诊断SDAVF的金标准，若与MRI结合，可明显提高本病的诊断准确性。

（一）诊断

目前被广泛接受的确诊标准如下。

1. 年龄超过40岁，尤其是男性患者。

2. 表现为双下肢的感觉、运动和括约肌功能异常，且症状进行性恶化，体征不断发展。

3. 选择性脊髓动脉造影发现硬脊膜附近瘘口及动静脉的异常交通。

（二）鉴别诊断

结合文献分析误诊原因有以下几点：①该病的临床发病率较低，容易被忽视。②起病隐匿，症状、体征缺乏特异性。③好发于 40 岁以上的患者，常合并脊柱退行性病变。④X 线、CT 检查时无法发现，仅约 50% 的患者 MRI 有串珠样改变，血管内膜病变等血管畸形也可干扰血管造影的结果。

1. 急性脊髓炎　起病突然，可发生于包括颈段在内的各段脊髓，激素治疗有效，MRI 及 DSA 不显示引流静脉及动静脉瘘。

2. 髓内动静脉畸形（AVM）　平均发病年龄较轻，好发于颈膨大、腰膨大，MRI 常显示脊髓内外不同程度的流空血管影，DSA 可见多支供血动脉与引流静脉，但两者之间并非直接交通，而存在着畸形血管团。

3. 髓周动静脉瘘（AVF）　系脊髓前、后动脉与静脉直接交通，发病年龄小于 40 岁，虽无畸形血管团，但绝大多数具有髓周静脉瘤样扩张的 MRI 及 DSA 表现，有别于 SDAVF。其单瘘口低流量型（Ⅰ型）与 SDAVF 的鉴别点在于确定供血动脉的来源及瘘口的位置。

4. 腰椎退行性变或腰椎管狭窄　好发与老年患者，且两者常与 SDAVF 同时伴行，所以临床很容易混淆，所以对于有临床症状的患者需要仔细鉴别，必要时行 DSA。

六、治疗

治疗的目的在于阻断动静脉交通，解除椎管内静脉高压，同时保护正常的脊髓供血和引流。目前，治疗方法主要有外科手术和血管内栓塞两种。

（一）手术切除

1914 年 Elsberg 成功施行了第一例 SDAVF 手术，随着脊髓血管造影技术的发展以及磁共振血管造影技术的应用，手术方式日臻完善。

SDAVF 的手术方法不外乎以下几种：①广泛切除椎板减压。②切除脊髓背侧的引流静脉。③切除瘘口，切断或结扎硬膜下引流静脉。④单纯切断引流静脉。第一、二种手术方式创伤大，可进一步破坏正常脊髓的引流静脉，而加重症状，故已被淘汰。近几年对手术方法的探索和争论，主要集中在瘘口和引流静脉的处理两个方面。

Tomas 和 Tacconi 两人在切断、结扎引流静脉的同时是否切除瘘口产生过分歧，Afshar 等人则在随机分组的对比研究中提出以下情况不宜做瘘口切除：①供血动脉有分支同时参与脊髓供血（15%）。②瘘口处有功能重要的神经根穿过，若切除瘘口必须切断神经根。③若在邻近神经根处切除瘘口，为防止术后脑脊液漏发生，须作硬膜移植。

总之，结扎或切断硬膜下引流静脉，保留脊髓表面引流静脉以防止破坏脊髓正常引流，在不致引起神经根损伤或脑脊液漏的情况下，电凝或切除瘘口是目前 SDAVF 比较公认的手术原则。

（二）介入治疗

栓塞治疗最大的优点是避免全身麻醉和手术带来的组织创伤，往往容易被患者接受。

1. 介入治疗的材料　临床上常见的栓塞剂有干燥硬膜、肌肉段、自体血凝块、吸收性明胶海绵粉末、硅酮颗粒、微弹簧圈、PVA、IBCA 和 NBCA 等。其中丙烯酸胶 IBCA、NBCA 因其不能被吸收且具有一定的弥散能力可向病灶深部甚至引流静脉扩散而效果较好，但这同时带来一种潜在的危险，即栓子弥散到引流静脉远端造成栓塞而破坏脊髓正常引流。IBCA 已被证明有致癌作用，现逐渐在临床应用中被淘汰，目前主要采用 NBCA。

2. 介入栓塞的技术要点及禁忌证　最重要一点就是导管准确到达邻近瘘口的供血动脉内。由于瘘口供血支较细或者迂曲，准确到位常很困难。近来随着微导管产品质量和导管技术的提高，操作的成功率亦相应提高。有些患者由于病灶区供血动脉解剖结构上的特点而不能采用栓塞治疗，如供血动脉在供应瘘口的同时，发出根髓动脉参与正常脊髓供血，为避免栓子进入正常脊髓供血动脉，不宜采取栓塞治疗。

复发率高是介入栓塞治疗最大的弱点。所以很多学者提出介入方法与外科手术联合应用可以取得更理想的效果，主张在诊断性造影时部分栓塞瘘口。

无论采取手术或血管内栓塞，尽早正确诊断和治疗是取得良好疗效的根本前提。及早治疗可避免 Foix Alajouanine 综合征的发生，或者更多地保留脊髓功能。

另外，SDAVF 治疗后的抗凝问题也很重要。这是由于在 DAVF 被阻断后，髓周冠状静脉丛内压力平均下降 38.3%，由静脉高压所致的功能障碍很快有所恢复，而此时冠状静脉丛大多血流缓慢或无血流信号，出现"静脉淤滞"，易致静脉内血栓形成。为防止静脉形成血栓，加重脊髓静脉高压，引起术后症状加重，术后应常规抗凝治疗。

七、预后

该病为非自限性疾病，一旦患病，症状将进行性加重，直至最后导致神经系统不可逆损害。病程较长，从出现症状到明确诊断平均需要 2.7 年，一般两年内为双下肢或其他如排尿、排便等功能的进行性恶化，2~4 年出现截瘫。

疗效的好坏不仅决定于病变的位置，更主要的是决定于所选择的手术时机和手术方式。手术或栓塞愈早愈好，Koenig 就指出早期诊断、早期治疗是达到满意治疗效果的唯一途径。另外，如果手术或栓塞能阻断瘘口，患者的症状多有改善，而瘘口未能完全阻断，则临床症状将会复发。

此外，术前及术后的护理也是影响预后的关键，如脊髓血管造影的护理、病情观察、抗凝治疗的护理、康复功能的训练及心理护理均直接影响预后。

（陈申波）

第四节　髓周动静脉瘘

一、流行病学

髓周动静脉瘘（PMAVF）是 SAVM 的一种特殊类型，是脊髓动脉向静脉的直接分流，好发于青中年。其瘘口位于硬脊膜内脊髓外。它好发于脊髓圆锥部，占 SAVM 的 19%。1977 年 Djindjian 等首先描述了这种脊髓血管畸形。

二、病因和发病机制

1. 病因　PMAVF 的病因尚未完全明确，Gueguen 和 Barrow DL 的研究表明 PMAVF 与外伤和手术损伤有关；Daniel 同时在另外一项调查中得出 PMAVF 的形成与先天发育异常也有关。是由脊髓前动脉（ASA）或脊髓后动脉（PSA）与脊髓表面静脉之间直接交通所致。

2. 发病机制　①椎管内静脉高压。②脊髓血液"盗流"。③畸形血管团破裂出血。④髓周巨大静脉球压迫。

三、临床表现

根据供血动脉的数目，病灶大小及血流情况等造影表现，参照 Gueguen 等对 PMAVF 的分型标准，将其分为 3 种类型。

1. Ⅰ型　单根供血动脉，病灶变小，瘘口流量低，供血动脉及引流静脉口径正常或略迂曲扩张。

2. Ⅱ型　病灶中等大小，有 1~2 根增粗的供血动脉及瘘口处有一扩张迂曲的引流静脉，瘘口流量高，瘘口处常伴有动脉化静脉瘤。

3. Ⅲ型　巨大的动静脉瘘，有多根明显增粗的动脉供血，引流静脉明显扩张，瘘口流量高、流速快，常伴有巨大动脉化静脉瘤。

PMAVFS 患者的主要症状为进行性肢体功能障碍、神经根疼痛及出血造成的突发截瘫（如疼痛，无力，感觉和括约肌功能障碍，或蛛网膜下隙出血等），发病年龄以 20~30 岁为主，从出现症状到完全截瘫一般需 7~9 年。

四、实验室和特殊检查

1. MRI　MRI 可以显示脊髓周围有"血管流空影"，脊髓有不同程度的水肿，出血表现。有扩张明显的硬膜内回流，这些畸形血管团主要出现在胸腰段连接处，圆锥附近和马尾近端。

2. DSA　可见一支或数支来源于脊髓前或后动脉的分支与脊髓前或后静脉直接交通，两者之间无毛细血管网，瘘口位于脊髓表面。DSA 是至今明确诊断最可靠的方法。

五、诊断和鉴别诊断

（一）诊断

对怀疑有脊髓血管病变的患者，CT、MRI 仅对诊断有一定的参考意义，全面的行脊髓血管造影是行之有效的方法，做到不遗留任何一支血管。

（二）鉴别

1. 血管网状细胞瘤　血供丰富，在 MRI 上肿瘤的邻近区域可见迂曲的"血管流空影"，DSA 可显示明显的供血动脉和引流静脉，易与之混淆。但本病多继发广泛而明显的脊髓空洞，增强 MRI 上有明显的肿瘤实体强化，DSA 上也可以见致密的肿瘤结节染色。

2. 脊髓积水症　患脊髓积水症时，往往存在 Arnold-Chiari 畸形，脊髓中央的空腔大而明显，而 PMAVF 时则多无 Arnold-Chiari 畸形，且脊髓中央的空腔呈细管状，仔细辨认，在椎管内可发现细点状的血管影，如加作脊髓血管 DSA 检查，便可明确诊断。

3. 急性脊髓炎　起病快，发展快，短期内导致患者出现横贯性脊髓功能障碍，MRI 上表现为明显的水肿，特别是 T_2WI 为弥散的高信号，应注意与畸形血管的破裂出血相鉴别。通常本病有呼吸道感染，发热等病史。MRI 上见不到"血管流空影"，增强后也无血管强化。

六、治疗

PMAVF 的治疗目的是闭塞瘘口，提高供血动脉及其正常分支内血压，减少引流静脉引流量，降低引流静脉压，改善正常脊髓血液灌注，防止静脉破裂。髓周动静脉瘘的分型对选择恰当的治疗方案至关重要，而脊髓动脉造影是分型的金标准。以往的治疗多选用手术方式结扎供血动脉，创伤大且疗效不佳。随着 DSA 的出现，微导管的改进，插管技术的提高以及栓塞材料的完善，目前大部分 PMAVF 患者可选择介入治疗。

PMAVF Ⅰ型若供血动脉较短、走行较直，导管能顺利到位，可以选择栓塞治疗。栓塞时，弹簧圈是首选的栓塞材料，它具有良好的可控性。其次，对供血动脉直接的 PMAVF，可以用 α-氰基丙烯酸异丁酯进行栓塞，但供血动脉细、瘘口小，栓塞时推注的速度和剂量较难掌握，一旦出现反流闭塞了正常动脉，可造成脊髓缺血和功能障碍。这 2 种栓塞材料都是永久性的栓塞剂，栓塞后不会再通。

PMAVF Ⅱ型若供血动脉较粗、较直，导管能顺利到位，可以选择栓塞治疗。栓塞时，弹簧圈仍然是首选的栓塞材料。但由于供血动脉较为粗大，弹簧圈栓塞后可仍有缓慢的血流通过瘘口，此时可与颗粒或丝线配合应用，以完全闭塞瘘口。也可用 NCBA 栓塞瘘口。供血动脉迂曲，导管不能到位，术中不易暴露瘘口的，可以用颗粒栓塞，减少瘘口的血流，降低静脉压，暂时改善脊髓血液灌注。单独应用颗粒栓塞时，颗粒的直径应大于瘘口直径，避免大量颗粒经瘘口回流进入肺循环，导致肺栓塞，所以颗粒栓塞材料不能用于瘘口较大的 PMAVF。

PMAVF Ⅲ型供血动脉管径粗大，导管容易到位，因此首选栓塞治疗。栓塞材料应首选可脱性球囊。它最适宜用于单一瘘口的 PMAVF，可以收到立竿见影的效果。PMAVF 的栓塞必须要严格超选择插管后行瘘口栓塞，且所有栓塞患者均需行区域性功能闭塞实验，阴性者方可行供血动脉的栓塞治疗。要尽量选择安全途径。介入治疗的材料近年来主要有微粒、弹簧圈栓塞、球囊、NBCA 等。

七、预后

PMAVF 自然病程预后不良，自发病起数年内，仅 10% 的病例没有出现严重的脊髓功能障碍，57% 以上有严重的残疾。治疗预后主要取决于治疗时患者的神经功能损伤程度和手术方式及方法的选择。早期诊断，合理治疗及术中脊髓功能监测是提高预后的关键。

（陈申波）

第五节　脊髓海绵状血管瘤

一、流行病学

脊髓海绵状血管瘤罕见，仅占脊髓血管畸形的 3%~6%，该病好发于青壮年，女性为多，胸段好发。女性的发病率、出血率较男性高，分别占 69% 和 86%。一般认为妊娠期间出血的发生率增高，与内分泌失调、血容量增加，引起病灶血管内压力增高有关。

二、病因及发病机制

脊髓海绵状血管瘤是隐匿性脊髓血管畸形中最常见的一种，其起源及机制同颅内海绵状血管瘤，是脊髓血管的先天性、非肿瘤性发育异常。近年来的研究证明海绵状血管瘤是一种不完全外显性的常染色体显性遗传疾病。目前多认为是起自毛细血管水平的血管畸形。

典型的海绵状血管瘤大体标本肉眼呈紫红色或深红色血管性团块，而显微镜下见病灶由密集而扩大的血管构成，管壁由菲薄的内皮细胞和成纤维细胞组成，缺乏弹力纤维和肌层。管腔内充满血液，管腔之间无正常脑组织。

根据发生部位，可分为Ⅰ型：髓内型，最多见；Ⅱ型：硬膜内髓外型；Ⅲ型：硬膜外型，最少见；Ⅳ型：椎体型，亦较多见，可侵犯至硬膜外。

由于海绵状血管瘤血窦扩张，血流缓慢，易引起血栓形成，窦壁菲薄，易破裂出血，反复出血及血肿机化、纤维组织增生或囊腔形成等，随着时间的延长，可使病灶不断增长、扩大。

脊髓海绵状血管瘤发病机制为脊髓压迫症，这与血管瘤生长的占位效应造成的脊髓压迫或者缺血水肿有关，出血更是急性起病的常见原因。

三、临床表现

1. 髓内型　髓内型脊髓海绵状血管瘤的临床表现可分为4种：①由于反复微小的出血或畸形血管血栓形成，出现间断、反复发作性神经功能恶化，发作间期神经功能有不同程度的恢复。②由于微小的出血，血管间隙增厚，逐渐发生血栓闭塞，造成海绵状血管瘤进行性增大，出现慢性进行性神经功能减退。③因脊髓实质出血，发病急骤，神经功能迅速减退。④脊髓实质出血引起局部微循环改变，急性发病，但症状轻微，神经功能逐渐减退可持续数周至数月。其中，反复发作性背部或肢体疼痛最为常见，可有感觉、运动障碍；肠道和膀胱括约肌功能失调。慢性神经功能损害多为感觉性。临床以急性发作较为多见。

2. 硬膜内髓外型　此型常表现为间歇性症状，不断加重的下肢瘫痪，或突然发作的脊髓功能障碍。可出现反复发作性蛛网膜下隙出血，表现为头痛、颈项僵硬和呕吐，但无意识障碍，个别患者可有脑积水。0.05%～0.6%的蛛网膜下隙出血来源于脊髓。

3. 硬膜外型　此型可引起急性或慢性进行性的脊髓功能障碍，局部背痛或神经根病。临床表现有：①慢性进行性加重的脊髓功能障碍。②急性脊髓功能障碍，较少见，与病灶出血或血栓形成引起病灶扩大至椎间孔有关。③局限性背部疼痛。④神经根病。

四、辅助检查

脊柱和胸部X片难以发现任何改变，硬膜外型的脊髓造影可发现完全性梗阻，但不能确定病变性质。CT强化可发现局部增强。脊髓血管造影多为阴性，此点可与脊髓血管畸形鉴别。脊髓海绵状血管瘤的诊断主要依据MRI检查。T_2像最明显，典型者可呈"牛眼征"；一般无血管流空影。

髓内型T_1和T_2加权像多表现为混杂信号，少数为单一的均匀高信号、低信号或中等信号。与脑部海绵状血管瘤相比常无病灶周围环行的低信号。部分患者T_1和T_2高信号区域随病程延长出现信号强度逐渐降低，无囊性改变。出血急性期可表现为T_2高信号，亚急性期由于脱氧血红蛋白转变为正铁血红蛋白，T_2高信号转变为T_1和T_2高信号。

硬膜内髓外型MRI表现为高信号或含有混杂信号，周边有一明显的低信号带，增强无改变。混杂信号是亚急性和慢性出血的表现，脊髓肿瘤常无此现象。

硬膜外型T_1加权像绝大多数表现为类似脊髓和肌肉的均匀信号，增强显示均匀或轻度混杂信号。T_2加权像病灶表现为连续的略低于脑脊液的高信号。病灶常表现为通过椎间孔蔓延的特点，椎间孔常无明显扩大。部分病灶可因退行性改变和含铁血红素沉积，T_1和T_2加权像出现混杂的低信号和高信号改变。

五、诊断及鉴别诊断

如出现下列特点应考虑脊髓海绵状血管瘤：①有典型的 MRI 表现，可显示各时期出血成分的信号变化。②脊髓血管造影正常。③临床以感觉、运动、括约肌功能障碍及躯干背部疼痛较为多见，具有间歇性、反复发作的特点。④有家族史或合并脑海绵状血管瘤的患者。

脊髓动静脉畸形的 MRI 表现与脊髓海绵状血管瘤明显不同，选择性脊髓血管造影亦能提供鉴别。此外，需与神经鞘瘤、脊膜瘤、淋巴瘤、Ewing 肉瘤、脊索瘤、室管膜瘤、脊髓血管脂肪瘤、椎间盘突出等进行鉴别。

六、治疗

脊髓海绵状血管瘤为良性病变，大多生长缓慢。治疗方法有保守治疗、手术治疗及辅助放射治疗，血管内治疗、立体定向放射治疗尚未见研究和报道。可根据病情选择：①无症状，MRI 检查偶尔发现者，应保守治疗和观察。②急剧恶化，出血或进行性神经功能损害，行手术治疗。③发作性表现者多需手术，部分可观察保守治疗。有认为脊髓海绵状血管瘤仅有轻微感觉障碍者，或者首次出血多能恢复，手术不是首选。硬脊膜外脊髓海绵状血管瘤产生轻微压迫症状者可试用放疗。但随着显微外科技巧和术中监护技术的进步，大多数学者还是倾向选择手术治疗。

脊髓海绵状血管瘤为低压血管畸形，术中出血易于控制，如遇到持续不能控制的出血，应进一步探查有无残留脊髓海绵状血管瘤，若残留部分畸形仍可复发。髓内病变则应在胶质增生带和血管瘤之间而不是胶质增生带和脊髓神经组织之间分离，以免损伤脊髓。

术中多可见到脊髓表面有一蓝色的区域，在此将脊髓切开，若无此特征，则应于脊髓的中部切开。术中应用超声波对脊髓表面无此特征的髓内型脊髓海绵状血管瘤辅助定位诊断，不但可以减少脊髓的损伤，而且还可证实病灶是否完全切除。病灶出血的危险性与其体积大小无明显相关性，但如果病灶微小，位于脊髓深部，较易引起严重的手术并发症。硬膜外型脊髓海绵状血管瘤，MRI 表现多典型，术前诊断多明确。病变位于椎间孔处的患者，由于术野暴露不良及发生深部出血，可给手术造成困难。个别患者因病灶扩展至髓鞘的对侧而无法完全切除。对于不完全切除的硬膜外型、椎体型脊髓海绵状血管瘤可辅以放射治疗。

七、预后

脊髓海绵状血管瘤的预后与年龄、性别、病灶部位大小及切除程度无明显关系，与临床症状持续时间及术前症状严重程度明显相关，另外髓外肿瘤恢复较髓内肿瘤理想。

（陈泰学）

第六节 脊髓丘脑束切开术

脊髓丘脑束位于脊髓前外侧 1/4 部，是痛觉、温度觉的主要传入通路。Peton 首先发现在脊髓中的这一痛、温传导通路。到 1912 年 Spiller 和 Mantin 做了胸椎板切除，切开脊髓丘脑束治疗恶性痛的手术。1913 年 Foester 做了颈脊髓丘脑束切开，此后对躯干、肢体的顽固性疼痛，进行颈段或胸段脊髓丘脑束切开成为一种常用的止痛方法。脊髓上下行传导束的局部解剖与细胞层状结构详见图 13-1。

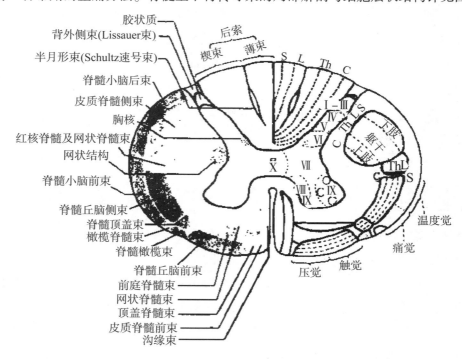

图 13-1　脊髓横断面，显示上下行传导束的局部解剖与细胞层状结构

脊髓立体定向与脑立体定向基本原则是相同的，其重要区别在于脊髓在椎管内有一定的移动性，故行立体定向毁损脊丘束时，必须注意需使头部处于相对固定位时椎管内的脊髓才可能处于相对固定状态。根据解剖学研究脊丘束有一定的体层分布区（图 13-2），故对选择脊丘束毁损意义重大。位于脊髓前侧面从前向后到齿状韧带后外侧为来自下肢的传导纤维，向前内为上肢纤维，腰胸躯干纤维在最内侧；温度觉与痛觉纤维排在后外侧。按理讲这个束被横切断治疗顽固性痛应该有效，但手术切断两侧该束，痛觉并不完全消失。这种结果提示：痛刺激还可通过中间神经元沿脊髓固有束的内部传导，故应在脊髓腹侧白质内切断脊丘束才能使对侧手术平面下 1~2 个阶段的痛觉、温觉完全消失。

1958 年 Cloward 完成了颈前入路椎间盘切除手术。在此基础上，Hardy 于 1974 年报告了经 Lloward 入路行脊丘束切开的新方法，在显微镜下共做 10 例癌症引起的顽痛，术后疼痛完全消失。经皮脊丘束切开首先由 Mullan 倡用，后 Rosomoff 改用经皮射频热凝毁损术。近十多年立体定向与影像学结合的发展使经皮方法有代替开放性手术的趋势。

一、适应证

1. 因恶性肿瘤引起的下部躯干和下肢顽固性疼痛可在胸$_2$以下相应阶段行脊丘侧束的切断，术后可达到止痛目的。

2. 内脏或骨盆恶性病变引起的顽痛。

3. 脊椎手术不成功而引起的腰、腿剧痛。

4. 外伤后或截肢后顽固性疼痛。

5. 蛛网膜粘连引起的顽固性疼痛。

6. 胸、肺、纵隔疾病所致上肢或颈痛。各种治疗无效可行上颈段平面脊丘束切断。

7. 疼痛位于中线或双侧者可行两侧脊丘束切断手术。

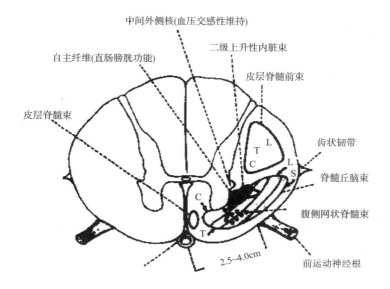

图 13-2　示脊髓丘脑束与周围关系

二、麻醉及体位

1. 一般在全身麻醉下手术，但也有的医师提倡在镇痛剂止痛加局部麻醉下进行，这有利于随时测定痛觉平面以选择脊髓丘束切断的范围，并可观察其下肢活动情况，防止皮质脊髓束的损伤。

2. 体位　一般取侧俯卧位，痛侧在下。高颈段手术侧卧头应略低于躯干，以防空气进入硬脊膜外腔，两侧脊丘束切断可取俯卧位。

三、手术步骤

手术一般取正中线切口。颈段脊丘束的切断可切除 1、2 或 2、3 椎板；胸段以下脊丘束的切断可切除胸 1、2 椎板。如只作一侧脊丘束切断也可采用半椎板切除，目前为防止椎板切除后远期瘢痕粘连压迫症的发生，多采用椎板后开门式入路，将所需切开的椎板从两侧椎弓根都锯开翻起，术后再复位固定保持椎板正常结构。

常规将椎板翻开（切除）后充分显露出手术区硬脊膜，纵形切开硬脊膜，在两个神经根间找到齿状韧带，用蚊式血管钳牵住齿状韧带就使脊髓向后内旋转 45°～60°。使脊髓前侧充分显露，如旋转有困难可将其上、下二个齿状韧带切断，齿状韧带的基底是切断脊丘束的标志。牵拉脊髓的用力要适中，不宜过大，其前方为脊髓丘脑束，后方临近锥体束，当牵拉过大时易使脊丘束后移至锥体束表面，此时切割易伤及锥体束引起运动障碍。

在切断脊丘束前应在此检查齿状韧带底缘的位置，它应在脊髓前、后根之间的中点。切断神经束一般可用尖刀或将安全刀片折其一角夹在血管钳上，在刀刃距刀尖 3～4 mm 处黏附-骨蜡为切断深度的标志。在齿状韧带前方选一无血管区，将刀尖由齿状韧带前缘底部向前刺入，沿冠状面向前切开脊髓，达前角部拉回切割刀，其深度不宜超过 4.5 mm，可重复切割 2～3 次则达到所需的切割范围。若在局部麻醉下手术，患者清醒可以检查一下躯体切断平面以下感觉改变。最近有人提出切口应紧靠齿状韧带处，刀尖向前倾斜，力争切断脊丘束内侧的白质，这样可使止痛效果更加满意，又不伤及锥体束。

行两侧脊丘束切断时，脊丘束的切口不可在同一水平面上，两者至少要上下相差 1.5～2.0 cm 距离，否则可影响脊髓血液供应造成严重的脊髓卒中，多数主张先作疼痛严重侧的传入脊丘束切断，2 周后视情况再做另一侧，但若患者条件好，在显微镜下操作可一次手术行两侧切断。

Hardr 提出神经颈前方入路脊丘束切断术。方法如下：在气管内全身麻醉下进行手术，先行颈前方入路切除一个锥体及间盘，锥体上钻 1.8 mm 直径的孔，把锥体后壁与间盘前纵韧带切除，在显微镜×25 倍下切开硬脊膜，充分显露出脊髓前面，使脊髓前动脉与齿状韧带在手术野内充分看清楚。在脊髓前 1/4，选无血管区切断脊髓丘脑侧束，切开深度 4 mm 直到前根位置，术后全部患者的疼痛得到缓解，这一手术可使严重恶痛患者术后迅速达到止痛的目的。

四、术后处理

1. 按脊髓手术的常规术后处理进行。
2. 严密观察防止术后血肿或脊髓水肿发生，必要时给以适当止血、脱水和激素治疗。
3. 术后适时腰穿放出含血脑脊液，防止蛛网膜粘连的发生，必要时可行椎管内注氧治疗。
4. 术后停止止痛剂观察手术治疗。

五、并发症

1. 两侧脊丘束切开后可出现肢体轻瘫，直肠、膀胱功能障碍、性功能减退或动脉性低血压，故双侧手术应慎重考虑。
2. 一侧脊丘束切开后肢体无力发生率约为 10%。
3. 两侧高颈段脊丘束切开后死亡率为 10%～15%。
4. 高颈段脊丘束切开的另一并发症是呼吸肌麻痹，在术后 3～4 天睡眠中可突然呼吸暂停，因此术后应特别注意。
5. 另一严重并发症是切开平面以上出现类丘脑性痛，痛性感觉迟钝 6% 发生于手术后期。
6. 偶尔可因脊髓水肿或血运障碍而出现暂时性上肢无力，但多在术后两周内恢复。

六、术后评价

脊丘束切断至今仍被认为是治疗各种疼痛综合征最有效的止痛方法，特别是针对恶性肿瘤所引起的顽痛。但 Siegfried 和 Cetinalp 提出悲观的看法，术后 6 个月约 50% 患者疼痛消失，但 3 年后约 80% 又出现疼痛。鉴于易复发和有严重并发症，Poletti 认为脊丘束切开只适合于癌性顽痛且预计寿命有限患者。许多作者也指出：脊丘束切开对器质性和躯体性痛有效但对功能性疗效差。脊髓丘脑束切开对中枢性病变（丘脑痛和幻痛）引起疼痛和头部面痛是无效的。

（陈泰学）

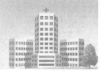

第十四章　中枢神经血管畸形

第一节　概述

中枢神经系统血管畸形是一种先天性血管性疾病，可发生在脑和脊髓。不同病理分类的中枢神经系统血管畸形自然史、症状严重程度以及颅内出血危险性，取决于病变大小、部位，以及血管构筑特点。

一、历史

公元924年 Russell 在血管性肿瘤的论文中描写血管畸形的病理学表现。1928年，Chusing 总结当时颅内血管畸形文献，认为本病少见，将海绵状血管畸形归于血管细胞瘤。同年，Dandy 报告静脉异常和血管瘤。1956年 Crawfor 将血管造影未能显影血管畸形命名为隐匿血管畸形。

20世纪70年代，伴随头部 CT 和磁共振广泛应用，越来越多中枢神经系统血管畸形得以诊断，推进了各类中枢神经系统血管畸形的基础研究。目前，根据血管畸形的形态及临床意义将其分为四种类型。

1. 动静脉畸形（AVM）。

2. 静脉血管畸形（VM）。

3. 海绵状血管畸形（CM）。

4. 毛细血管扩张症。

现代影像技术 CT 和 MRI 普及，揭示不明原因脑出血的隐匿性血管畸形实为后三种。

二、血管畸形出血和癫痫自然史有待研究

血管畸形出血是决定治疗方案的重要依据，受多种因素制约，至今血管畸形流行病学及其造成颅内出血和癫痫自然史研究资料比较少，尚缺乏确定手术适应证的循证医学标准。

1. 动静脉畸形　大部分文献中动静脉畸形自然史研究是回顾性的，前瞻性研究很少，使得选择治疗动静脉畸形手段存在困难。

动静脉畸形造成多种类型的颅内出血，其中60%为脑内出血，26%为脑内合并脑室内出血，8%单纯脑室内出血，4%为蛛网膜下腔出血。动静脉畸形引发蛛网膜下腔出血占全部脑卒中患者0.5%~1.8%。出血的高峰期为15~20岁；每次出血死亡率10%，神经功能缺损病残率30%~50%。

由于动静脉畸形治疗方式不同、神经影像学（血管造影）限制、缺乏长期随访，多数临床研究病例选择存在一定偏差等因素，因此评价患者出血长期危险性相当困难。

回顾文献，动静脉畸形出血危险性自然史研究的平均随访时间 8～23.7 年，颅内出血危险度为 2.2%/年，第 1 年危险度 1.3%，5 年危险度 1.7%～14%，10 年危险度 1.5%～31%，15 年危险度 2.2%。绝大多数的出血发生在 10 年内。

首次出血的病死率为 11.2%～29%，幸存患者中有 23% 合并长期功能残疾。幕上动静脉畸形患者中 8.8% 死于颅内出血，幕下动静脉畸形可达 19%（6/25）。严重神经功能残疾发生率为 14%，轻微神经功能残疾为 26%。

人群样本研究，动静脉畸形患者 65% 出现蛛网膜下腔出血，经年龄及性别校正血管畸形第一次出血发病率为每年 0.82/1 万人，颅内出血高峰年龄 50 岁左右，绝大多数出血发生在 50 岁以前。动静脉畸形首次导致颅内出血的 30 天病死率为 17.6%。动静脉畸形患者出血的危险性，需要考虑年风险度及寿命年总风险度。假定动静脉畸形患者寿命年出血风险持续存在，并且所有患者出血风险相似，可通过计算获得患者整体寿命年总危险度。

AVM 平均出血危险是每年 2%～4%。出血的风险和患者剩余寿命之间的关系可用下面等式计算。

出血风险（至少 1 次）= 1-（每年不出血风险）期望剩余寿命年数

举例，如果取每年 3% 的出血率作为平均数，预测寿命为 25 年，则结果见等式。

出血风险（假定每年出血率 3%）（25 年内至少 1 次）= 1-0.972 5 = 0.53 = 33%

动静脉畸形发生再发出血风险相对较高。Graf 报道，出血后第一年再出血率为 6%，第 2 年后每年再发出血发生率为 2%。Ondra 报道，出血后患者每年再发出血可能性为 4%，距首次出血的平均时间间隔为 7.7 年。Fults 等报告，首次出血后第 1 年再发出血风险高达 17.9%，而 10 年后降至 2%。

2. 海绵状血管畸形　海绵状血管畸形占有症状性血管畸形的 5%～10%。海绵状血管畸形属于先天性病变，家族性占 6%，多发性海绵状血管畸形占 18.7%。绝大多数病例发病年龄在 15～40 岁。儿童患病高峰有 2 个，分别为 3 岁和 11 岁。

海绵状血管畸形脑内出血可分为造成神经系统症状的症状性出血和影像学或病理学发现的亚临床出血，以后者更常见。位于脑桥及中脑脑干海绵状血管畸形出血症状严重，死亡率高，大脑半球海绵状血管畸形很少造成严重或致命颅内出血。

病灶内反复出血，患者缓慢出现症状。症状性颅内出血患者神经影像显示明显出血征象。有学者认为，女性患者妊娠可能增加出血可能性。

研究表明，通过单变量分析发现，女性患者较容易出现神经动能缺陷。但在以性别、病灶定位，及既往出血史作为变量的多变量分析中并未得到类似结论。40 岁以下患者癫痫发作更为常见，性别与癫痫发作之间未发现关联。神经功能缺损在既往有明确出血史幕下病变中较为多见。病灶大小与残疾程度有关，病灶个数并无影响。

3. 静脉畸形　静脉畸形是尸体解剖中最常发现的颅内血管畸形。一项 4 069 例尸体解剖研究发现有 105 例患有静脉畸形。静脉畸形可以引起颅内出血及癫痫发作，但发病率不高。

目前尚无静脉畸形自然史长期随访研究。Kondziolka 报道，27 例静脉畸形患者中，14 例出现神经系统症状，包括 7 例颅内出血，3 例颅内出血合并癫痫发作。颅后窝病变 10 例，7 例位于小脑半球。每年 100 人随访，没有患者出现神经系统症状。另一项研究中，30 例静脉畸形患者中有 20 例患者出现头痛，其他症状较为少见。其中 12 例小脑半球病灶患者，4 例出现急性运动失调，3 例出现复视，其余患者症状轻微，平均随访 45 个月；23 例无症状，2 例出现癫痫发作，1 例出现运动失调，1 例出现头痛。2 例病灶导致颅内出血。

静脉畸形很少引起头痛。静脉畸形与癫痫发作的关系存在争议，但微小病灶出血可能导致癫痫发作。静脉畸形压迫脑神经可能导致三叉神经痛及面肌痉挛。

除非静脉畸形反复出血，否则均首选保守治疗。手术切除静脉畸形对脑破坏大，止血困难，需特别注意。

4. 毛细血管扩张症　毛细血管扩张症是一种微小病灶，最常见部位是脑桥和基底节。尸体解剖发现率为 0.1%～0.15%。毛细血管扩张症极少出现临床表现，文献中有症状性病例个案报道，尸体解剖也发现有颅内出血证据。临床表现包括颅内出血、癫痫发作，以及局灶性脑缺血。然而在发生颅内出血的毛细血管扩张症患者中，常可见海绵状血管畸形，提示海绵状血管畸形可能是出血来源。

5. 硬脑膜动静脉瘘　颅内硬脑膜动静脉瘘是一种血管构筑复杂，占颅内血管畸形 10%～12%。硬脑膜动静脉瘘临床表现多样，与病变部位及生理学特性有关。位于横窦和乙状窦病变搏动性耳鸣是最常见临床表现。尽管硬脑膜动静脉瘘症状较为轻微，但有可能导致功能丧失需要手术或血管内治疗。其他症状包括眼外肌功能失调，导致复视，眼球突出，以及海绵窦病变所导致视力损害。位于上矢状窦病变可造成视盘水肿、视力丧失，以及假性脑瘤。病变局部对三叉神经和面神经的压迫可导致三叉神经痛或面肌痉挛。定位皮层病变可导致进行性神经功能缺陷或癫痫，但并不常见。

硬脑膜动静脉瘘引起颅内出血，以脑内出血和蛛网膜下腔出血最常见，亦可发生硬脑膜下／外出血。皮层静脉引流、静脉系统扩张是预测颅内出血重要因素。病变位于颅内主要静脉窦的硬脑膜动静脉瘘颅内出血发生率约为 7.5%，不通过颅内主要静脉窦引流病变出血率可达 51%。

约 50% 硬脑膜动静脉瘘患者可闻及搏动性耳鸣。某些颅内硬脑膜动静脉瘘可导致脊髓病。颅前窝病变导致的脊髓患者缺乏髓质静脉，病变引流依靠椎旁静脉。

硬脑膜动静脉瘘更适合介入神经放射治疗。

三、面临治疗问题

1. 巨大动静脉畸形治疗　近年来，对于小型、单支动脉供血非功能区浅表血管畸形，无论是显微外科手术还是血管内栓塞治疗均较容易，疗效满意。

大型、功能区、有深部静脉引流的动静脉畸形血管团切除仍是神经外科具有挑战性难题。供血动脉起源复杂，同时供血动脉压力高，术中止血困难，不易彻底切除，术后再出血的风险较高，对这些类型的脑 AVM 提出了综合治疗方案，即栓塞+手术、放射治疗+手术、栓塞+放射治疗、手术+放射治疗、手术+栓塞+放射治疗多种治疗方案。理论上讲，这种组合式治疗方案不仅使原先无从下手的脑 AVM 治愈率明显提高，而且还降低了与治疗相关并发症的发生率和病死率，但是在应用中仍面临患者负担重、治疗时间长、治疗期间仍有出血之虞等问题。这种综合治疗方法还在不断改进中。

电生理监测、功能磁共振神经导航和超声波扫描等微创神经外科技术，为切除脑深部海绵状血管畸形提供了可靠的技术保障。

2. 毛细血管扩张症出血率及侵袭性是最小的一种，通常无症状，国外报告多为来源尸检，国内资料缺乏。脑血管造影和 CT 检查通常无异常表现。磁共振的磁敏感加权成像（SWI）序列使用最小强度投影可获得静脉成像，可以采取连续层面追踪观察和 MIP 重建显示脑部整体小静脉的方法区分小静脉和小出血灶。SWI 具有显示小静脉结构、对血液代谢产物高度敏感的特点，是诊断毛细血管扩张症最敏感序列，应作为诊断首选。

（卓开全）

第二节 脑动静脉畸形

脑动静脉畸形（AVM）是一种先天性中枢神经体统血管发育异常，主要的病理特征是在病变部位动脉与静脉之间直接相通，没有正常的毛细血管床存在，从而导致一系列血流动力学上的变化。临床上主要表现为颅内出血、癫痫发作、头痛及进行性神经功能障碍等。

20 世纪 30 年代，Harvey Cushing 与 Walter Dandy 首次提出脑血管畸形的概念，尽管几十年间对血管畸形血流动力学、解剖学及病理生理学研究不断深入，血管畸形的治疗已不再如 Cushing 时代那样悲观，但其预后的不可预见性仍然困扰和激励着临床医师。目前对于动静脉畸形的预后，依然主要借助于流行病学数据，尚缺乏个体化评价手段。而动静脉畸形作为为数不多的能够通过手术治愈的神经外科疾病，同时存在显微外科手术、立体定向放疗及血管内介入治疗三大治疗方向，如何根据疾病特点制定最佳的解决方案仍亟待研究。

一、病因和病理

动静脉畸形的病因不明，目前普遍认为动静脉畸形是发生于胚胎时期先天性疾病。在人体胚胎发育过程中，胎龄达 3 个月以上的胚胎中其脑血管基本上已形成了正常人的模式。Streeter 将脑血管这一段发育过程分为下列时期：①原始血管芽胚期。②原始血管网期。③血管分层期。④脑血管成型期。⑤血管壁成熟期。近年来的研究认识到脑血管之所以能如此按部就班地生成发育，主要是由于各组织、脏器内存在着血管生成的调控机制。这是一套复杂的分子信息通道，由特殊的多肽类及蛋白质组成的血管内皮细胞生长因子（VEGFs）及其他许多生长因子，与细胞受体酪氨酸激酶（RTKs）及血管内皮细胞生长因子的许多受体的协同活动来完成的。

脑动静脉畸形的发病机制为其基础研究领域的首要难题，病因不明，至今仍无公认的疾病模型，主要认为系先天起源，但后天可能仍存在病理生理学变化。绝大多数动静脉畸形为无明确遗传学背景的散发病例，而对其发病机制和疾病模型的研究，最早主要建立在家族性脑动静脉畸形，即遗传性毛细血管扩张症的遗传学研究基础上。HHT$_1$ 型由 ENG 单倍不足缺失引起，END 编码 endoglin 为 TGFβ 受体的修饰蛋白，HHT$_2$ 型中发现 ALK1 单倍不足缺失，ALK1 同样编码 TGFβ 受体超家族，两者主要影响血管生成过程中内皮细胞及平滑肌细胞分化，从而引起血管发育异常。现有研究中，动静脉畸形动物模型的一个主要方向即通过 ALK1 及 ENG 基因敲除使动物局部 VEGF 过表达，刺激形成有动静脉分流的粗大异常血管。但在散发人脑动静脉畸形标本中，未发现 ALK1 及 ENG 的突变致病作用。由于脑动静脉畸形可能为先天性起源，因此考虑其致病机制可能与动静脉发育过程异常有关。在血管发育过程中，内皮细胞获得动脉或静脉表型，分割成为血管床并由平滑肌细胞及周细胞等支持细胞包被，形成具有不同管壁结构及血流动力学状态脉管系统。1998 年在斑马鱼胚胎大血管发育过程中发现 Notch 及 ephrin 蛋白家族调控动静脉分化及正常血管发育。Notch 基因高表达或无义突变均能导致有动静脉分流的粗大血管形成，且可逆性 Notch 基因调控能够使异常发育的动静脉分流畸形血管管径缩小。ephrinB2 及 EphB4 分别表达于动脉及静脉内皮细胞表面，其基因突变同样能够导致动静脉畸形形成，但由于临床中脑动静脉畸形概念主要基于血流动力学改变，没有类似肿瘤细胞的特异性分子标志，因此上述信号通路的改变主要形成与临床脑动静脉畸形血流动力学及血管结构有一定相似性的异常血管，并未形成疾病模型。尽管临床收集的脑动静脉畸形标本的确高表达血管生成因子，如 VEGF，angiopoietin-2、integrins、MMP-9、HIF-1α，同时下调抑制内皮细胞生长的 TSP-1 或促进血管稳定的 angiopoietin-1，但没有一种发病机制能够解释脑内单发的动静脉畸形的确切成因及血管生成发育异常的根源。

脑动静脉畸形一直被认为是一种先天性疾病，但最近美国 Duke 大学医学中心的 Bulsara 等报道了一例脑 AVM，不能完全用先天性原因来解释。患者为非洲裔美籍，女，在 6 年前（当时 26 岁），因患咽喉部链球菌感染，出现多脑神经麻痹及共济失调。MRI 扫描 T$_2$ 图像中见中脑部有信号增强，并部分扩展及间脑。脑血管造影排除了脑血管炎的可能。经激素治疗后症状消失。6 年后（即 32 岁）患者突然出现头痛、呕吐，并有脑局灶性症状。头部 CT 及 MRI 均示右侧颞叶后部脑内出血。脑血管造影示该区有一直径约 3 cm 的 AVM。当即进行了手术，全切除了 AVM 并清除了血肿。以后又作了脑血管造影复查，示 AVM 已全切除。该作者认为本例的 AVM 是在 6 年中新生出来的。这对传统的先天学说是一挑衅。以后又有多篇个案报告，表明后天性的特殊情况，如能引发病理性脑血管生成机制，有可能成为脑 AVM 的病因，值得作进一步研究。

动静脉畸形一个主要临床问题即破裂出血，而不同病例的动静脉畸形，破裂出血的次数与严重程度存在显著差异，如同不同活跃程度的火山一样，有些病例终生未出血，有些病例反复破裂出血，而有些病例出血后长期"沉默"，说明脑动静脉畸形形成后可能并非一成不变。因此在基础研究中，另一个主要方向即在众多异常的血管生成调控因子中，研究动静脉畸形破裂相关的分子基础。目前研究结果主要倾向于炎症反应及血管生成因子的共同作用结果。对破裂动静脉畸形的研究发现，部分体细胞单核苷酸位点差异可能增加病变破裂风险，其中主要是以 IL-1β、IL-6、TNF-α 为代表的炎症因子，其基因多态性可导致编码产生的炎症因子增加，与早期组织学研究中破裂动静脉畸形中炎症因子水平升高结果相符。而对破裂动静脉畸形的全基因表达谱分析进一步表明 IL-1 受体相关蛋白表达与未破裂 AVM 及健康对照相比显著上调，因此有研究提出散发动静脉畸形的发生机制可能为脑血管发育所引起的血流动力学异常，通过激活血管壁及管壁基质炎性细胞，触发血管生成及炎性反应环路，在有 TGF 编码基因杂合缺失或血管生成相关因子配体表达上调的情况下，产生动静脉分流，从而进一步加重血流动力学异常，形成动静脉畸形并最终导致破裂。但目前该学说的完善与验证，仍主要停留在各种炎症因子及其编码基因与脑动静脉畸形破裂出血的关联水平，并未厘清血流动力学或解剖学状态与炎症细胞-炎症因子-血管重塑破裂出血的反应关系，即对各种分子的始动作用、决定因素和影响程度仍不清楚。

AVM 在病理解剖上系由一支或几支动脉供血，不经毛细血管床，直接向静脉引流。畸形血管团小的直径不及 1 cm，大的可达 10 cm，内有脑组织，体积可随人体发育而增长，其周围脑组织可因缺血而萎缩，呈胶质增生带，有时伴陈旧性出血。畸形血管表面的蛛网膜色白且厚。大脑半球 AVM 多呈楔形，其尖端指向侧脑室。本病男性稍多于女性，64% 在 40 岁以前发病。

二、临床表现

1. 出血　是比较常见的临床表现，30%～65% 的 AVM 首发症状是出血，高发年龄 15～20 岁。可表现为蛛网膜下腔出血、脑（室）内出血或硬脑膜下出血。发病较突然，往往在患者作体力活动或有情绪波动时发病。出现剧烈头痛、呕吐，有时甚至意识丧失，颈项强硬，Kernig 征为阳性。

根据国外近期大宗队列、人群统计报道及最近一项 Meta 分析，约 39%～53% 的动静脉畸形以出血为主要表现，既往研究多认为出血来源于扩张的静脉出血，因此出血量较动脉瘤出血相对少，致死率及致残率也相对动脉瘤破裂所致蛛网膜下腔出血低。除症状性出血外，近期有研究表明约有 10%～20% 的动静脉畸形无临床出血症状，但在磁共振及病理检查中可发现病灶周围有陈旧血液成分，因此提出动静脉畸形在症状性出血以外，可能存在亚临床性隐匿微出血，同时该研究显示类似的隐匿微出血可能增加动静脉畸形症状性出血风险，即动静脉畸形可能由隐匿的微量出血进展为破裂出血。

2. 癫痫发作　约40%～50%的病例有癫痫发作，其中约半数为首发症状，多见于较大的、有大量"脑盗血"的动静脉畸形患者。癫痫大发作与局灶性癫痫发生率几乎相等，精神运动性发作和小发作较少出现，动静脉畸形患者发生癫痫主要有两种学说，一种为动静脉短路使脑组织局部缺血，临近脑组织胶质样变；另一种为动静脉畸形对脑组织有刺激作用，即点火作用。

3. 头痛　60%以上的患者有长期头痛史，可能与脑血管扩张有关。常局限于一侧，类似偏头痛。头痛的部位与病变的位置无明显关系。动静脉畸形出血时头痛的性质即有改变，变得比原有的头痛更为剧烈，且多伴有呕吐。

4. 进行性神经功能障碍　主要表现为运动或感觉性障碍，约见于40%的病例，其中有10%左右为动静脉畸形的首发症状。引起神经功能障碍的主要原因为：①"脑盗血"引起的短暂脑缺血发作，常见于较大的动静脉畸形病例中，多于患者活动（如跑步、驾车等）时发作，历时短暂，但随着发作次数增多，障碍历时越来越长，瘫痪程度亦越趋严重。②由于伴同的脑水肿或脑萎缩所致的神经功能障碍，见于较大的动静脉畸形，特别当病变有部分血栓形成时，这种瘫痪常长期存在，且随着时间进行性加重，临床上有时可疑为颅内肿瘤。③由于出血所引起的脑损害或压迫，多出现于一次出血之后，当出血逐渐吸收，瘫痪可逐步减轻甚至完全恢复正常。

5. 智力减退　见于巨大型动静脉畸形中，由于"脑盗血"的程度严重，导致脑弥漫性缺血及脑发育障碍。有时因癫痫的频繁发作，患者受到癫痫放电及药物的双重影响，亦可使智力衰退。轻度的智力衰退在动静脉畸形切除后常可逆转，但较重的智力衰退则不能逆转。少数病例以痴呆为首发症状就诊。

此外，脑动静脉畸形的临床表现还包括颅内杂音，颅内压增高，眼球突出，精神症状等等。

三、辅助检查

1. 头部CT　AVM在平扫CT表现为等密度或稍高密度区，加强扫描AVM可以明显强化，表现为不规则的混杂高密度区，大脑半球中线结构无移位，无明显的占位效应。出血急性期，CT可以确定出血部位及程度。

2. 计算机断层扫描血管造影（CTA）　因操作简便、快速和创伤性小，而在颅内AVM的诊断方面，特别是在急性颅内出血中有一定的应用价值。

3. 头部MRI　断层影像中，磁共振成像为脑动静脉畸形诊断与治疗所需的重要检查手段。其能够更清晰地显示复杂畸形血管团与毗邻神经血管结构关系，这是脑血管造影图像所不具备的。由于磁共振成像具有特殊的"流空效应"，AVM中的快速血流在MRI中均显示为无信号阴影。病变的血管团，供应动脉及引流静脉在T_1WI和T_2WI上均呈黑色而被清楚显示。另外，T_2加权成像及梯度回波序列（GRE）上血管团周围低信号为含铁血黄素沉积，可能提示既往无症状出血。近期有研究表明，磁共振上病灶周围陈旧出血信号可能为脑动静脉畸形新发破裂出血的危险因素，因此梯度回波序列对未破裂脑动静脉畸形自然病程判断及筛选有破裂倾向的高危人群有重要意义。

近年来更多梯度自旋回波序列的应用，从不同侧面显示出脑动静脉畸形的细节。磁共振血管成像（MRA）及磁共振静脉成像（MRV）仅能够显示部分进出畸形血管团的大血管，因此对畸形血管的整体显示较差。磁敏感加权成像基于不同组织磁敏感性差异原理，对血管内脱氧血红蛋白敏感性高，因此在最小强度投影图像上，含脱氧血红蛋白较多的血管（一般为静脉血管）显示为显著低信号，由于成像原理不同，因此对血管畸形中静脉成分的显示相对 MRV 更理想，而在强度图像与相位图像整合的 SWI 成像上，正常动脉及有动静脉分流的血管表现为高信号，因此可能从某种程度上弥补了断层影像的主要问题，即目前的检查序列缺乏对血管畸形的血流动力学评估。

断层影像在诊断与定位动静脉畸形之外，另一个重要意义在于能够在术中提供导航影像。由于脑动静脉畸形的手术关键在于畸形血管血流动力学的明确判断，因而不仅要求术中导航能够提供病变定位及当前操作对周围神经结构影响的解剖评估，同时需要能够辅助术中对供血动脉和引流静脉的识别。但无论是 CT 血管成像还是 MR 血管成像，由于其显像原理类似，各血管的显示强度无明显差异，需要通过对所显示血管的走行方向以及与周围明确性质的大血管延续关系等间接判断，推测指定血管的动静脉性质，而脑动静脉畸形的复杂血管结构，在三维重建的断层影像上受重叠和角度限制，可能降低上述方法的准确程度，尤其在血管畸形团周围较小分支的判断上尤为明显。在术中需要对所操作血管与周围脑组织及主要血管的解剖关系，结合血管造影及 CT 血管成像进行仔细甄别，因此目前对脑动静脉畸形的术中导航效果部分依赖术者经验。磁敏感成像等磁共振序列不依赖于血管解剖关系，通过血管内血液成分的差异，对动静脉血管进行标记，随着分辨率及三维重建技术的提高，可能在未来被用于术中导航影像。

4. 脑血管造影（DSA） 是确诊的必需手段。DSA 可以确定畸形血管团位置、大小、范围、供血动脉、引流静脉、血流速度、是否合并动脉瘤或静脉瘤和盗血现象。AVM 的 DSA 是最具特征性的。在动脉期摄片中可见到一堆不规则的扭曲着的血管团，有一根或数根粗大而显影较深的供血动脉，引流静脉早期出现于动脉期摄片上，扭曲扩张，导入颅内静脉窦。病变远侧的脑动脉充盈不良或不充盈。

5. 脑电图检查 有癫痫发作的患者在病变区及其周围可出现慢波或棘波。癫痫患者术中脑电图监测，切除癫痫病灶，可减少术后抽搐发作。

四、诊断研究现状

脑血管造影及断层影像的发展，使得更多未破裂或无明显症状的脑动静脉畸形在检查中被发现。除极少数畸形血管内有血栓形成的造影阴性动静脉畸形外，多数脑动静脉畸形不需要病理诊断即可以确诊。但明确病变的性质，并不意味着诊断的完成。由于脑动静脉畸形最主要的危害在于其破裂出血和癫痫发作，需要在治疗前或随访过程中能够监测或评估脑动静脉畸形的变化状态，从而发现破裂出血倾向和预测癫痫治疗情况。目前对脑动静脉畸形而言，相对完整的诊断评估包括根据脑血管造影明确其血流动力学及血管形态学特点和断层影像对病变的解剖及功能定位和既往出血情况的判断两方面，明确上述病变特点有助于脑动静脉畸形自然病程及治疗风险的预测，影响治疗方案及治疗手段的选择。在过去二十年中，对这两方面的诊断评估并无较大变化，而对有破裂出血倾向的高危人群筛选和治疗效果预测也缺乏相关研究进展转化为临床实践，相比于其他疾病临床诊断与预后进入分子水平，以及代谢核磁、高分辨核磁或新的核磁序列及影像三维重建技术在其他疾病诊断评估方面的飞速发展，脑动静脉畸形的分子诊断仍处于研究阶段，影像评估手段也相对局限，未来希望通过更多分子水平和影像手段的融合，能够对脑动静脉畸形提供更完善具体的疾病进展和治疗风险评价，从而指导治疗干预的时机和治疗方法的选择。

（一）治疗前评估

脑动静脉畸形治疗的主要意义在于降低破裂出血风险。部分以控制癫痫发作及局灶神经功能障碍进展为目的。脑 AVM 的主要治疗方式包括保守或对症治疗、显微外科手术治疗、立体定向放疗、介入栓塞治疗及多种治疗方式联合。对 AVM 的治疗方式选择可根据患者的年龄、全身状况、既往出血史、病灶分级、病灶弥散程度、是否合并动脉瘤、血流量的高低、治疗获益及风险比和患者的意愿等多方面进行综合评估。

由于不同脑动静脉畸形破裂出血风险差别较大，浅部、表浅静脉引流的未破裂动静脉畸形年破裂出血率可低至 0.9%，而深部、深静脉引流的破裂出血动静脉畸形再破裂出血率约 34%，因此尽管目前无随机对照研究证明治疗获益大于风险，但建议对破裂动静脉畸形进行治疗干预。2011 年 JAMA 发表的一篇关于脑动静脉畸形治疗的 Meta 分析，纳入 142 项队列研究及 13 698 例患者，但多数为回顾性研究且无专门的治疗效果评价，结果显示治疗干预的脑动静脉畸形总体年住院病死率为 0.68%，年出血率为 1.4%，其中手术切除年病死率为 1.1%，年出血率可降至 0.18%，病变全切率 96%，但术后严重并发症发生率约 7.4%。立体定向放疗年病死率约 0.5%，年出血率 1.7%，病变全切率 38%，严重并发症发生率约 5.1%。介入栓塞年病死率约 0.96%，年出血率 1.7%，但病变全切率仅为 13%，术后严重并发症发生率约 6.6%。总体而言，包括介入栓塞、立体定向放疗及手术切除在内的治疗干预，可预防脑动静脉畸形破裂出血，降低死亡率，但可能增加治疗相关的死亡率和致残率。

1. 脑动静脉畸形的自然史 脑动静脉畸形的自然史研究及 Meta 分析表明，脑动静脉畸形年平均破裂出血率为 2%～4% 左右，其中未破裂动静脉畸形年平均破裂出血率为 2.2%，破裂动静脉畸形年平均再破裂出血率为 4.5%。对破裂动静脉畸形，出血第一年内平均再破裂出血风险增高，约 6%～7%，而随后年破裂出血率恢复至往年平均水平。5%～10% 动静脉畸形破裂出血后死亡，30%～50% 留有神经功能损伤后遗症。既往有较多研究探讨血流动力学、血管形态学因素及病变临床特点对动静脉畸形破裂出血率的影响，目前较多接受的观点是既往破裂出血史，深部动静脉畸形，完全深静脉引流，合并动脉瘤为病变破裂出血的危险因素，而部分深静脉引流及性别对破裂出血的影响尚不显著，而传统认为的动静脉畸形病变较小或老年患者，则出血的风险越高，根据现有证据可能并不支持。根据 Staph 等的研究结果，无既往出血史的动静脉畸形，深静脉引流及位置较深两项危险因素全无者，年破裂出血率约 1%，有其中一项者，年破裂出血率为 3%，两项全有者，年破裂出血率为 8%，如有既往破裂出血史，则以上各组年破裂出血率分别为 5%、11%～15%、35%。

基于对脑动静脉畸形年破裂出血比例，可通过公式粗略估算其终生破裂出血风险，即（至少一次）出血率 =1-（1-年破裂出血率）预期寿命，由于既往研究可能受样本量及随访时间限制，因此对出血率的评估可能存在偏倚，近期一项纳入 166 例有症状的脑动静脉畸形平均随访 23.7 年的研究发现，无论有无出血，脑动静脉畸形破裂出血率基本稳定在 4%，出现症状到出血的平均时间约为 7.7 年，年死亡率约 1%，年致死率及严重致残率共计约 2.7%。因此终生破裂出血风险也可用简化公式估算，即（至少一次）出血率 =105-患者年龄。

2. 脑动静脉畸形分级 目前临床常用的脑动静脉畸形分级系统主要为 1986 年提出的 Spezler-Martin 分级。主要内容包括：①AVM 直径<3 cm 为 1 分，3～6 cm 为 2 分，>6 cm 为 3 分。②AVM 位于非功能区 0 分，位于功能区 1 分。③AVM 表浅静脉引流 0 分，深部静脉引流 1 分。根据 AVM 大小，是否位于功能区，有无深部静脉引流三项得分相加的结果数值定级，级别越高手术难度越大。完全位于功能区的巨大的 AVM 或累及下丘脑和脑干的 AVM 视为 6 级，任何方法治疗危险性都极大。

2011 年，Spetzler 提出简化的三级分类方法，即将Ⅰ级与Ⅱ级的动静脉畸形合并成为 A 级，Ⅲ级保留为 B 级，Ⅳ级与Ⅴ级合并成为 C 级，这一改进不仅更有助于临床使用，同时能够提高临床研究中不同病例对照或队列研究比较的统计学检验效能。

尽管 Spetzler-Martin 分级为目前较普遍采用的临床分级，但同时需要看到，上述基于 SM 分级的分级系统在某些方面存在局限性，首先，SM 分级的制定决定其只能评价手术治疗的预后，而对其他治疗手段的疗效无法评价。其次，该分级反映世界著名血管神经外科专家的手术切除治疗效果，因此外在真实性可能较差，不同医疗中心或手术医师治疗效果存在较大差异。另外，尽管该分级较简明实用，但在临床应用中仍可能存在评价者间误差。

由于动静脉畸形的立体定向放疗与病变体积有显著关系，因此有研究表明其治疗效果与病变体积、血流阻力、是否存在供血动脉扩张及病灶周围血管增殖有关，提示动静脉畸形的血流动力学状态可能影响疗效。其中，动静脉畸形血流动力学分型，可按照脑血管造影分为三型。低阻力型：脑血管造影时，畸形血管的引流静脉与动脉同时充盈；中阻力型：引流静脉充盈在畸形血管团显影后 1 秒之内；高阻力型：引流静脉充盈在畸形血管团显影后 2 秒或以上。

国内学者也曾提出过脑动静脉畸形的外科治疗分级。史玉泉教授提出的 4 项标准分级法，根据脑血管造影所示，将脑动静脉畸形的大小、部位、供血动脉和引流静脉 4 项要素各分为四个等级，给予评分。如果有两项因素都为某一级别则定位该级，如只有一项因素高于其他三项时，则将该项级别减去半级。

（二）急诊脑出血怀疑或确诊脑动静脉畸形的患者如何治疗

破裂出血的脑动静脉畸形患者需要根据出血的严重程度及患者的神经功能障碍情况选择治疗。与动脉瘤不同，脑动静脉畸形破裂出血后短期内再出血的风险相对较低，但缺乏对畸形血管影像学评价的基础而早期施行手术对脑动静脉畸形来讲，治疗危险性较高。因此，除非血肿可能危及生命，亟需急诊手术清除，否则对脑动静脉畸形的手术治疗应待血肿吸收及畸形血管稳定后再选择进行治疗，血肿吸收后脑水肿程度缓解，对手术的耐受性也相应提高。在此期间，可对脑动静脉畸形血管进行更充分的术前评估，从而有助于手术或放疗等具体治疗方案的选择。如果患者在保守治疗期间出现进行性神经功能恶化，可考虑急诊治疗。脑积水可考虑脑室造瘘。如果脑动静脉畸形病变较大，CTA 往往也能够显示，当然如果患者基本情况允许，最好还是能够进行脑血管造影。急诊手术最好能够只对血肿进行减压，而避免接触血管畸形部分，因为术中可能为了尽可能清除血肿而导致血管畸形团或引流静脉破裂出血。如果脑肿胀明显，可考虑硬膜补片剪张缝合，并做去骨瓣减压。对于这部分患者，二次根治手术前最好保守治疗恢复 4~6 周，尽管有再次出血的可能性，但概率相对较低。对脑动静脉畸形的治疗可根据病变的部位、大小、血管结构及患者的年龄、所处的医疗水平进行个体化选择。治疗方式包括保守或对症治疗、显微外科手术治疗、立体定向放疗、介入栓塞治疗及多种治疗方式联合。

（三）显微神经外科手术治疗

对脑动静脉畸形而言，完全切除病变是最有效地防止新发出血、降低相应致病率和死亡率的方法。2011 年 JAMA 发表的一篇关于脑动静脉畸形治疗的 Meta 分析，纳入 142 项队列研究及 13 698 例患者，对三种治疗方式进行比较，2 549 例手术治疗病例中全切率约 96%，9 436 例立体定向放疗的病例中，治愈率约 38%。而 1 019 例介入栓塞治疗后完全闭塞的比例仅约 13%。因此就治愈率而言，显微神经外科治疗为脑动静脉畸形首选治疗。根据 2001 年美国卒中协会的脑动静脉畸形治疗建议，对 SM 分级 Ⅰ 级或 Ⅱ 级的脑动静脉畸形强烈建议首先考虑进行手术切除治疗。对部分病变较小，但由于病变位置或供血动脉解剖原因，手术风险较大的，可考虑立体定向放疗。对 SM 分级 Ⅲ 级的病变，可考虑介入栓塞部分供血动脉后，进行手术治疗。在治疗前需要明白，SM 分级 Ⅰ～Ⅲ 级的病变尽管可以进行手术切除，但短期内可能增加患手术相关的并发症的风险，而对远期治疗获益尚缺乏长期随访研究结果。

传统观点认为功能区脑动静脉畸形手术切除可能增加术后神经功能障碍，但荟萃分析结果表明功能区可能并非手术治疗脑动静脉畸形并发症的高危因素。尽管可能存在研究偏倚，但从另一个侧面提示如果功能区脑动静脉畸形术前已经有神经功能障碍，手术治疗所造成并发症的发生率可能相应降低。脑动静脉畸形手术切除中尽可能降低手术并发症的要点可能在于防止术中意外造成较难控制的畸形血管团破裂出血以及避免损伤穿行动脉与间接供血动脉对正常脑组织的供血。因此术前结合脑血管造影对脑动静脉畸形血管结构进行详细分析，预测术中可能遇到不同血管成分的次序、部位和处理方式，术中通过血管外观、实验性夹闭以及术中影像辅助等方法确定主要供血动脉，采用有效的止血方法（如低功率滴水双极电凝后锐性切断或采用微型动脉瘤夹及银夹）在合适的部位阻断血管（一般为尽可能靠近畸形血管团），防止薄壁畸形血管牵拉挛缩进入周围脑白质内或过度灼烧造成周围神经结构损伤。如对侧裂脑动静脉畸形的处理，由于周围穿行血管及间接供血血管密集，因此可能相对于其他部位的脑动静脉畸形术中血管处理难度更大，尽管有 Sugita 分级，但该分级系统并不能指导治疗指征以及手术处理和预后评价。Yasargil 对侧裂脑动静脉畸形的病例分析发现主要由穿行血管或间接供血血管供血的病变即使病变较小，术后并发症可能比直接供血动脉供血的较大侧裂动静脉畸形更显著。因而对某些特殊部位的脑动静脉畸形，如小脑 AVM，丘脑 AVM，脑干 AVM，侧裂 AVM 等有必要进行更细致研究，以提出更具体的更有针对性的分级系统，指导手术指征及预后判断。

由于未破裂脑动静脉畸形中有半数临床表现为癫痫发作，因此有相当比例的未破裂脑动静脉畸形治疗在预防破裂出血同时，以控制癫痫为主要目的。有资料表明，以癫痫发作为临床表现的脑动静脉畸形，80% 在术后得到缓解或有效控制。术前多次癫痫发作的脑动静脉畸形，术后约 66%～76% 获得癫痫完全缓解，癫痫加重者不足 2%。尽管术后可能有 6%～15% 的病例在术后出现新发癫痫，但多数在术后 1 年内发生，总体而言，68% 的患者在术后两年停用抗癫痫药物且不再出现癫痫发作。

（四）立体定向放疗治疗

立体定向放疗通过离子放射线使动静脉分流闭塞。放疗治疗脑动静脉畸形的闭塞率约 60%～85% 不等，主要优势在于防止开颅损伤，对手术切除困难或风险较大的病变可考虑立体定向放疗。研究表明病变较小、远离功能区、供血动脉无扩张或仅轻度扩张、病灶周围血管增殖较少的低流量动静脉畸形，立体定向放疗治疗效果较好。病变体积小于 3 mL 或直径小于 2 cm，放射治疗成功率高。根据瑞典卡罗林斯卡研究院的 1 000 例伽马刀治疗脑动静脉畸形的研究结果，伽马刀治疗后动静脉畸形闭塞的概率约等于 35.69×ln（边缘剂量）－39.66。根据这一研究结果，边缘剂量为 22Gy，治愈率约 71%，但如果边缘剂量为 14Gy，治愈率则只有 55%。而如果病变直径大于 3 cm，立体定向放疗后 2 年内病变闭塞的概率仅约 16%。但需要明白选择放射治疗时需要权衡治疗风险与治疗后闭塞不全的脑动静脉畸形破裂风险。大剂量放疗介导畸形血管团血管壁炎症反应，内皮细胞缺失，平滑肌细胞增生。由于脑动静脉畸形可能随血流动力学改变而发生重塑，因此如果放疗剂量不足可能出现血管畸形再通。但放射治疗剂量过大可能引起放疗性脑白质病变及放射性坏死囊变等治疗并发症增加。单次分割放疗剂量超过 10Gy，即可能造成不可逆性脑损伤。目前对较大的脑动静脉畸形，尝试采用小剂量分割放疗方案提高闭塞概率，但临床疗效尚有待进一步证实。另一种尝试希望通过术前栓塞，减小立体定向放疗治疗血管畸形的大小，但介入栓塞后的脑动静脉畸形进行立体定向放疗，其治疗效果与等体积的未治疗脑动静脉畸形不同，完全闭塞比例低 30% 左右。

放射治疗同样存在局限性。首先，由于放射线介导的生物学效应依赖于细胞有丝分裂，因此治疗后可能需 2~5 年时间病变才会闭塞，在此期间病变出血风险并未降低。有研究提示在此期间，年破裂出血风险为 2.7%，因此累计出血风险约 5.3%~12.7%，在近期破裂出血的脑动静脉畸形中，该比例甚至更高。因此在选择放疗与手术治疗时，应当权衡放疗后 2 年内持续可能出现的术后并发症的风险与手术治疗当时的短期风险。总体而言，对直径小于 3 cm 的脑动静脉畸形，目前立体定向放疗可在治疗后 2 年使 70% 的病变完全闭塞，但有约 5% 的患者术后会出现脑功能区的放射性坏死而产生手术并发症，在丘脑或脑干病变中，该比例可能高达 10%。

（五）血管内介入栓塞

介入治疗的飞速发展，使得介入栓塞成为治疗脑动静脉畸形的一种选择。但目前对多数动静脉畸形而言，介入栓塞仍不是单独治疗的主要方法。首先，介入栓塞后的脑动静脉畸形仍然有 4%~14% 的致病率。其次，目前的介入治疗还不能达到在不引起脑梗死或血管分支梗死的前提下，对任意直径任何部位的血管进行有效阻断。脑动静脉畸形诊疗建议介入治疗主要作为脑动静脉畸形术前、放疗前的辅助治疗手段或局灶神经功能障碍及难治性癫痫的保守治疗方法。

六、脑动静脉畸形治疗的研究方向

对脑动静脉畸形的治疗研究目前主要集中在多种治疗方式的选择与治疗风险等评估上。事实上，需要明白脑动静脉畸形与肿瘤性病变不同，一般不会引起严重的占位效应及对周围神经结构的浸润破坏，其主要致病危害在于其破裂出血，因此治疗的最终目的是以最小的治疗风险换取最大程度的降低破裂出血可能。当然也有部分病例以难治性癫痫为主要临床表现，但现有的治疗手段并未提示能够缓解癫痫的发生情况。鉴于上述治疗现状，在切除病变防止出血的治疗思路以外，能够通过对脑动静脉畸形分子生物学的研究探索脑动静脉畸形的"稳定剂"，针对其血管病理生理改变而延缓甚至纠正其破裂出血倾向。尽管就目前而言尚无类似药物证实能够起到这样的作用，但事实上正如在质子泵抑制剂问世以前，没有外科医师会质疑手术是治疗消化道溃疡、降低消化道溃疡穿孔大出血的有效方法一样，在我们发现脑动静脉畸形发生发展的主要病理生理学改变后，研究这样的治疗手段可能不再是天方夜谭，而实际的情况可能比我们预想的更鼓舞人心，近期有研究表明水杨酸类药物，即阿司匹林在作为经典的解热镇痛抗炎药物和抗血小板凝聚药物以外，能够减轻动脉瘤瘤壁血管内炎症反应，被推测可能有助于动脉瘤血管结构稳定，而降低破裂出血风险。尽管脑动静脉畸形破裂出血与动脉瘤出血的病理生理变化可能有差异，但至少说明在目前通过阻断动静脉分流降低脑动静脉畸形出血的治疗方法以外，已经开始其他治疗途径的尝试，而这些探索可能最终再一次改变这种外科疾病的治疗模式。

（卓开全）

第三节　脑内海绵状血管畸形

海绵状血管畸形（CM）也称海绵状血管瘤，是指由众多薄壁血管组成的海绵状异常血管团，这些畸形血管紧密相贴，血管间没有或极少有脑实质组织。它并非真性肿瘤，按组织学分类属于脑血管畸形，占中枢性神经系统血管畸形的5%~13%。

海绵状血管畸形可位于脑内或脑外，多位于脑内，但不包含神经实质、大的供血动脉和引流静脉。脑外海绵状血管畸形病灶多较大，有的直径可达5 cm以上，常见于颅底，以海绵窦区多见。脑内CM病灶通常较小，少数也可很大，多数位于幕上，以颞叶最常见，常位于皮层下，多为单发，也可多发。10%~23%在颅后窝，位于小脑或脑干，常见于脑桥。

一、海绵状血管畸形的认知演变

因CM通常在脑血管造影上不能显示，也曾被归为隐匿性血管畸形或血管造影隐匿性血管畸形（AOVMs）。

在现代影像学技术得以应用之前，CM曾被认为是一种少见病。在1976年，Voigt和Yasarg发表文章，描述了他们对1例CM的临床诊疗过程，当时全世界仅有126例CM的相关报道。在这篇文章发表后不久，CT得到了广泛应用。虽然CT的出现是神经影像学发展方面的一大进步，但它对CM的显像和诊断仍然缺乏敏感性和特异性，因为只有部分有钙化或新近有出血的病灶才能够较容易地被CT所发现，CM的诊断仍然需要最后的病理证实。1986年，美国食品药品监督管理局（FDA）批准MRI临床应用后，由于CM在MRI上具有典型的影像学表现，因此绝大多数病灶仅仅依靠MRI表现，在术前即能被确诊，使人们对CM的认识和诊疗发生了革命性的变化。

20世纪80年代，Otten和McCormick等通过超30 000具尸体解剖结果发现人群中CM的发病率约为0.37%~0.5%；90年代进行的两项总病例数超过22 000的MRI筛检结果显示，该疾病的发病率约为0.4%~0.5%，两者的数值非常相近。根据上述比例，全世界估计有1 800万~2 200万的CM患者。

二、病理学

海绵状血管畸形是先天性脑血管疾病，但Wilson提出本病有可能是后天获得性，因为在有些病例中先前MRI病灶部位无异常，还有报告既往头部曾接受放射治疗的患者发生CM。

海绵状血管畸形外观为紫红色，表面呈桑球状，是由单层内皮细胞构成的囊状血窦组成的血管畸形。这些血窦大小差异极大，通常不规则，提示有继发性改变。这些血窦很可能就是异常的毛细血管，因为在病变中没有可辨认的动脉和静脉，而且血窦在结构上与毛细血管扩张相似。这些血管畸形可有边界，但无包膜，可呈分叶状。和毛细血管扩张一样，它们也没有异常的供血动脉和引流静脉。多见于大脑皮层、脑桥，脊髓中少见。

海绵状血管畸形内一般都有机化的血栓、富含含铁血黄素的巨噬细胞及新鲜和陈旧出血、纤维增生和（或）胶质增生、局限性钙化、甚至可有骨形成。其表面的软脑膜和蛛网膜常被染黄、增厚和纤维化。很明显，所有的这些变化都是继发性病理改变的结果。在这些异常血管之间没有正常的神经组织，很可能神经组织因进行性的反应性纤维增生和胶质增生而被彻底破坏。

三、遗传学

本病有遗传性，临床上 CM 呈两种发病形式——散发性和家族性，前者的病灶数通常为 1～2 个，家族发病倾向不明确。而后者则以多发病灶和明显的家族发病倾向为特征，病灶数目往往在 3 个以上，符合常染色体显性遗传方式。由于 40% 以上的家族性 CM 患者可无明显的临床症状，尤其是在小型的家族内，故该病呈常染色体显性遗传的特点常难以体现。事实上，通过对患者详细的病史询问及 MRI 检查，随着研究的深入，越来越多证据表明：50% 的 CM 有明显家族遗传史，散发病例也可能存在同样的遗传机制。

遗传型 CM 的遗传方式是孟德尔常染色体显性遗传。目前认为：与 CM 发病有关的基因主要有 CCM1、CCM2 和 CCM3，可能的突变基因定位于 7q11.2-q21 者称 CCM1，定位于 7p13-15 区者称 CCM2，而定位于 3q25.2-27 区者称 CCM3。40% 的家系致病基因位于 CCM1，20% 位于 CCM2，40% 位于 CCM3。CCM1～CCM3 均有家族遗传倾向。最近，许多学者报告 CCM1、CCM2、CCM3 可能存在于同一个信号复合体中，且完整的 CCM2 是 CCM1-CCM2-CCM3 蛋白复合体组装的重要结构分子。

有学者认为：Knudson 两次突变机制可用于解释 CM 的病理生理学机制。根据这一假说，CM 的形成需要受累细胞特定 CCM 基因的两个等位基因完全损失。CCM 第 1 次突变（第 1 个等位基因丢失）可发生在胚胎细胞，第 2 次突变（第 2 个等位基因丢失）发生在由此突变胚胎细胞分裂分化而来的体细胞；或 2 次突变均发生在体细胞。

四、临床表现

脑内 CM 可以分成静止期和活跃期，处于静止期的病灶可以长期处于稳定状态，不发生出血等，而处于活跃期的病灶则可以在短时间内反复出血，病灶不断增大而产生临床症状。

脑内 CM 发病以 20～50 岁成人多见，也有报道发现在婴儿和儿童中即已存在海绵状血管畸形。因病灶侵犯部位不同而有不同的症状，主要有癫痫、出血、头痛、进行性神经功能障碍（占位效应）。当然，并非所有的患者都出现临床症状，约有 15%～20% 的患者是因为非特异的头痛或其他神经功能障碍而行检查时偶然发现的。另外，对于脑内多发病灶，约有 40% 的家族性 CM 患者也可以无任何症状和体征。

癫痫发作是幕上 CM 最常见的临床表现，约占 60%。癫痫的发作或程度加重，常与 MRI 上所见的 CM 病灶急性或亚急性出血相关。虽然 CM 引起癫痫的确切机制尚未明了，但在很大程度上与含铁血黄素的沉积有关。因为含铁血黄素中所含的铁离子是一个公认的癫痫诱发剂，在实验室中常被用于制作癫痫模型。除非病灶位于基底核或丘脑，幕上海绵状血管畸形很少由于占位效应而引起局灶性神经功能缺失。

出血也是海绵状血管畸形常见的临床症状，约占 20%。无论病灶是否产生临床症状，在 CM 中常存在既往出血迹象。正是由于不同时期出血病灶及其周边脑组织中的含铁血黄素沉积，构成了 MRI 上 CM 特有的影像学表现。病灶内反复小出血和（或）海绵状血窦腔内自发血栓的形成，导致了病灶体积的不断增大。在此基础上出现的组织机化和新生血管形成使病灶具有了进一步增大危险。病灶内的出血很少会突破囊壁，在周边脑组织中产生所谓的"大出血"。因为在血流动力学上，CM 属低压、低流量的血管畸形，因此它的出血（甚至大出血）通常只是压迫或推移周边脑组织，而非侵犯脑组织。

进行性神经功能障碍最多见于脑干 CM，其次是底节区和丘脑。由于脑干 CM 病灶可能紧邻重要的传导束和神经核团，因此即使很小的海绵状血管畸形出血病灶亦可引起明显症状。

脑干 CM 的出血往往引起各种症状的急性发作并很快发展至高峰期，而当出血灶机化或被吸收时，症状可以逐步得到缓解。而当病灶再次出血时，往往使症状加重或引起不可逆的神经功能缺损。然而，脑干不同部位的 CM 引起的损害不尽相同，尤其对于脑桥 CM 而言，往往是病灶可以很大，但引起的症状却很轻微。这是因为在脑桥内有相对多的空间允许紧密排列的上行和下行传导束被 CM 形病灶逐步推移。除非引起症状的出血反复发生，脑干 CM 引起的死亡率较低。

五、辅助检查

1. 头部 CT　海绵状血管畸形可发生于脑内任何部位。病变呈圆形或类圆形、边界清楚的混杂性高密度影，病灶周围一般无水肿和占位表现。病灶合并出血时可有占位表现。血肿可占据病灶的部分或全部。病灶常伴钙化，严重者可全部钙化形成"脑石"。增强扫描多有强化，少数病灶不强化。病变内血栓程度轻、钙化不明显时强化明显。

2. 头部 MRI　是目前诊断 CM 最敏感的方法。在 MRI T_1 加权像上 CM 大部呈等信号，也可呈低信号；在 T_2 加权像上，呈高信号。流空现象不明显。无明显占位效应。如近期瘤内有出血，信号可出现变化，并可有占位效应。亚急性出血在 T_1 加权像上呈高信号，在 T_2 加权像上在高信号之外缘往往有一环行低信号区，为含铁血黄素沉积所致。肿瘤易反复出血，血肿有新、旧出血成分组成，故信号常不均匀。肿瘤大多靠近脑表面，出血易破入蛛网膜下腔，造成邻近脑池中正铁血红蛋白形成，线条状高信号可勾画出附近脑回。有 8%～33% 的 CM 伴发静脉畸形。

3. 脑血管造影　海绵状血管畸形在分类上属于脑血管畸形，但在脑血管造影上往往不显影。所以曾经将 CM 归属为隐匿性血管畸形。不显影的原因可能为：供血动脉太细或已有栓塞，病灶内窦腔太大、血流缓慢使造影剂被稀释。在个别情况下，在脑血管造影上可见无血管区，或在造影的晚期可见静脉染色。如果 MR 明确诊断，CM 可以不进行脑血管造影。

4. 正电子放射扫描（PET）　PET 是利用脑组织吸收放射性核素来做脑扫描成像。头颅 CT 或 MRI 可提供颅内解剖结构影像，而 PET 更提供代谢性信息，以此来鉴别脑肿瘤和 CM。脑肿瘤对放射性核素的吸收程度很高，而 CM 的吸收度很低。

5. 脑电图检查　CM 并癫痫的患者，特别是多发性 CM 患者，在手术前应进行脑电图检查，以确定责任 CM。

六、治疗

海绵状血管畸形的治疗包括保守治疗和手术治疗，正确地治疗方法的选择应根据患者的临床表现，医疗条件和患者对治疗结果的要求来综合决定。

1. 保守治疗　对于偶然发现、无症状的 CM 应进行临床观察，定期随访。建议 6 个月复查一次 MRI。如病变稳定则以后每年复查一次。

2. 手术治疗　海绵状血管畸形手术治疗可以切除病灶预防出血、去除占位效应、消除或减少癫痫发作。因而，病灶反复出血、重要功能区的占位效应和癫痫，是 CM 手术适应证的主要考虑因素。

（1）出血：无临床出血史患者的年出血率约 0.6%，而有明显出血症状病史的患者每年再出血的发生率高达 4.5%，所以对反复出血的病灶，应考虑手术切除。

（2）癫痫：是 CM 的最常见的临床表现，而且也严重影响患者的学习和生活。CM 患者随着时间的累加，新发癫痫的概率估计为2.4%/患者/年。如癫痫较易被药物控制，则对这类患者的手术方案与无症状性CM患者相同，可先保守治疗，定期随访。但也有学者认为，早期手术（癫痫病史小于2年）的患者预后较好。而对于长期或顽固性癫痫，应积极手术治疗，而且不仅仅是病灶的切除，更应包括病灶周边的胶质瘢痕层和含铁血黄素层，这有利于术后癫痫的控制。

另外，儿童患者的颅内CM致癫痫的发生率显著高于成人，早期进行手术可以防止癫痫对儿童智力的长期损害以及消除癫痫对认知与精神行为的影响，因此对儿童患者应采取更积极的手术态度。

（3）脑干海绵状血管畸形：对于无症状的脑干CM和单次发作并没有导致严重后果的出血患者可以考虑保守治疗。当患者出现反复出血、具有明显的占位效应、快速或进行性的神经功能障碍、位置表浅（到达软脑膜表面）时必须考虑外科手术治疗。手术的目的是全部切除病灶，减少对正常脑干组织的影响，保留周围静脉回流。术中应注意：病灶产生的功能破坏是基于占位效应和间断性出血，而含铁血黄素本身不引起临床表现。故而在手术切除病灶时，含铁血黄素层是手术的界面，只切除病灶，保留含铁血红蛋白层，以免加重术后神经功能损害。

（4）颅内多发CM：对于多发CM病灶患者的治疗目的是处理引起症状的病灶，多数情况下可以看到其中一个病灶曾出过血或者特别大，或其部位与患者的临床症状和体征一致。手术方案的制定需要考虑到引起症状的病灶及可能的附近的病灶，如果切除这些病灶可以不增加患者的手术风险，在这种情况下可以在同一手术切口内切除。

多发CM且伴有癫痫的患者在临床上是较难处理的，有时往往难以确定哪个病灶是致痫灶。在有些病例中，发作期头皮脑电图，神经心理学检查及病灶部位所引起的癫痫症状的一致性可能显示某一个导致癫痫的病灶。大多数情况下在处理多发海绵状血管畸形时，隐匿性血管性病灶可能是致痫灶，而更明显的病灶实际上只偶然引起癫痫。

总的来说，多发CM患者手术治疗的指征较严，需要严密随访及慎重考虑增大的或有症状的病灶。

3. 放射治疗 放射治疗对脑内CM的疗效不十分明确，且可能导致新的病灶发生及出现较高比例的局灶性神经系统损害，而且无可靠证据表明该治疗能确实减少CM出血。也有学者认为，立体定向放射外科治疗后并发症发生及治疗后出血率及CM自然史的出血率无明显差别，且在治疗后的2~4年出血率减少。

（贾哲勇）

第四节 脊髓血管畸形

脊髓血管畸形（SCVMs）占脊髓疾病的3.1%~11.8%。

一、分类

随着影像技术和病理检查的发展，人们对本病的认识不断深化，在不同历史时期，产生过诸多分类方法：按病变部位分为硬脊膜外和硬脊膜下血管畸形，后者又分为蛛网膜下、软脊膜下和脊髓内血管畸形；按供应血管分为脊髓后动脉供应或脊髓前动脉供应或脊髓前、后动脉共同供应的血管畸形；按组织病理分为静脉畸形、动静脉畸形、动脉畸形、毛细血管扩张症和海绵状血管畸形。曾有学者将脊髓血管畸形分为以下四型：Ⅰ型，即硬脊膜动静脉瘘；Ⅱ型，即局限型动静脉畸形；Ⅲ型，即弥漫型动静脉畸形；Ⅳ型，即髓周动静脉瘘。

有学者结合文献报道，根据 SCVMs 的解剖部位、病理生理、影像学特征及治疗选择，将 SCVMs 分为以下四类。

（一）血管性新生物

指海绵状血管畸形（CMs），可位于硬脊膜外、硬脊膜内脊髓外或脊髓内。

（二）动静脉性血管病

指动、静脉间存在短路的一类疾病。这类疾病又分为动静脉畸形（AVMs）和动静脉瘘（AVFs）。

1. AVMs　指供血动脉与引流静脉之间存在异常血管网的动静脉性血管病。AVMs 又分为局限型（即球型）和弥漫型（即幼稚型）两型。

2. AVFs　指供血动脉与引流静脉之间没有畸形血管团而直接交通的一类畸形。AVFs 又分为髓周动静脉瘘（PMAVFs）、硬脊膜动静脉瘘（SDAVFs）和椎旁动静脉瘘（PVAVFs）。

（1）PMAVFs：是髓外软脊膜动脉与静脉直接在脊髓表面沟通。根据瘘的供血动脉多寡、流量高低与引流静脉迂曲程度，PMAVFs 再分为 3 个亚型：Ⅰ型、Ⅱ型和Ⅲ型。

（2）SDAVFs：是根髓动脉的硬脊膜支与根髓静脉之间的直接交通。

（3）PVAVFs：瘘口位于椎旁，但向椎管内脊髓周围静脉引流。

（三）其他脊髓血管畸形

指脊髓内动脉畸形、静脉畸形和毛细血管扩张症等。

（四）混合性脊髓血管畸形

1. 同一部位病灶存在多种病理成分，如同时存在海绵状血管畸形和毛细血管扩张症。

2. 同一或不同病理成分的病灶侵犯不同的部位，如体节性脊柱脊髓血管瘤病（即 Cobb 综合征），病变除侵犯脊髓外，还可累及椎体、椎旁软组织、内脏与皮肤。

二、临床表现

各型 SCVMs 均可引起疼痛、感觉运动障碍、自主神经功能紊乱，偶尔还可引起 SAH。

（一）发病原因

SCVMs 可因不同的病理生理改变而产生症状、体征。

1. 静脉压增高　动静脉性血管病时，可因动脉血瘘入脊髓冠状静脉系统，导致脊髓静脉压增高，使畸形灶邻近部位、甚至较远部位脊髓的静脉回流受阻，从而引起静脉充血性脊髓病，由此产生脊髓功能障碍。

2. 出血　各型 SCVMs，均可因畸形血管破裂出血，引起脊髓蛛网膜下腔出血或脊髓髓内出血，偶然可引起颅内出血，从而引起相应的症状、体征。

3. "盗血"　动静脉性血管病的动静脉瘘口较大时，可造成"盗血"而引起脊髓缺血症状。

4. 血栓形成　畸形血管易引起血栓形成，累及脊髓供血动脉时，可出现脊髓缺血症状；累及脊髓回流静脉时，则可加重静脉淤滞和脊髓低灌注，从而加重神经系统功能障碍。

5. 占位压迫　较大的海绵状血管畸形，以及动静脉性血管病的畸形血管呈球形膨大时，可产生占位效应，压迫脊髓而出现症状。

（二）临床特征

1. CMs 海绵状血管畸形呈紫红色杨梅样或血肿样团块；男女发病比率为 1.3：1；发病年龄 5~88 岁，平均 40.7 岁；好发于胸段脊髓，占 58.1%；就横断面部位而言，好发于脊髓髓内，占 76.0%；多呈慢性进行性脊髓功能障碍，以反复背痛与肢体疼痛最为常见，60% 患者有出血症状。30%~50% 患者有家族史，50%~73% 患者有多发病灶。

2. AVMs AVMs 发病性别差异各家报道不一；平均发病年龄 20 岁；好发于颈、胸段脊髓，占 80.0%；急性起病居多，多因出血（76% 的患者有出血史）或"盗血"引起症状；首发症状多为出血所致的疼痛或截瘫，分别占 34.5% 与 30.9%。

3. 髓周动静脉瘘 PMAVFs 好发于中、青年男性；通常位于胸、腰段，占 76.9%；多呈进行性发展的脊髓病，主要致病机制是"盗血"和静脉高压，以疼痛起病者居多。

4. SDAVFs SDAVFs 男性多见，男女比例 5：1；发病年龄多在 50~70 岁；好发于中胸段与胸腰段，占 93.5%；80% 患者表现为缓慢进展的脊髓病，主要致病机制为脊髓静脉高压，首发症状以感觉异常与运动障碍为多见（分别占 45.2% 和 32.3%），2~4 年内可发展至截瘫。

三、辅助检查

CTA 与 MRA 虽能较好地显示畸形灶或动静脉瘘口的部位、大的供应动脉与引流静脉，但目前多只作为 SCVMs 的过筛检查和术后随访评估；两者比较，CTA 更具有无辐射、能行椎体定位和进行全脊髓扫描等优点。最为有用的检查是 MRI 和 DSA，前者可直观地显示病灶的部位与形态，后者更能显示动静脉性血管畸形的血液动力学变化。

（一）脊髓 MRI

几类常见 SCVMs 在 MRI 上的主要表现如下。

1. 海绵状血管畸形 硬脊膜外海绵状血管畸形表现为硬脊膜外占位，呈等或长 T_1、长 T_2 信号，增强后扫描呈轻度到明显强化，存在出血时呈不均匀强化；在畸形灶与脊髓之间存在条状低信号的硬脊膜影。

脊髓髓内海绵状血管畸形时，局部脊髓增粗，在 T_1WI 和 T_2WI 上，病灶呈车轮状或网络状混杂信号，而病灶周围有含铁血黄素形成的长 T_1、短 T_2 低信号环；增强后扫描，病灶无强化，或轻度强化。

2. AVMs 畸形血管团位于脊髓内和（或）脊髓外，可使局部脊髓增粗；畸形灶在 T_1WI 和 T_2WI 上均可见低信号血管流空影，增强后扫描有或无强化。少数隐匿型 AVM，在 MRI 上显示为脊髓内局限的小出血灶。

3. PMAVFs 无局限的畸形灶，但在 T_1WI 和 T_2WI 上于脊髓内外可见低信号血管流空影，有时还可见动脉瘤样和静脉瘤样扩张的异常血管影，增强后扫描，上述血管影可有或无强化；还可显示静脉充血性脊髓病，表现为长 T_1、长 T_2 信号（脊髓水肿）。

4. SDAVFs 无局限的畸形灶，而在 T_1WI 和 T_2WI 上于脊髓周围可见串珠状或虫蚀状低信号血管流空影，增强后扫描，血管影有或无强化；也可显示静脉充血性脊髓病，通常认为，主动脉弓以上的瘘引起颈髓水肿，以下的瘘引起胸腰髓水肿。

（二）脊髓血管 DSA

DSA（特别是 3D DSA）可精确显示畸形血管或动静脉瘘口的多寡、部位、范围，供血动脉和引流静脉的起源、数目与走向，及其与正常脊髓血管的关系，对于确定治疗方案、指导手术或进行介入治疗，具有决定性作用。

1. AVMs 在 DSA 上多能显示畸形血管团，单根或多根供血动脉与引流静脉。供血动脉多为脊髓前、后动脉及其分支。

2. PMAVFs DSA 可显示供血动脉与引流静脉在脊髓表面直接交通。供血动脉通常是呈发夹样改变的脊髓前、后动脉；瘘血引流可远达上颈段，甚至到后颅窝。PMAVFs 又分为三个亚型：Ⅰ型，为单支动脉供应的低流量小瘘口，供血动脉口径正常或略扩张，引流静脉中度扩张；Ⅱ型，为中流量中等大小瘘口，由单支或双支明显扩张迂曲的动脉供应，引流静脉明显扩张，其起始端可呈袋状扩张；Ⅲ型，为多支大口径动脉供应的高流量的巨大瘘口或多瘘口，供血动脉和引流静脉均异常迂曲粗大，常伴巨大动脉瘤样与静脉瘤样扩张。

3. SDAVFs 能显示源自根髓动脉的供血动脉（硬脊膜支）、位于硬脊膜的瘘口和脊髓周围的引流静脉。SDAVFs 多为单支供血动脉供应单个瘘口，或多支供血动脉供应单个瘘口，少数可多支供血动脉供应多个瘘口。供血动脉没有典型的发夹样改变。

四、治疗

（一）治疗原则

在保全正常功能脊髓组织及其血供的前提下，尽可能地去除畸形血管或堵塞瘘口，或阻断它们的血供，以降低静脉压、消除出血与"盗血"、避免血栓形成和解除占位压迫；换言之，应尽可能消除发病原因。

（二）治疗时机

1. 对于脊髓内中央或腹侧、特别是偶然发现的无症状小 CMs、隐匿性动静脉畸形、静脉性血管畸形和毛细血管扩张症等，宜暂时观察。

2. 当病变引起症状，或位于手术易于切除的部位时，需在产生脊髓不可逆变性之前（即在神经功能严重障碍之前）施行治疗；若发生出血、引起神经功能急剧恶化时，更需即时治疗。

（三）治疗选择

要根据每一病例的具体情况，权衡各种治疗方法的利弊得失，制订个性化治疗方案，即酌情选用手术治疗、介入栓塞、放射治疗或多种方法的联合治疗，以求互补而不应片面强调某一项技术。目前，通常按下述原则来选择。

1. 手术治疗 适宜手术治疗的有：①位于脊髓背侧或背外侧的 CMs、脊髓内隐匿性动静脉畸形、静脉性血管畸形和毛细血管扩张症。②SDAVFs。③位于脊髓背侧或背外侧的局限性动静脉畸形。④供应动脉迂曲、导管不能到达瘘口，特别是瘘口位于脊髓背侧与背外侧的Ⅰ型或Ⅱ型 PMAVFs。⑤主要瘘口位于马尾部的Ⅲ型 PMAVF。

2. 栓塞治疗 适宜栓塞治疗的有：①范围广泛而弥散、又位于脊髓腹侧、手术难于切除的 AVMs。②供血动脉短粗、走行较直，能允许导管顺利到达瘘口、特别是瘘口位于脊髓腹侧难于手术闭塞的Ⅱ型和Ⅲ型 PMAVFs。

3. 综合治疗 对于优势血供来自脊髓腹侧的腹外侧动静脉畸形，可先行栓塞治疗，消除腹侧部分血供后再行手术，以减少手术风险；对于 AVMs 手术后残存病灶，也可再行栓塞治疗；对于既难于手术治疗又不宜栓塞治疗，或经这两种方法治疗后效果不佳的 AVMs，可试行放射治疗，以期畸形灶发生放射性退变，从而达到缓解症状或长期无症状生存的目的。

相信随着微创技术的发展，会不断有创伤更小、疗效更好的治疗方案，供医患双方选择。

（四）治疗方法与注意事项

1. 手术方法与注意事项　不同类型 SCVMs 的手术方法与注意事项如下：①硬脊膜外 CM 时，应紧贴病灶界面分离，注意避免神经根损伤和椎间孔部病灶残留；分离切除脊髓内 CM 时，应在畸形灶与胶质增生带之间进行，并应防止微小瘤结节残留。②局限的静脉性血管畸形和毛细血管扩张症等手术时，如切除脊髓髓内肿瘤那样显露病灶，并紧贴病灶分离、切除之。③AVMs 时，应尽可能紧贴畸形灶离断供血动脉后，沿畸形灶边缘（软脊膜平面），自浅入深地分离、切除之；需要时可剪断齿状韧带和（或）牺牲脊神经背根，以利显露，但不宜切开脊髓。④PMAVFs 时，需根据供血动脉和引流静脉的形态与走行来探寻瘘口，予以电凝闭塞；术中判断瘘口闭塞成功的标志是怒张的引流静脉塌陷和颜色变暗红，超声多普勒检测显示病变区的血管杂音消失和动脉样波型变为静脉样波型。若瘘口难于闭塞时，可行供血动脉阻断术。⑤SDAVFs 时，宜在脊神经根硬脊膜袖口周围 2 mm 范围内探寻、闭塞瘘口，并电凝或切除神经根周围含有动静脉瘘的硬脊膜，以及切除少些瘘口处的近端引流静脉，以确保瘘口闭塞可靠；术中判断瘘口闭塞的标志同 PMAVFs 段中的描述。⑥动静脉性血管病手术中，应用超声仪检测和（或）吲哚菁绿荧光造影，可帮助确定畸形灶部位、判定供血动脉、探寻瘘口，以及可快速、实时、反复地动态评估治疗过程中的血液动力学改变和瘘口闭塞情况。⑦术中应用诱发电位监护，可减少脊髓损伤。⑧术后酌情给予抗凝、扩容、激素和脱水治疗。

2. 栓塞治疗主要注意事项　①宜将微导管超选至畸形血管巢或尽量靠近瘘口，应用胶等栓塞剂，永久性栓塞畸形血管巢，或栓塞瘘口近侧供血动脉、瘘口和近端引流静脉。②需完全避开脊髓正常穿支动脉后方可施行栓塞。

五、正确诊断与安全治疗的几个问题

（一）容易引起诊断困惑的几种情况

1. 静脉充血性脊髓病　一些 SDAVFs，临床上表现为渐进性加重的脊髓功能障碍，MR 上显示脊髓肿胀，呈长 T_1、长 T_2 信号，椎管内无明显血管流空影，易被多数临床工作者误诊为脊髓髓内胶质瘤或脊髓炎，有时甚至在施行 DSA 后仍不能明确诊断，若在脊髓肿胀区按脊髓髓内肿瘤手术，势必会进一步损害脊髓组织，加重脊髓功能障碍。其实，这种情况是由静脉充血性脊髓病所致。故注意以下几点可以防止误诊误治：①对于脊髓肿胀患者，特别当病史不长、脊髓肿胀不太明显、难于用低级别脊髓髓内胶质瘤来解释脊髓功能障碍的严重程度时，不管 MRI 上能否发现椎管内异常血管流空影，均应作全脊髓血管 DSA。②必要时要反复作脊髓 MRA 和全脊髓血管 DSA，并需应用足够量造影剂，跟踪观察足够长时相和足够广的脊髓纵向长度，以免遗漏病灶。

2. 蛛网膜下腔出血　一些 SCVMs 患者，可无明显脊髓症状、而仅表现为突发头痛，颅 CT 显示脑池积血、脑血管 DSA 阴性，特别当多次类似发作、甚至多次脑血管 DSA 阴性时，临床工作者只能作出颅 SAH 的诊断。此时，应把 SCVMs 列为 SAH 的鉴别诊断范围，及时作脊髓 MRI、MRA 或全脊髓血管 DSA，有望发现 SCVMs，因为 SCVMs，特别当颈胸段脊髓动静脉畸形出血流入颅内蛛网膜下腔，或当 SCVMs 的引流静脉高压传递至颅内时，可引起颅内出血。

（二）致病机制给予治疗的启迪

1. SDAVFs SDAVFs 因造影等原因导致病情急剧恶化时，有学者认为，急性期应予脱水、解痉和扩血管等治疗，待病情稳定、缓解后再行手术。但此时 T_2WI 上显示信号增高、脊髓肿胀加剧，表明静脉充血性脊髓病加剧，即提示静脉压增高是 SDAVFs 病情加剧的主要原因，故有学者主张施行急诊手术，以尽快解除引起脊髓静脉高压的根本原因，方能收到理想效果，这也为其医疗实践所证实。

2. 脊髓髓内海绵状血管畸形 海绵状血管畸形因出血导致脊髓功能障碍时，有学者认为，急性出血期因脊髓水肿而不适宜手术。但有学者认为，急性出血期的脊髓功能障碍，主要由出血本身的占位压迫和血肿分解产物（的毒性作用）引起的脊髓水肿所致，故应及时乃至急诊手术，以消除血肿的占位压迫及其毒性作用，减轻脊髓水肿，有利于脊髓功能障碍的早日恢复，若消极观望、期待血肿自行吸收，势必会延缓功能恢复，甚至贻误手术时机，酿成不能恢复的严重后果。另外，急性期血肿较易清除，易创造较大的手术空间，有利于彻底切除畸形灶。

（贾哲勇）

参考文献

［1］ 刘如恩．周围神经外科学［M］．北京：人民卫生出版社，2022．

［2］ 赵继宗，王硕，张建宁，等．神经外科学［M］．北京：人民卫生出版社，2019．

［3］ 马克·伯恩斯坦，米切尔·S. 伯杰．神经肿瘤学［M］．吴安华，译．天津：天津科技翻译出版有限公司，2017．

［4］ 石祥恩，钱海．显微神经外科解剖与手术技术［M］．北京：科学普及出版社，2018．

［5］ 刘庆，唐运姣，袁健．神经外科疾病全病程管理［M］．北京：化学工业出版社，2022．

［6］ 罗伯特·F. 斯佩兹勒，等．神经血管外科学［M］．张建民，译．上海：上海科学技术出版社，2020．

［7］ Ahmed M. Raslan，Kim J. Burchiel．功能神经外科与神经调控［M］．刘如恩，译．北京：人民卫生出版社，2020．

［8］ Denita Ryan．神经外科护理手册［M］．徐燕，曹艳佩，郎黎薇，译．上海：上海科学技术出版社，2022．

［9］ 纪欢欢，孟萌，侯涛．神经外科疾病护理常规［M］．北京：化学工业出版社，2022．

［10］ 查尔斯·特奥，迈克尔·E. 萨格鲁．神经外科锁孔手术原则与应用［M］．张建民，译．上海：上海科学技术出版社，2020．

［11］ 刘庆良．神经外科手术入路解剖与临床［M］．北京：中国科学技术出版社，2018．

［12］ 赵继宗．神经外科诊疗常规［M］．北京：中国医药科技出版社，2019．

［13］ 王丽芹，纪欢欢，侯涛．神经外科健康教育手册［M］．北京：化学工业出版社，2021．

［14］ 迈克尔·林，韦斯利·许，丹尼尔·里加蒙蒂，等．中枢神经系统疾病放射外科治疗手册［M］．赵国光，徐建堃，译．天津：天津科技翻译出版有限公司，2019．

［15］ 周良辅．现代神经外科学［M］．上海：复旦大学出版社，2021．

［16］ 李勇杰．功能神经外科学［M］．北京：人民卫生出版社，2018．

［17］ 罗伯特·W. 赫斯特．神经介入诊断与治疗［M］．吕明，孙勇，译．合肥：安徽科学技术出版社，2018．

［18］ 格林柏格．神经外科手册［M］．赵继宗，译．苏州：江苏凤凰科学技术出版社，2017．

［19］ 孙国庆，等．神经外科手术要点［M］．北京：科学出版社，2018．

［20］ 凌至培，汪业汉．立体定向和功能神经外科手术学［M］．北京：人民卫生出版社，2018．

［21］ 詹姆斯·文森特·伯恩．血管内神经外科学及介入神经放射学教程［M］．郭庚，赵元立，译．天津：天津科技翻译出版有限公司，2021．